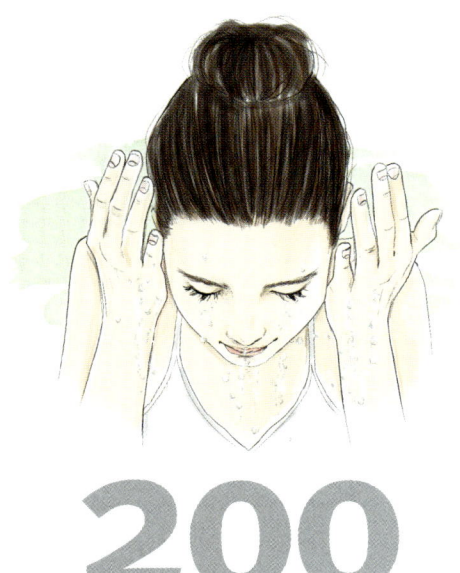

200

Tipps, Tricks und Techniken
Natürliche Schönheit

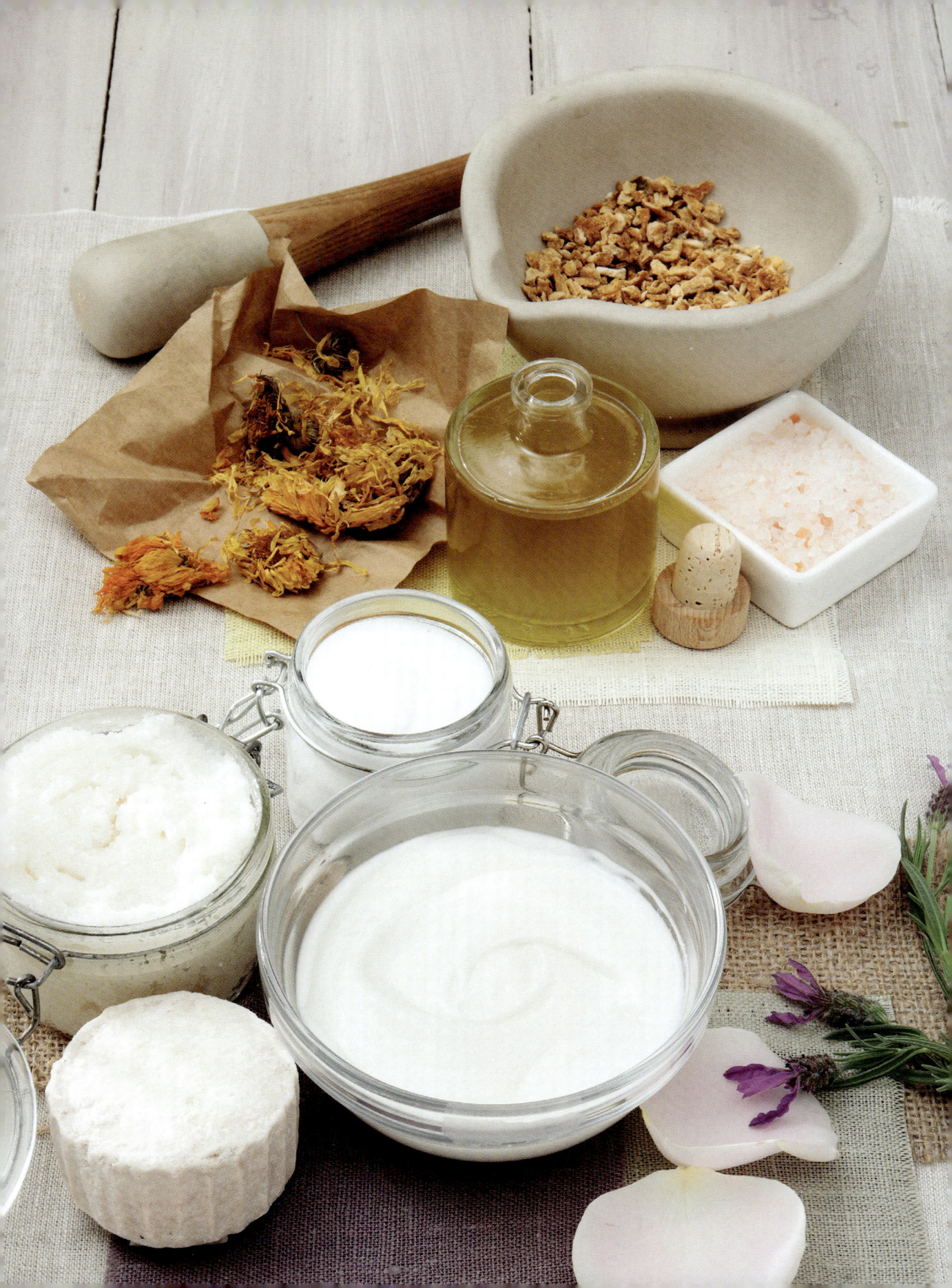

200

Tipps, Tricks und Techniken
Natürliche Schönheit

Shannon Buck

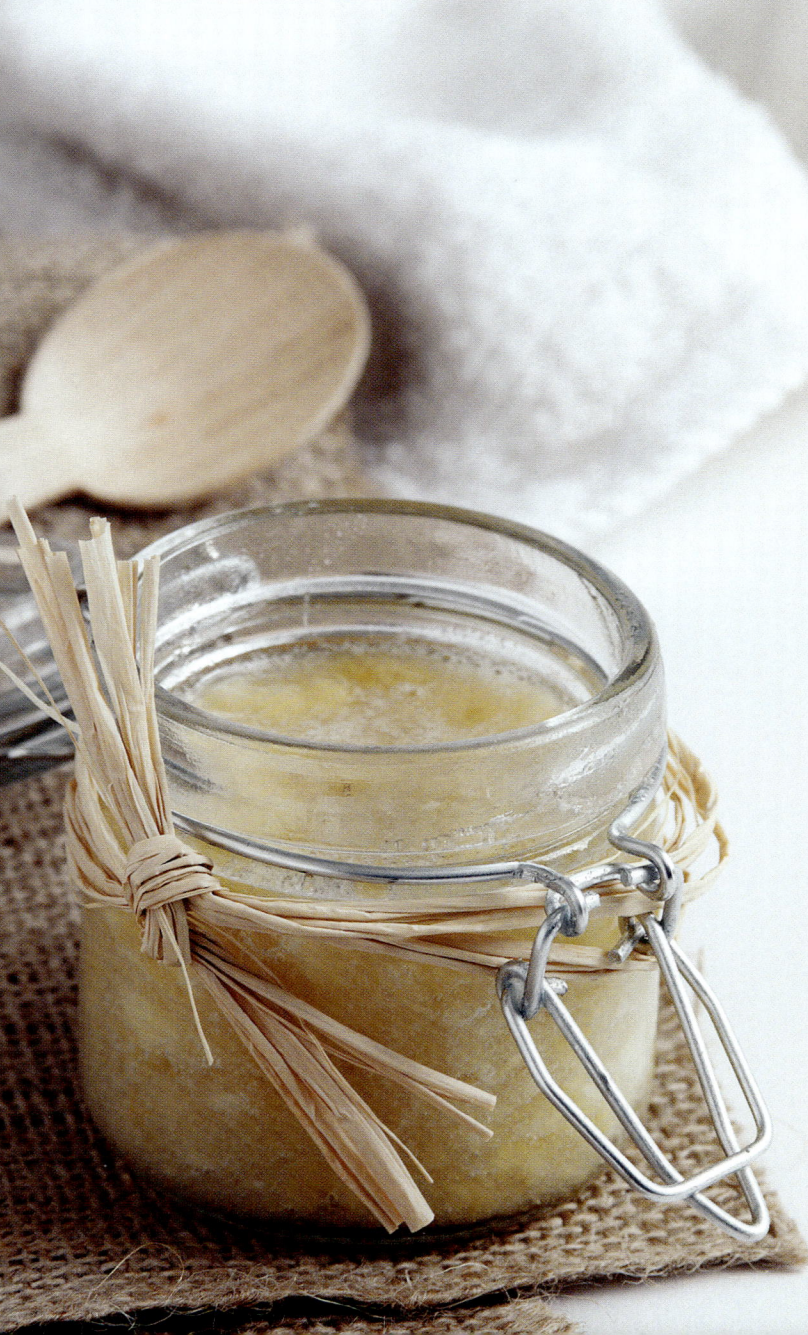

Impressum

© der deutschen Ausgabe 2017 frechverlag GmbH, Turbinenstraße 7, 70499 Stuttgart

Produktmanagement: Bianca Drotleff
Übersetzung: Manuela Feilzer
Lektorat: Bianca Drotleff
Satz: WS – WerbeService Linke, Karlsruhe

© 2014 Quarto Inc.
The Old Brewery
6 Blundell Street
London N7 9BH
GB

Veröffentlicht 2014 durch:
New Burlington Books
The Old Brewery
6 Blundell Street
London N7 9BH
GB

Titel der Originalausgabe: 200 Tips, Techniques, and Recipes for Natural Beauty

Entwicklung, Design und Produktion:
Quarto Publishing Inc.

1. Auflage 2017

ISBN 978-3-7724-7731-7
Best.-Nr. 7731

Inhaltsverzeichnis

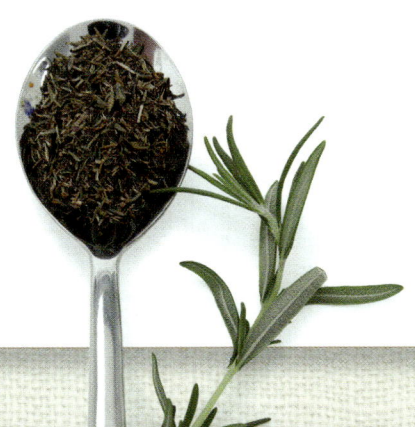

Vorwort

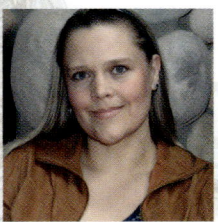

Mein Interesse für Naturkosmetik entstand mit Mitte zwanzig. Ich entwickelte damals meine eigenen Rezepte, die mir deutlich wirksamer erschienen, als die teuren Produkte, für die ich während meiner Schul- und Studienzeit mein Geld verschwendet hatte. Ich kann immer noch nicht glauben, dass ich gutes Geld für all die ebenso gefeierten wie wirkungslosen konventionellen Mittelchen gegen Falten, für vollere Lippen und verfeinerte Poren, voller Chemie, aber mit extravaganten Etiketten und unverschämten Preisen ausgegeben habe.

Als mein Sohn noch ein Baby war, hatte er eine sehr empfindliche Haut und bekam oft heftige Ekzeme und Ausschlag. Nach intensiven Recherchen zu ätherischen Ölen und Pflanzenheilkunde und unter ausschließlicher Verwendung der belebenden Kräfte natürlicher Inhaltsstoffe, entwickelte ich Rezepte, die auf der Haut meines Babys wahre Wunder bewirkten.

Ich habe eine Ausbildung als Pflanzenheilkundlerin und habe an der Bastyr University Aromatherapie & Ätherische Öle studiert. Ich gebe auch Einführungskurse in Aromatherapie & Ätherische Öle und habe 2011 den Schönheitsblog FreshPickedBeauty.com ins Leben gerufen. Dort stelle ich Schritt-für-Schritt-Anleitungen für die Entwicklung individueller natürlicher Hautpflegeprodukte zur Verfügung. Mein Blog wurde sehr schnell beliebt und lockt nun täglich unzählige fantastische Menschen aus der ganzen Welt an.

Ich bin mir sicher, dass auch Sie Freude daran finden werden, Ihre eigenen natürlichen Pflegeprodukte herzustellen. Green Blessings!

Shannon Buck

Über dieses Buch

Auf den Seiten dieses Buches finden Sie mehr als 200 sachkundige Tipps, Tricks und Techniken mit deren Hilfe Ihnen die Herstellung natürlicher, biologischer Pflegeprodukte in Ihrer eigenen Küche leicht von der Hand geht und gleichzeitig Spaß macht. Das Buch deckt von der Haar- bis zur Fußpflege alles ab. Verwöhnen Sie sich von Kopf bis Fuß!

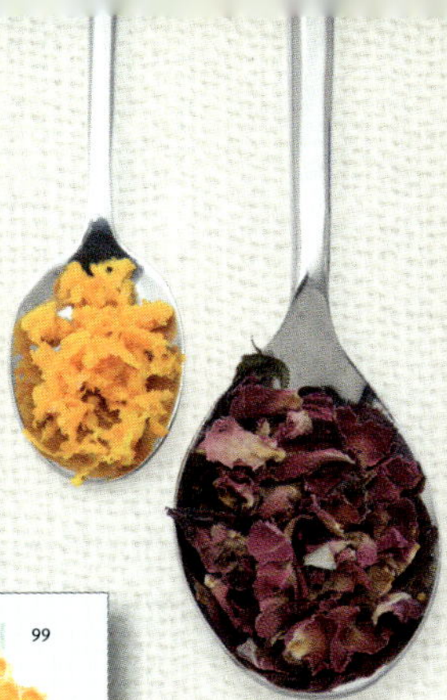

Die besten Rezepte

Hier finden Sie wunderbare Pflegeprodukte, empfohlen von der Autorin, die Sie selbst herstellen können. Komplett mit Inhaltsstoffen, Empfehlung nach Hauttyp und Anwendungshinweisen.

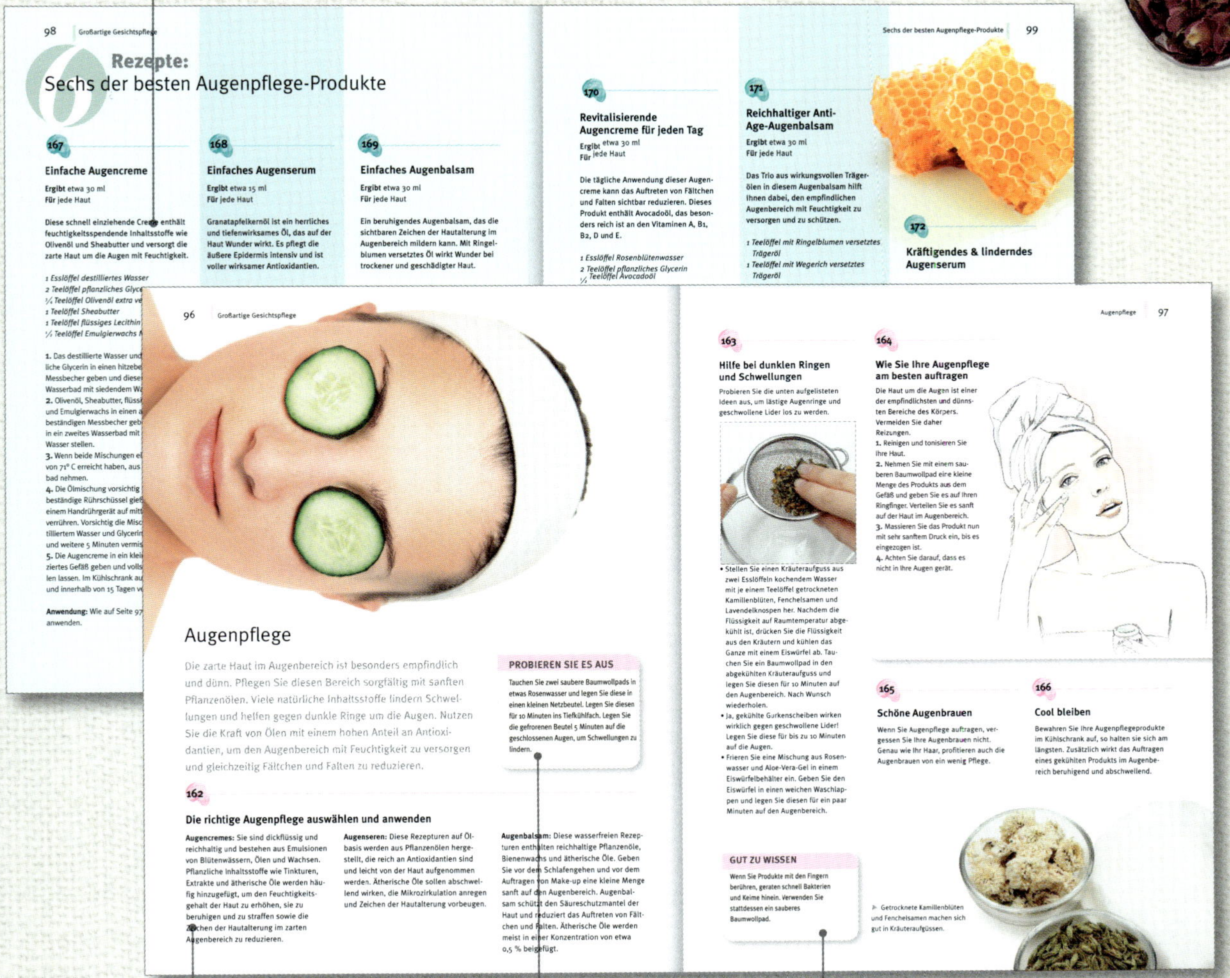

Rezepte:
Sechs der besten Augenpflege-Produkte

167

Einfache Augencreme

Ergibt etwa 30 ml
Für jede Haut

Diese schnell einziehende Creme enthält feuchtigkeitsspendende Inhaltsstoffe wie Olivenöl und Sheabutter und versorgt die zarte Haut um die Augen mit Feuchtigkeit.

· 1 Esslöffel destilliertes Wasser
· 2 Teelöffel pflanzliches Glycerin
· ¼ Teelöffel Olivenöl extra vergine
· 1 Teelöffel Sheabutter
· 1 Teelöffel flüssiges Lecithin
· ½ Teelöffel Emulgierwachs

1. Das destillierte Wasser und das pflanzliche Glycerin in einen hitzebeständigen Messbecher geben und diesen in ein Wasserbad mit siedendem Wasser stellen.
2. Olivenöl, Sheabutter, flüssiges Lecithin und Emulgierwachs geben und in ein zweites Wasserbad ins siedende Wasser stellen.
3. Wenn beide Mischungen eine Temperatur von 71° C erreicht haben, aus dem Wasserbad nehmen.
4. Die Ölmischung vorsichtig in eine hitzebeständige Rührschüssel gießen und mit einem Handrührgerät auf mittlerer Stufe verrühren. Vorsichtig die Mischung aus destilliertem Wasser und Glycerin zugeben und weitere 5 Minuten vermischen.
5. Die Augencreme in ein kleines sterilisiertes Gefäß geben und vollständig abkühlen lassen. Im Kühlschrank aufbewahren und innerhalb von 15 Tagen aufbrauchen.

Anwendung: Wie auf Seite 97 beschrieben anwenden.

168

Einfaches Augenserum

Ergibt etwa 15 ml
Für jede Haut

Granatapfelkernöl ist ein herrliches und tiefenwirksames Öl, das auf der Haut Wunder wirkt. Es pflegt die äußere Epidermis intensiv und ist voller wirksamer Antioxidantien.

169

Einfaches Augenbalsam

Ergibt etwa 30 ml
Für jede Haut

Ein beruhigendes Augenbalsam, das die sichtbaren Zeichen der Hautalterung im Augenbereich mildern kann. Mit Ringelblumen versetztes Öl wirkt Wunder bei trockener und geschädigter Haut.

· 1 Esslöffel Rosenblütenwasser
· 2 Teelöffel pflanzliches Glycerin
· ½ Teelöffel Avocadoöl

170

Revitalisierende Augencreme für jeden Tag

Ergibt etwa 30 ml
Für jede Haut

Die tägliche Anwendung dieser Augencreme kann das Auftreten von Fältchen und Falten sichtbar reduzieren. Dieses Produkt enthält Avocadoöl, das besonders reich ist an den Vitaminen A, B1, B2, D und E.

171

Reichhaltiger Anti-Age-Augenbalsam

Ergibt etwa 30 ml
Für jede Haut

Das Trio aus wirkungsvollen Trägerölen in diesem Augenbalsam hilft Ihnen dabei, den empfindlichen Augenbereich mit Feuchtigkeit zu versorgen und zu schützen.

· 1 Teelöffel mit Ringelblumen versetztes Trägeröl
· 1 Teelöffel mit Wegerich versetztes Trägeröl

172

Kräftigendes & linderndes Augenserum

Augenpflege

Die zarte Haut im Augenbereich ist besonders empfindlich und dünn. Pflegen Sie diesen Bereich sorgfältig mit sanften Pflanzenölen. Viele natürliche Inhaltsstoffe lindern Schwellungen und helfen gegen dunkle Ringe um die Augen. Nutzen Sie die Kraft von Ölen mit einem hohen Anteil an Antioxidantien, um den Augenbereich mit Feuchtigkeit zu versorgen und gleichzeitig Fältchen und Falten zu reduzieren.

PROBIEREN SIE ES AUS

Tauchen Sie zwei saubere Baumwollpads in etwas Rosenwasser und legen Sie diese in einen kleinen Netzbeutel. Legen Sie diesen für 10 Minuten ins Tiefkühlfach. Legen Sie die gefrorenen Beutel 5 Minuten auf die geschlossenen Augen, um Schwellungen zu lindern.

162

Die richtige Augenpflege auswählen und anwenden

Augencremes: Sie sind dickflüssig und reichhaltig und bestehen aus Emulsionen von Blütenwässern, Ölen und Wachsen. Pflanzliche Inhaltsstoffe wie Tinkturen, Extrakte und ätherische Öle werden häufig hinzugefügt, um den Feuchtigkeitsgehalt der Haut zu erhöhen, sie zu beruhigen und zu straffen sowie die Zeichen der Hautalterung im zarten Augenbereich zu reduzieren.

Augenseren: Diese Rezepturen auf Ölbasis werden aus Pflanzenölen hergestellt, die reich an Antioxidantien sind und leicht von der Haut aufgenommen werden. Ätherische Öle sollen abschwellend wirken, die Mikrozirkulation anregen und Zeichen der Hautalterung vorbeugen.

Augenbalsam: Diese wasserfreien Rezepturen enthalten reichhaltige Pflanzenöle, Bienenwachs und ätherische Öle. Geben Sie vor dem Schlafengehen und vor dem Auftragen von Make-up eine kleine Menge sanft auf den Augenbereich. Augenbalsam schützt den Säureschutzmantel der Haut und reduziert das Auftreten von Fältchen und Falten. Ätherische Öle werden meist in einer Konzentration von etwa 0,5 % beigefügt.

163

Hilfe bei dunklen Ringen und Schwellungen

Probieren Sie die unten aufgelisteten Ideen aus, um lästige Augenringe und geschwollene Lider los zu werden.

· Stellen Sie einen Kräuteraufguss aus zwei Esslöffeln kochendem Wasser mit je einem Teelöffel getrockneten Kamillenblüten, Fenchelsamen und Lavendelknospen her. Nachdem die Flüssigkeit auf Raumtemperatur abgekühlt ist, drücken Sie die Flüssigkeit aus den Kräutern und kühlen das Ganze mit einem Eiswürfel ab. Tauchen Sie ein Baumwollpad in den abgekühlten Kräuteraufguss und legen Sie diese für 10 Minuten auf den Augenbereich. Nach Wunsch wiederholen.

· Ja, gekühlte Gurkenscheiben wirken wirklich gegen geschwollene Lider! Legen Sie diese für bis zu 10 Minuten auf die Augen.

· Frieren Sie eine Mischung aus Rosenwasser und Aloe-Vera-Gel in einem Eiswürfelbehälter ein. Geben Sie den Eiswürfel in einen weichen Waschlappen und legen Sie diesen für ein paar Minuten auf den Augenbereich.

Wie Sie Ihre Augenpflege am besten auftragen

Die Haut um die Augen ist einer der empfindlichsten und dünnsten Bereiche des Körpers. Vermeiden Sie daher Reizungen.

1. Reinigen und tonisieren Sie Ihre Haut.
2. Nehmen Sie mit einem sauberen Baumwollpad eine kleine Menge des Produkts aus dem Gefäß und geben Sie es auf Ihren Ringfinger. Verteilen Sie es sanft auf der Haut im Augenbereich.
3. Massieren Sie das Produkt nun mit sehr sanftem Druck ein, bis es eingezogen ist.
4. Achten Sie darauf, dass es nicht in Ihre Augen gerät.

165

Schöne Augenbrauen

Wenn Sie Augenpflege auftragen, vergessen Sie Ihre Augenbrauen nicht. Genau wie Ihr Haar, profitieren auch die Augenbrauen von ein wenig Pflege.

166

Cool bleiben

Bewahren Sie Ihre Augenpflegeprodukte im Kühlschrank auf, so halten sie sich am längsten. Zusätzlich wirkt das Auftragen eines gekühlten Produkts im Augenbereich beruhigend und abschwellend.

GUT ZU WISSEN

Wenn Sie Produkte mit den Fingern berühren, geraten schnell Bakterien und Keime hinein. Verwenden Sie stattdessen ein sauberes Baumwollpad.

▸ Getrocknete Kamillenblüten und Fenchelsamen machen sich gut in Kräuteraufgüssen.

Tipps

Von der Auswahl und Lagerung der Inhaltsstoffe über die Herstellung und individuelle Anpassung der Rezepte bis hin zur optimalen Anwendung der Produkte auf der Haut – dieses Buch ist voller Tipps und Hinweise, die Sie anleiten und inspirieren.

Probieren Sie es aus

Versuchen Sie etwas Neues, entdecken Sie schnelle Abhilfe für einen Schönheitsfehler oder lernen Sie einen neuen zeit- oder geldsparenden Trick.

Gut zu wissen

Dahinter verbergen sich tolle Problemlösungen, um verbreitete Fallstricke zu umgehen oder misslungene Produkte zu retten.

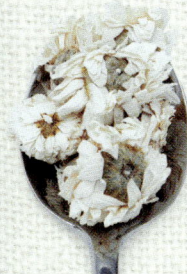

1 Die Auswahl der Inhaltsstoffe

Pflegeprodukte aus dem Handel sind oft voller synthetischer Inhaltsstoffe, künstlicher Duftstoffe, unnatürlicher Füllstoffe und hautreizender Chemikalien. Das Beste an selbstgemachter Schönheitspflege ist, dass Sie genau wissen, was Sie auf Ihre Haut geben, und sicher sein können, dass es Pflege pur ist. Im Zentrum Ihrer selbstgemachten Schönheitspflege stehen ausgewählte, natürliche Inhaltsstoffe aus biologischem Anbau und aus Wildsammlung. Dieses Kapitel zeigt Ihnen, wie Sie die besten Inhaltstoffe auswählen und anwenden, die Mutter Natur Ihnen zu bieten hat.

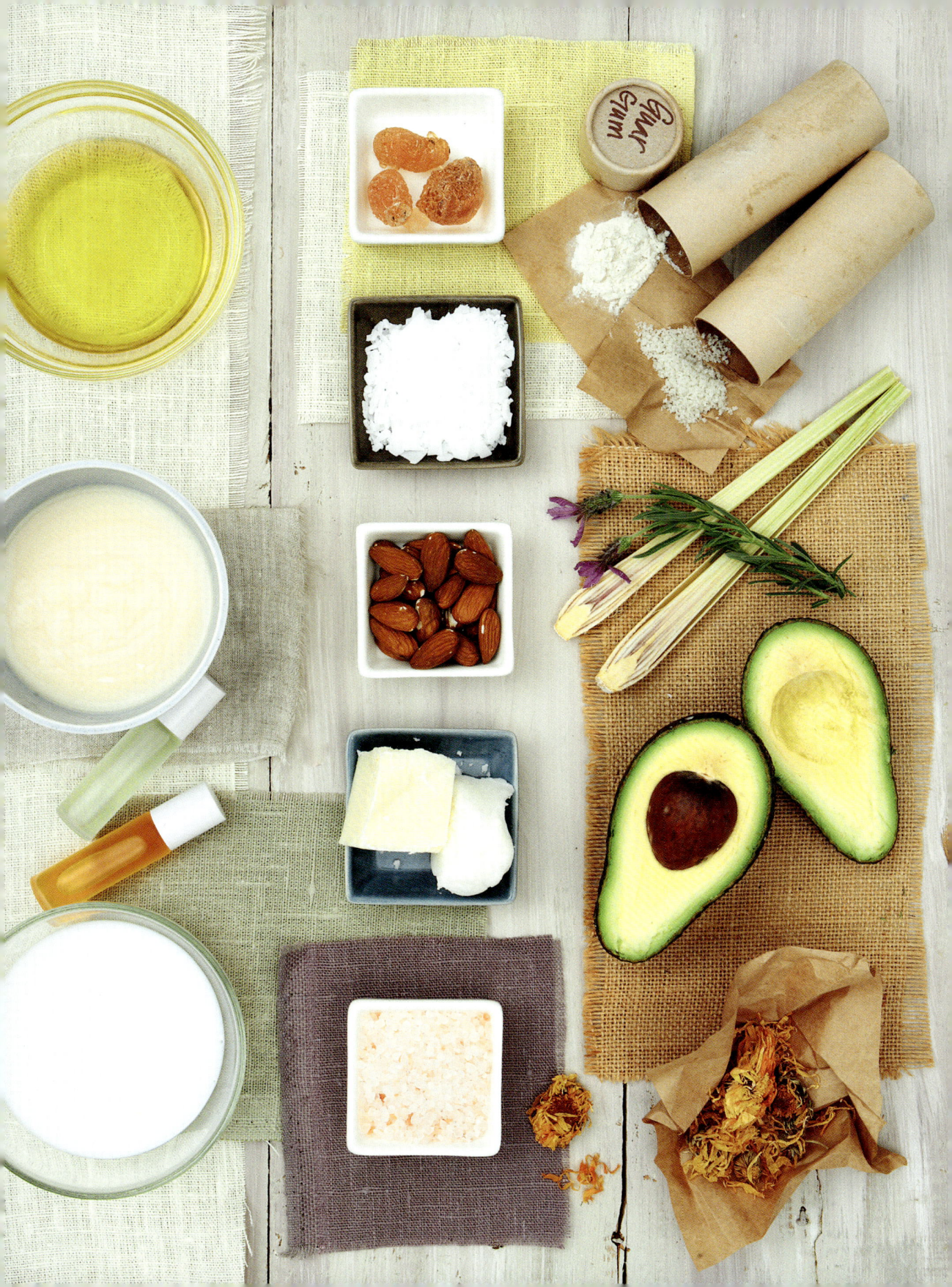

Natürliche Inhaltsstoffe kaufen

Heute ist es recht einfach, natürliche Inhaltsstoffe aus biologischem Anbau und aus Wildsammlung für handgemachte Hautpflegerezepte zu finden. Die folgenden Gründe machen deutlich, warum Sie diese natürlichen Inhaltsstoffe verwenden sollten.

Anbauen! Wild sammeln! Kaufen!

Sollten Sie sich dafür entscheiden, selbst Pflanzen und Kräuter biologisch anzubauen, dann sammeln Sie diese rücksichtsvoll aus nachhaltigen Quellen in der freien Natur oder kaufen Sie sie bei einem anerkannten Anbieter natürlicher Produkte. Dies wird Ihnen das gute Gefühl geben, dass Sie nur die besten verfügbaren Inhaltsstoffe verwenden. Sie sollten Inhaltsstoffe wie ätherische Öle, Trägeröle, Butter, Wachs und Blütenwasser nur von zuverlässigen Anbietern beziehen. Wenn Sie sich entscheiden, woher Sie Ihre Inhaltsstoffe beziehen wollen, achten Sie bitte auf diese wichtigen Eigenschaften:

- Bietet das Unternehmen die meisten, wenn auch nicht alle, Produkte und Inhaltsstoffe aus biologischem Anbau bzw. Wildsammlung an?
- Handelt es sich bei dem Unternehmen um einen zertifizierten Bio-Betrieb?
- Hält sich das Unternehmen an Fair-Trade-Handlungsweisen gegenüber Erzeugern und Wildsammlern der Inhaltsstoffe und Produkte?
- Arbeitet das Unternehmen umweltverträglich und verwendet es Recyclingmaterial, Druckfarben auf Sojabasis und ungiftige Chemikalien für Drucksachen wie Flyer, Broschüren, Kataloge und Quittungen?
- Verwendet das Unternehmen nachhaltige Produktverpackungen für alle Produkte? Am besten Glas, wobei auch die Verwendung von PET (Polyethylenrephthalat) eine praktikable Lösung mit wiederverwertbarem Kunststoff ist.
- Bietet das Unternehmen frische Produkte zu fairen Preisen?

Warum natürlich?

- Sie vermeiden es, Ihre Haut kritischen Inhaltsstoffen auszusetzen, die von Ihrem Körper aufgenommen werden und die möglicherweise Gesundheitsrisiken bergen.
- Inhaltsstoffe, die biologisch angebaut werden und natürlich vorkommen, sind gesünder, pflegender und letztendlich wohltuender für Ihren Körper.
- Sie unterstützen den biologischen Anbau und die regionale Landwirtschaft.
- Sie schützen die Umwelt, indem Sie dem Boden, dem Wasser und der Luft keine giftigen Chemikalien zuführen.

Hilfreiche Definitionen

100% Bio: Das Produkt enthält nur Inhaltsstoffe aus kontrolliert biologischem Anbau, ohne gentechnische Veränderungen und ohne den Einsatz von chemisch-synthetischen oder andersweitig schädlichen Hilfsmitteln.

Zertifizierter Bio-Betrieb: Der Händler muss strenge Richtlinien hinsichtlich des Anbaus, der Handhabung, Lagerung und des Verkaufs seiner Produkte einhalten. Die Waren müssen das EU-Bio-Logo und das deutsche Siegel nach EG-Öko-Verordnung tragen. Teilweise tragen die Produkte auch noch zusätzlich ein privates Label wie Demeter oder Bioland.

Hergestellt mit Inhaltsstoffen aus biologischem Anbau: Das Produkt besteht zu 70%, meist jedoch sogar zwischen 80% und 95% aus Inhaltsstoffen aus biologischem Anbau.

Natürliche Inhaltsstoffe: Die Inhaltsstoffe sind meist pflanzlicher, teilweise auch mineralischer oder tierischer Herkunft und bestehen aus erneuerbaren, natürlichen Ressourcen.

Bio: Das Produkt enthält mindestens 95% Inhaltsstoffe aus kontrolliert biologischem Anbau, höchstens 0,9% gentechnisch verändertes Material. Es ist nach EU-Öko-Verordnung und nationalen Bio-Standards zertifiziert.

Pflanzen aus biologischem Anbau: Die Pflanze wurde ohne Verwendung von Gentechnik oder anderen schädlichen Hilfsmitteln angebaut.

Wildsammlung: Die Inhaltsstoffe wurden in ihrem natürlichen Lebensraum gesammelt. Es wird nur das Nötigste gepflückt.

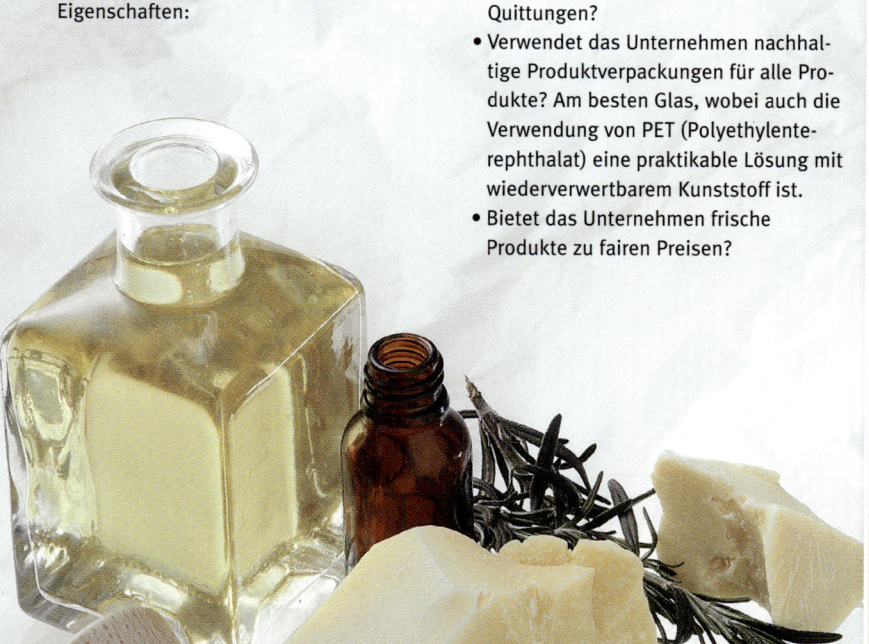

Sicherheit und Verträglichkeit testen

Die meisten der in diesem Buch beschriebenen Inhaltsstoffe und Methoden, mit denen Sie Hautpflegeprodukte in Ihrer eigenen Küche herstellen können, werden seit langer Zeit erfolgreich verwendet. Bei der äußeren Anwendung sind sie nachweislich sicher und wohltuend für Haut und Körper.

Die Haut ist das größte Organ Ihres Körpers und absorbiert einen Teil dessen, was Sie darauf auftragen. Ebenso wie Sie sich eventuell dazu entschlossen haben, bevorzugt frische Bio-Lebensmittel zu sich zu nehmen, entscheiden Sie sich nun sicher auch gerne für die ausschließliche Verwendung frischer Bio-Inhaltsstoffe für Ihre selbstgemachte Schönheitspflege. So können Sie verhindern, Ihrem Körper über die Haut schädliche und synthetische Stoffe zuzuführen. Beim Kauf natürlicher Inhaltsstoffe ist es ratsam, nur jene zu verwenden, die aus kontrolliert biologischem Anbau oder ethischer Wildsammlung stammen.

Auch wenn Sie für die Rezepte in diesem Buch natürliche bzw. kontrolliert biologisch angebaute Inhaltsstoffe verwenden, dürfen Sie dabei nicht vergessen, dass Sie bestimmte Inhaltsstoffe meiden sollten, wenn einer der folgenden Punkte auf Sie zutrifft:

• Sie haben eine Allergie oder eine Unverträglichkeit gegen einen bestimmten Inhaltsstoff.
• Sie sind schwanger, möchten schwanger werden oder stillen.
• Sie sind wegen anderweitiger Beschwerden in Behandlung.
• Sie nehmen rezeptpflichtige oder apothekenpflichtige Medikamente ein.

Hinweis: Fragen Sie bei Bedarf einen Arzt oder Apotheker, bevor Sie die Inhaltsstoffe in diesem Buch verwenden.

Verträglichkeit testen

Bevor Sie einen Inhaltsstoff auftragen oder verwenden, den Sie noch nie vorher verwendet haben, sollten Sie vielleicht testen, wie Ihre Haut darauf reagiert. Besonders wichtig ist dieser sogenannte Patch-Test bei ätherischen Ölen. So testen Sie die Verträglichkeit:

1. Bei ätherischen Ölen lösen Sie zwei Tropfen des Öls in einem Teelöffel Jojobaöl auf. Andere Inhaltsstoffe können unverdünnt aufgetragen werden. Tragen Sie mit einem Wattestäbchen eine kleine Menge des Inhaltsstoffs in der Armbeuge auf und lassen Sie diesen 24 lang Stunden einwirken, ohne ihn abzuwaschen.

2. Beobachten Sie, ob sich an dieser Stelle eine allergische Reaktion oder eine Unverträglichkeit zeigt (Schmerzen, Schwellung, Rötung, Ausschlag, Juckreiz oder andere Veränderungen). Sollten Sie eines dieser Symptome entwickeln, fragen Sie Ihren Hausarzt, bevor Sie diesen Inhaltsstoff weiter verwenden.

3. Wenn Sie nicht allergisch reagieren, ist es mit hoher Wahrscheinlichkeit sicher, den Inhaltsstoff zu verwenden. Allerdings kann sich die Haut mit der Zeit aus verschiedenen Gründen verändern. Daher sollten Sie, wenn Sie in der Zukunft auf einen Inhaltsstoff allergisch reagieren, diesen sofort absetzen und Ihren Hausarzt konsultieren.

▶ Indem Sie eine sehr geringe Menge stark verdünnten ätherischen Öls auf die Armbeuge geben, können Sie herausfinden, ob Ihre Haut darauf mit einer Unverträglichkeit oder einer Allergie reagiert.

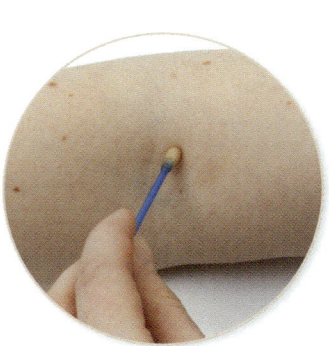

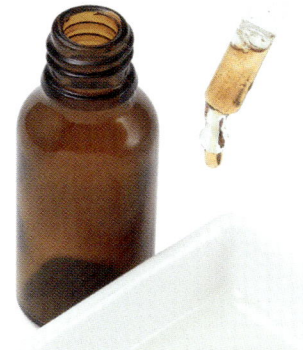

Natürliche Butter

Hierbei handelt es sich um Butter, die aus den Samen und Kernen von Bäumen durch Warmpressung gewonnen wird und die bei Raumtemperatur fest ist. Natürliche Butter wird häufig für Pflegeprodukte verwendet, um Lotionen, Cremes, Lippenpflege und Seife eine cremige, dichte Konsistenz zu verleihen. Sie ist hautverwöhnend und wird zur Verbesserung des Hautbildes verwendet.

Farblich variiert natürliche Butter von Weiß über Eierschalenweiß, Cremefarben und Hellgelb bis hin zu Hellbraun oder Grau. Es gibt sie in raffinierter und unraffinierter Form, die Konsistenz reicht dabei von weich über fest bis hart.

,Unraffiniert' bedeutet, dass die Butter nicht gefiltert, bzw. nicht mit Chemikalien oder Lösungsmittel behandelt wurde, um Farbe, Textur, Aroma, Vitamingehalt oder natürliche Eigenschaften zu verändern. Im Handel finden Sie häufig auch raffinierte, ultraraffinierte und desodorierte Butter. Wenn Sie mit Butter in ihrer natürlichen Form arbeiten möchten, wählen Sie eine rohe oder unraffinierte Variante.

Natürliche Butter wird für die Herstellung von Lotionen, Cremes, Körperbutter, Lippenpflege, Lotion Bars und Conditioner verwendet.

3

Die beste natürliche Butter für unterschiedliche Rezepte auswählen

Kakaobutter (1): Eine cremefarbene bis hellgelbe, feste Butter, warmgepresst aus den Samen des Kakaobaums (*Theobroma cacao*). Kakaobutter verleiht Ihrem Hautpflegeprodukt ein köstliches Schokoladenaroma. Ein wunderbarer Inhaltsstoff, um Trockenheit zu lindern und die Spannkraft Ihrer Haut zu verbessern.

Kakaobutter wird häufig in Rezepturen zur Verringerung von Dehnungsstreifen verwendet. Es gibt sie in praktischen kleinen Scheiben im Handel, die sich leicht schmelzen lassen.

Kokumbutter (2): Eine weiße, harte Butter, warmgepresst aus den Samen des *Garcinia indica* Baums. Sie wirkt herrlich hautberuhigend und wird regelmäßig in Cremes und Lotionen verwendet. Kokumbutter schmilzt mühelos bei Körpertemperatur und ist ein großartiger Inhaltsstoff für Lippenpflege.

Illipébutter (3): Eine cremefarbene oder weiße, harte Butter, warmgepresst aus den Illipénüssen des *Shorea stenoptera* Baums. Illipébutter ist ein besonders pflegender Inhaltsstoff und eine ideale Zutat für Lotionen und Cremes,

die dehydrierte Haut verjüngen und erfrischen sollen.

Mangobutter (4): Eine weißgraue, feste Butter, warmgepresst aus den Samenkernen des Mangobaums (*Mangifera indica*). Mangobutter enthält viele Antioxidantien und essentielle Fettsäuren. Sie wird häufig in Rezepten zur Pflege und Beruhigung trockener Haut sowie zur Glättung von Falten eingesetzt. Mangobutter ist ein hervorragender Inhaltsstoff für Lotionen, Cremes, Körperbalsam und Seifen.

Murumurubutter (5): Eine weißgraue, harte Butter, warmgepresst aus den Früchten des *Astrocaryum murumuru* Baums. Sie enthält außergewöhnlich viele essentielle Fettsäuren und wird in Schönheitspflegeprodukten zur Verjüngung und Erneuerung trockener und reifer Haut eingesetzt.

Sheabutter (6): Eine bräunliche bis hellgelbe, samtweiche Butter, warmgepresst aus den Nüssen des Sheabaums (*Vitellaria paradooxa,* früher *Butyrospermum parkii*). Als eine der am häufigsten verwendeten Sorten von natürlicher Butter in Hautpflegeprodukten schützt und pflegt Sheabutter die Haut auf bemerkenswerte Weise und wird in Lotionen, Cremes und Lippenpflege eingesetzt.

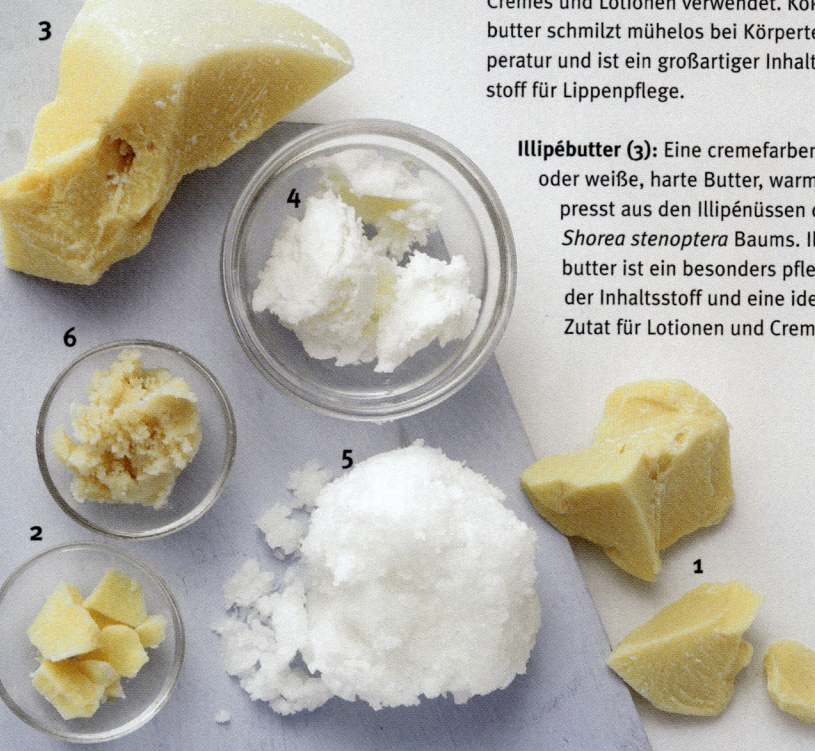

4

Natürliche Butter verwenden

Diese Tabelle zeigt die Haltbarkeit der am häufigsten verwendeten Sorten von natürlicher Butter, wenn sie diese in einem luftdicht verschlossenen Behälter an einem kühlen, dunklen Ort aufbewahren. Da Lippenpflegeprodukte häufig z. B. in der Hosentasche getragen werden, ist für ihre Herstellung der Schmelzpunkt besonders wichtig.

Butter	Haltbarkeit	Schmelzpunkt
Kakaobutter	2 bis 4 Jahre	34°C
Kokumbutter	1 Jahr	35°C
Illipébutter	1 bis 2 Jahre	37°C
Mangobutter	2 Jahre	37°C
Murumurubutter	2 Jahre	31°C
Sheabutter	1 Jahr	28°C

GUT ZU WISSEN

Ist Ihre natürliche Butter zu hart, um sie zu verarbeiten, schmelzen Sie diese im Wasserbadtopf bei niedriger Temperatur.

5

Sahnige Körperbutter mit Zitronenduft

Diese Körperbutter wird sofort von der Haut aufgenommen, bietet lang anhaltenden Schutz und spendet Feuchtigkeit. Auf den Seiten 94-95 und 112-113 finden Sie weitere feuchtigkeitsspendende Rezepte für Gesicht und Körper.

Inhaltsstoffe:
- *55 g Sheabutter*
- *2 Esslöffel Kakaobutter*
- *2 Esslöffel Jojobaöl*
- *¼ Teelöffel Vitamin-E-Öl*
- *40 Tropfen ätherisches Zitronenöl*

Ergibt ca. 110 g

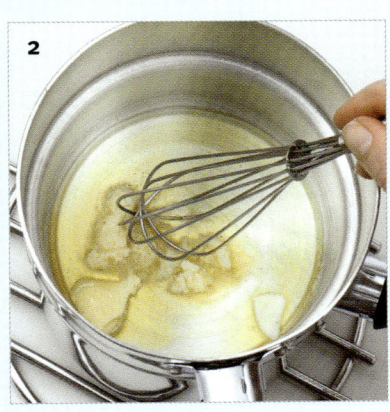

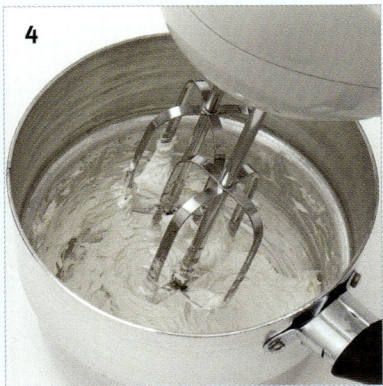

1. Sheabutter, Kakaobutter und Jojobaöl in einen Wasserbadtopf auf niedriger Flamme geben.
2. Die Butter und das Öl miteinander verschmelzen lassen und von der Flamme nehmen.
3. Auf Raumtemperatur abkühlen lassen und dann 20 Minuten in den Kühlschrank stellen.

4. Die Mischung mit einem Handrührgerät mit Quirl-Aufsatz 10 Minuten lang schlagen, dann zum Abkühlen 5 Minuten in den Kühlschrank zurückstellen. Erneut 10 Minuten schlagen und das Schlagen und Abkühlen solange wiederholen, bis die Mischung die Konsistenz geschlagener Sahne hat. Vitamin-E-Öl und Zitronenöl hineinrühren.
5. Die Körperbutter in einen luftdicht verschließbaren Behälter geben und an einem kühlen, trockenen Ort aufbewahren. Innerhalb von 6 Monaten aufbrauchen.

6

Tipps und Tricks zu Kauf und Lagerung

- Natürliche Butter immer in luftdichten Behältern aufbewahren.
- Natürliche Butter kühl und lichtgeschützt lagern.
- Die natürliche Butter immer mit sauberen Utensilien aus dem Behälter nehmen.
- Sowohl unraffinierte Sheabutter als auch natürliche Kakaobutter haben einen ausgeprägten Eigengeruch, der den Duft Ihres Endprodukts beeinflusst. Sie können desodorierte Kakaobutter und raffinierte Sheabutter verwenden, wenn Sie Ihrem Produkt eine eigene Duftnote verleihen möchten.
- Kaufen Sie ausschließlich 100% natürliche Butter, die nicht gehärtet oder mit Konservierungsmitteln, Duftstoffen oder anderen Substanzen versetzt ist.

PROBIEREN SIE ES AUS

Massieren Sie Ihren Bauch während der Schwangerschaft mit reiner Sheabutter, das hält die Haut geschmeidig und beugt Schwangerschaftsstreifen vor.

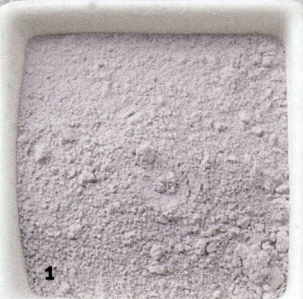
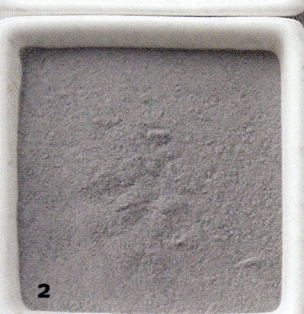
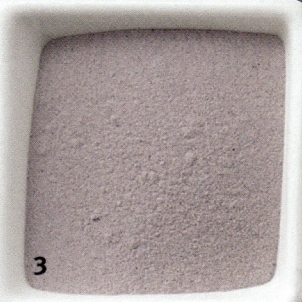
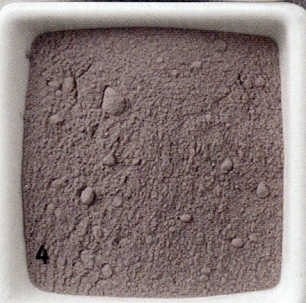
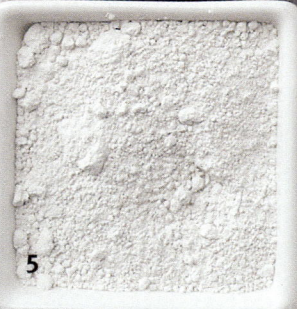

Tonerden

Mineralienreiche Tonerden werden aus natürlichen Tongruben weltweit gefördert und seit hunderten von Jahren zur Reinigung, Tonisierung und Revitalisierung von Gesicht und Körper eingesetzt. Je nach Sorte kann Tonerde die Haut sanft peelen oder Öl aufsaugen und somit die Poren verfeinern. Für jeden Hauttyp gibt es die perfekte Tonerde.

 7

Die beliebtesten Tonerden

Von den berühmten Felssteinbrüchen in Frankreich über das fruchtbare Atlasgebirge Marokkos bis hin zu den reichen Vorkommen vulkanischer Ascheablagerungen in den USA sind natürlich auftretende Tonerden reich an Siliciumdioxid, Magnesium, Aluminium, Kalzium und weiteren nützlichen Mineralen, die sich als Inhaltsstoffe in Pflegeprodukten eignen.

Bentonit (1): Auch als Sodium Bentonit und Sodium Montmorillonit bekannt. Dieser hellgraue, geruchlose und sehr feine Ton enthält einen hohen Anteil an Siliciumdioxid und Aluminium. Er kommt in natürlichen, vulkanischen Ascheablagerungen in Montana und Wyoming, USA, vor und wird in Schlammmasken für das Gesicht, als Körperpuder, für Trockenshampoos und Peelings verwendet.
Farbe: Blass- bis Hellgrau
Geruch: Neutral
Preis: Günstig
Ursprung: Wyoming und Montana, USA
Wesentlicher Mineralgehalt: Siliciumdioxid, Aluminium, Eisen, Magnesium

Grüne Tonerde (2): Auch als Illite-Tonerde bekannt. Dieser hell- bis mittelgrüne Ton wird in Tongruben tausende Meter unter der Erde in Frankreich, China und den USA abgebaut. Grüne Tonerde ist reich an Siliciumdioxid, Aluminium, Kalzium, Eisen und Magnesium. Es handelt sich um sehr fein strukturierte Tonerde, die eingesetzt wird, um Öl und Unreinheiten von Gesicht und Körper aufzunehmen.
Farbe: Hell- bis Mittelgrün
Geruch: Neutral
Preis: Teuer
Ursprung: Frankreich, USA, China
Wesentlicher Mineralgehalt: Siliciumdioxid, Aluminium, Kalzium, Eisen, Magnesium, Kalium

Bleicherde (3): Enthält einen hohen Anteil an Siliciumdioxid, Magnesiumoxid und Saphirkristall. Der weißgraue Ton ist ideal für ölige Haut und verstopfte Poren. Stark trocknend und ölbindend.
Farbe: Blass- bis Weißgrau
Geruch: Neutral
Preis: Moderat
Ursprung: USA, Japan, Mexiko
Wesentlicher Mineralgehalt: Siliciumdioxid, Magnesium, Eisenoxid und Saphirkristall

Lavaerde (4): Auch als marokkanische und rote Tonerde bekannt. Dieser hellgraue/rosa Ton kommt aus Marokko und ist reich an Siliciumdioxid, Magnesium, Kalzium und Aluminium. Er wird in Heilbädern weltweit verwendet, um die Haut zu verwöhnen.
Farbe: Hellgrau bis Rosa
Geruch: Neutral
Preis: Moderat bis teuer
Ursprung: Marokko
Wesentlicher Mineralgehalt: Siliciumdioxid, Aluminium, Magnesium, Kalzium

Weißer Kaolin (5): Auch als weiße Tonerde und Porzellanerde bekannt. Dieser reinweiße Ton wird in großem Maß in zahlreichen Schönheitspflegeprodukten verwendet, darunter Seifen, Gesichtsmasken, natürliche Deodorants, Gesichts- und Körperpeelings und -puder. Reich an Kaolinit, Siliciumoxid und Aluminiumoxid.
Farbe: Reinweiß
Geruch: Neutral
Preis: Günstig
Ursprung: Großbritannien, USA, China
Wesentlicher Mineralgehalt: Kaolinit, Siliciumoxid, Aluminiumoxid

8

Die richtige Tonerde für Ihren Hauttyp

Natürliche Tonerden wirken in unterschiedlicher Stärke gegen Unreinheiten und revitalisieren die Haut. Um ein optimales Ergebnis zu erzielen, ist es wichtig, die Tonerde zu verwenden, die am besten für Ihren Hauttyp geeignet ist.

Hauttyp	Tonerde	Häufigkeit der Anwendung
Normal	Bentonit, grüne Tonerde, Bleicherde, Lavaerde und weißer Kaolin	Normale Haut kann mehrmals in der Woche mit tonerdehaltigen Rezepturen behandelt werden.
Fettig & zu Unreinheiten neigend	Bentonit, grüne Tonerde, Bleicherde und Lavaerde	Die Tonerde, die Unreinheiten und Öl am stärksten bindet, ist die Bleicherde. Sie kann bis zu zweimal pro Woche angewendet werden.
Trocken & empfindlich	Lavaerde und weißer Kaolin	Trockene und empfindliche Haut sollte nur ein- bis zweimal pro Woche mit tonerdehaltigen Rezepturen behandelt werden, jeweils höchstens 15 Minuten lang.

9

Eine einfache Tonerde-Gesichtsmaske herstellen

Für diese einfache Gesichtsmaske müssen Sie nichts abwiegen oder -messen, sie lässt sich denkbar schnell und einfach herstellen. Auf Seite 86-87 finden Sie weitere tolle Rezepte für Gesichtsmasken.

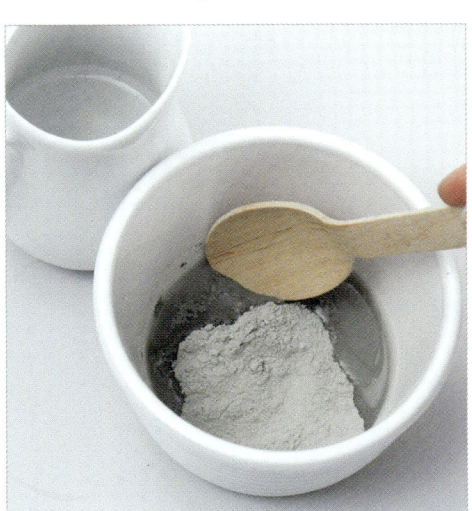

1. Einen gehäuften Esslöffel Tonerde in eine kleine Schüssel geben.
2. Gerade so viel warmes Wasser, Kräutertee oder Blütenwasser (Hydrosol) hinzugeben, dass eine streichfähige Paste entsteht.
3. Eine dicke Schicht der Mischung auf das gereinigte Gesicht geben (den Augenbereich dabei aussparen).
4. Die Maske trocknen lassen und dann mit etwas warmem Wasser abspülen.

PROBIEREN SIE ES AUS

• Fügen Sie einer Gesichtsmaske für empfindliche oder trockene Haut etwas Milch, Honig oder Trägeröl hinzu, um die Feuchtigkeitsbalance Ihrer besonderen Haut zu regulieren und diese zu verwöhnen.
• Ergänzen Sie Ihre Gesichtsmasken durch gemahlene Haferflocken, zerkleinerte Kräuter und/ oder Kakaopulver – so bekommen Sie ein ganz besonderes Wohlfühlpaket.

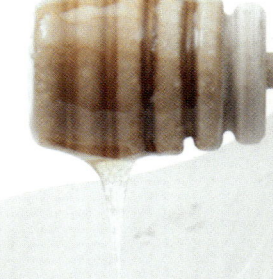

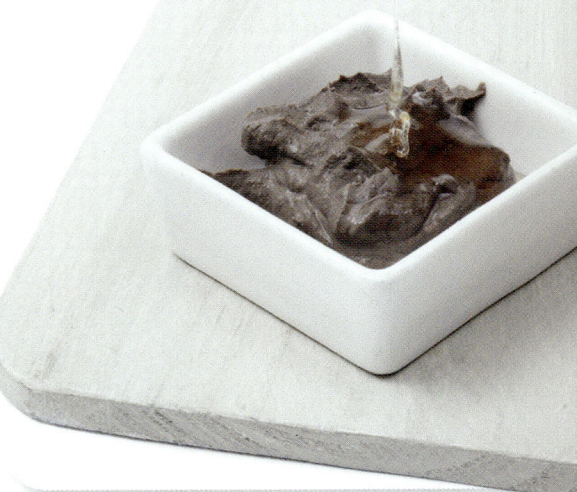

10

Pur ist besser

Achten Sie beim Kauf der Tonerde darauf, dass sie den kosmetischen Anforderungen entspricht und nicht etwa Blei oder andere schädliche Füllstoffe enthält.

GUT ZU WISSEN

Bewahren Sie Tonerde in einem verschlossen, feuchtigkeitsbeständigen Behälter auf, um ihre Haltbarkeit von mehr als 5 Jahren auf unendlich zu verlängern.

Zucker und Salze

Zucker und Salz eignen sich wunderbar als Zusätze in vielen verwöhnenden Hautpflegekreationen. Greifen Sie in die Zuckerdose und stellen Sie ein leckeres Körperpeeling her. Streuen Sie als revitalisierende und stressabbauende Spa-Behandlung etwas Meersalz in ein warmes Bad.

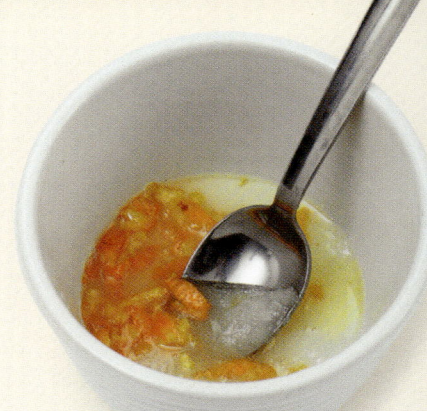

11

Die verschiedenen Zuckersorten

In der Schönheits- und Hautpflege werden viele verschiedene Zuckersorten eingesetzt. Zucker mit der feinsten Körnung ist am besten für Produkte für das Gesicht und die empfindliche Haut geeignet. Kristallzucker wird oft für Körper-, Hand- und Fußpeelings verwendet.

Kristallzucker (1): Diesen Zucker finden Sie im Supermarkt und verwenden ihn zu Hause beim Backen. Die Korngröße wird bei Kristallzucker meist als ‚fein' angegeben und ist ideal für die Herstellung von Körper-, Hand- und Fußpeelings. Kristallzucker sollte nicht in Rezepturen für das Gesicht oder für die empfindliche Haut eingesetzt werden.

Hagelzucker (2): Ein weißer Zucker mit gröberer Körnung als Kristallzucker. Dieser Zucker sollte nur in Rezepturen für Hände und Füße verwendet werden.

Streuzucker (3): Auch als Bäckerzucker bekannt, hat er eine feinere Körnung als Kristallzucker und ist gut für Hautpflegerezepte für Gesicht und Körper geeignet.

Puderzucker (4): Ein sehr fein vermahlener Zucker mit sehr feiner Körnung. Die beste Wahl für Peelings für das Gesicht und die empfindliche Haut.

Turbinado-Zucker (5): Ein brauner Zucker mit großen Kristallen, der sich sehr gut als Zusatz für Körperpeelings eignet. Hellbraun und mit siruppartigem Aroma ist er ein süßes, reinigendes Vergnügen. Nicht auf empfindlicher Haut oder im Gesicht anwenden.

Verdampfter Zuckerrohrsaft (6): Dieser Zucker ist hellbraun, hat ein siruppartiges Aroma und ist gut für die Verwendung in Hautpflegeprodukten geeignet. Nicht auf empfindlicher Haut oder im Gesicht anwenden.

Brauner Zucker (hell und dunkel) (7): Dieser Zucker ist perfekt für die Herstellung von Körperpeelings geeignet. Wenn Sie diesen Zucker im Gesicht oder auf empfindlicher Haut anwenden, üben Sie nur sanften Druck aus, um Irritationen zu vermeiden.

Muscovado-Zucker (8): Ein sehr dunkler, brauner Zucker mit groben, großen Kristallen, der sich gut als Zusatz in Hand- oder Fußpeelings eignet.

PROBIEREN SIE ES AUS

Ihre Hände sind nach der Gartenarbeit nicht sauber zu kriegen? Mischen Sie 1 Esslöffel normalen weißen Zucker mit 1 Teelöffel Olivenöl, 1 Teelöffel geriebener Orangenschale und 1 Teelöffel Ihrer Lieblingsseife zu einer Scheuerseife. Massieren und schrubben Sie Ihre Hände sanft damit, um den Dreck zu lösen. Mit warmem Wasser abwaschen.

GUT ZU WISSEN

Wenn Sie keinen Streuzucker haben, geben Sie einfach Kristallzucker in eine Küchenmaschine oder einen Mixer und verarbeiten ihn zu feinkörnigerem Zucker.

Die verschiedenen Salzsorten

In Badezusätzen und Körperpflegeprodukten werden unterschiedliche Salze eingesetzt. Von entspannenden und beruhigenden Badezusätzen zu hautverfeinernden Salzpeelings lassen sich einfache Salze in außergewöhnliche Spa-Geheimnisse verwandeln.

Totes-Meer-Salz (1): Ein reines, weißes Salz, das aus dem Toten Meer in Israel gewonnen wird. Dieses besondere Salz hat einen sehr hohen Mineralgehalt und ist grob – perfekt für Badesalze – oder fein – wunderbar für Körperpeelings – im Handel erhältlich.

Himalaya-Badesalz (2): Dieses Rot, Rosa und Weiß gesprenkelte Salz wird im Himalaya abgebaut. Wählen Sie dieses spezielle Salz beim Kauf in extra-grob für parfümierte Potpourris mit ätherischen Ölen, klein bis mittel für Badesalze und fein für Salzpeelings.

Meersalz (3): Es handelt sich um ein weißes Salz, das eine ähnliche Textur wie normales Tafelsalz hat und weltweit durch Verdunstung aus dem Meerwasser gewonnen wird. Dieses günstige Salz ist gut für Salzpeelings und Badekugeln geeignet. Wählen Sie für die meisten Körperpeeling-Anwendungen eine besonders kleine Körnung.

Graues Meersalz (4): Ein hellgraues Salz, das auf der Insel Noirmoutier nahe der Bretagne in Frankreich gewonnen wird. Es wird unter dem Markenzeichen Breton™ verkauft und liegt im Preissegment von mittel bis teuer. Dieses besondere Meersalz hat einen hohen Mineralgehalt. Verwenden Sie feines Salz für Gesichts- und Körperpeelings und grobes Salz für Badezusätze.

Epsom Salz (Magnesiumsulfat) (5): Ein weißes Salz, das häufig für entspannende Badezusätze und beruhigende Fußbäder verwendet wird. Vielen Menschen hilft ein Bad in Epsom Salz dabei, verkrampfte Muskeln zu lösen und Stress zu lindern. Es eignet sich auch als Peeling und um Fußgerüche abzuwaschen. Wählen Sie dieses spezielle Salz beim Kauf mittel bis grob für Badezusätze und Fußbäder und extrafein für Körperpeelings.

Hinweis: Wenn Sie an Diabetes leiden bzw. andere gesundheitliche Beschwerden haben, sprechen Sie mit Ihrem Hausarzt, bevor Sie Epsom Salz verwenden.

Perfume pedi

Haben Sie Käsefüße? Mischen Sie 135 g Epsom Salz und 15 g getrocknete Lavendelblüten in einer Wanne warmen Wassers. Baden Sie Ihre Füße 30 Minuten lang darin, um sie zu erfrischen und zu revitalisieren.

Beruhigendes Badesalz

Bereiten Sie sich ein beruhigendes Bad mit diesem Badesalz aus 275 g Epsom Salz, 1 Teelöffel frisch gehacktem Rosmarin und 1 Teelöffel frisch gehackter grüner Minze zu. Geben Sie alles in ein verschließbares Beutelnetz, legen es in eine Wanne warmes Wasser und lassen Sie Ihren Stress verdampfen.

PROBIEREN SIE ES AUS

Wenn Sie raue und trockene Ellbogen und Knie haben, mischen Sie eine Handvoll feines Meersalz mit einer kleinen Menge Duschgel und reiben Sie damit über die Haut, um sie zu peelen und zu glätten.

Wachse, Verdickungsmittel und Emulgatoren

Bei der Herstellung von Hautpflegeprodukten wie Lotionen und Conditioner dürfen Sie Inhaltsstoffe wie Wachse, Verdickungsmittel bzw. Emulgatoren nicht vergessen. Viele dieser einzigartigen Inhaltsstoffe, darunter Bienenwachs, Lanolin, Lecithin und Xanthangummi, können Sie im Bioladen kaufen, während andere wie Emulgierwachs, Stearinsäure und Candelillawachs nur in speziellen Geschäften oder online zu finden sind.

Wachse

Wachse sind vielfältige Mischungen aus Estern, Fettsäuren und Alkoholen. Bei Wachsen wie Bienenwachs handelt es sich um Feststoffe, die feuchtigkeitsbeständig sind, was sie vor Zersetzung schützt. Wachse werden häufig verwendet, um Rezepturen zu verdichten, z. B. Lippenpflege, Salben oder Lotion Bars. Wachse haben auch wohltuende und hautschützende Eigenschaften und einen hohen Schmelzpunkt von 49-102°C.

Bienenwachs (1): Von den Arbeiterinnen unter den Honigbienen ausgeschieden, ist Bienenwachs eine Mischung aus Wachsestern und Fettsäuren. Der Schmelzpunkt beträgt 60-68°C. Es ist öllöslich und wichtig bei der Herstellung von Salben und Lotion Bars. Bienenwachs wird in großen Blöcken, kleinen 25g-Stücken und in praktischen Pastillen angeboten. Unraffiniert hat es eine natürliche gelbe Farbe und einen betörenden honigähnlichen Duft. Es ist aber auch als raffiniertes weißes Granulat ohne wahrnehmbaren Duft erhältlich. Bienenwachs ist perfekt für die Verwendung in Lotionen, Cremes, Conditioner, Balsam, Körperbutter, Lippenpflege und Salben geeignet.

Carnaubawachs (2): Dabei handelt es sich um ein sehr hartes Wachs, das aus Blättern brasilianischer Palmen gewonnen wird. Es besteht aus Fettsäuren, Wachsestern und Fettalkoholen. Das Wachs hat eine hellgelbe Farbe und einen neutralen Duft. Der Schmelzpunkt ist hoch und liegt bei 79-88° C. Perfekt für die Herstellung von Lippenpflege, Salben, festen Cremes und Rezepturen zum Erhalt des Säureschutzmantels.

Candelillawachs (3): Dies ist ein pflanzliches Wachs aus dem Candelilla-Strauch (*Euphorbia antisyphilitica*), der in Mexiko wächst. Es ist von blassgelber Farbe und hat keinen wahrnehmbaren Eigengeruch. Der Schmelzpunkt liegt bei 68-74° C. Es ist ideal für die Herstellung von Lippenpflege, Salben, Körperbutter und für Rezepturen zum Erhalt des Säureschutzmantels.

GUT ZU WISSEN

Bienenwachs reinigen

Das günstigste Bienenwachs kommt roh und ungefiltert direkt aus der Honiggewinnung. Es enthält immer eine Menge Ablagerungen, die entfernt werden müssen, bevor es in Hautpflegeprodukten verwendet werden kann.

1. Das Bienenwachs in einen Topf mit leicht köchelndem Wasser geben, bis es vollständig geschmolzen ist.

2. Mit einem feinen Drahtsieb mit Griff die gröberen Ablagerungen aus dem heißen Wasser filtern.

3. Das heiße, geschmolzene Wachs zusammen mit dem Wasser vorsichtig durch ein feines Sieb mit mehreren Lagen hochfeiner Baumwolle in eine hitzebeständige Schüssel gießen, um auch alle feineren Ablagerungen und den Blütenstaub zu entfernen.

4. Das Bienenwachs erkalten lassen. Die erstarrte Bienenwachsscheibe einfach aus dem Wasser nehmen und trocken tupfen.

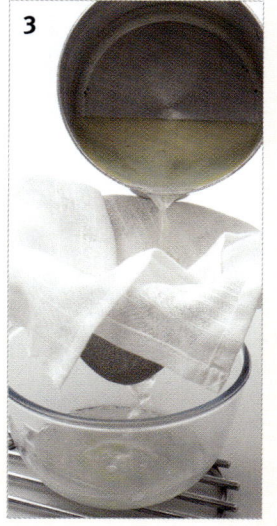

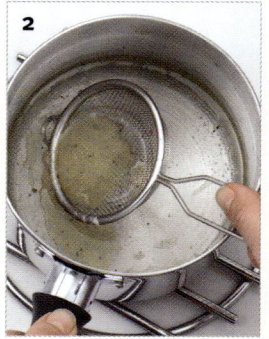

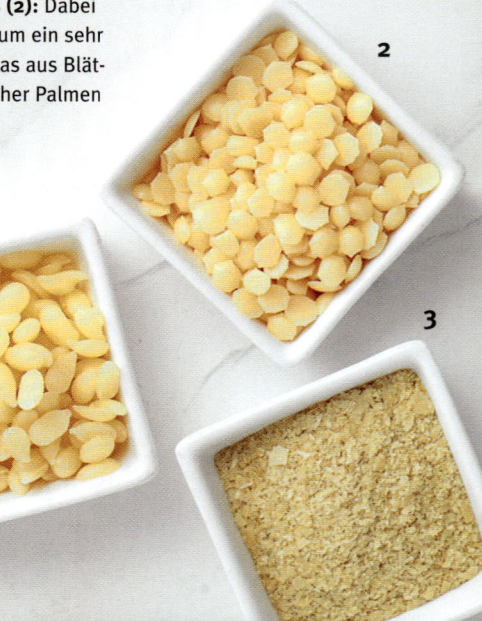

16

Verdickungsmittel

Verdickungsmittel dienen dazu, die Konsistenz bzw. Viskosität von Pflegeprodukten zu verbessern. Sie werden auch als Feuchthaltemittel eingesetzt, um Wasser auf der Haut zu binden.

Guarkernmehl (1): Es handelt sich um ein gelbes Pulver aus den Samen der Guarbohne (*Cyamopsis tetragonoloba*). Es wird als Verdicker und zur Verbesserung der Viskosität in Cremes, Lotionen und Conditioner verwendet. Es wird in der wässrigen Phase der Rezepturen in einer Konzentration von 0,5 bis 2 % aufgelöst.

Gummi Arabikum (2): Auch als Akaziengummi bekannt. Die wasserlösliche Substanz wird aus afrikanischen Akazienbäumen gewonnen und wird in Öl-/Wasser-Rezepturen sowie als Emulgator und Verdickungsmittel eingesetzt. Es ist in harzigen Stücken oder als fein gemahlenes, weißes Pulver erhältlich und

hat einen neutralen Duft. Bevorzugen Sie, wenn möglich, das Pulver, da es sich leichter verarbeiten lässt. Es wird meist in der wässrigen Phase der Rezepturen in einer Konzentration von 1 bis 10 % hinzugefügt. Gut für Cremes und Lotionen.

Xanthangummi (3): Ein geruchloses weißes Pulver. Xanthangummi ist ein Ausscheidungsprodukt des Bakteriums Xanthomas campestris. Es ist wasserlöslich und wird verwendet, um Viskosität und Volumen von Lotionen, Cremes, Shampoos und Reinigungsmilch zu verbessern. Xanthangummi wird in Rezepturen normalerweise in einer Konzentration von 0,5 bis 2 % verwendet.

17

Emulgatoren

Sie werden eingesetzt, um Wasser und Öle zu einer homogenen und stabilen Mischung zu verbinden. Emulgierwachs ist der am weitesten verbreitete Emulgator und wird für Lotionen und Cremes verwendet.

Emulgierwachs NF (1): Ein Emulgator auf Pflanzenbasis aus den Fettsäuren von Pflanzenfetten. Er ist in praktischen, weißen Pastillen ohne wahrnehmbaren Eigengeruch erhältlich. Der Schmelzpunkt liegt bei 52° C. Perfekt für die Herstellung von Lotionen, Cremes und Conditioner. Wird in den meisten Rezepturen in einer Konzentration von 2 bis 6 % eingesetzt.
Hinweis: Dieser spezielle Inhaltsstoff kann stark verarbeitet sein und enthält außerdem Polysorbate. Dies bedeutet, dass er nicht als 100 % natürlich eingestuft werden kann. Trotzdem ist er ein anerkannter Bestandteil der meisten natürlichen Rezepte.

Wasserfreies Lanolin (2): Ein gelblicher wachsartiger Stoff aus den Talgdrüsen von Schafen. Es verbessert die Viskosität von Lotionen, Cremes und Lippenpflege und dient als milder Emulgator. Perfekt zur Verwendung in Rezepturen zum Erhalt des

Säureschutzmantels. Es wird in einer Konzentration von 2 bis 20 % verwendet.

Lecithin (3): Ein natürliches Lipid, welches dafür sorgen kann, dass Wasser und Öl eine Verbindung eingehen. Häufig aus Sojabohnen gewonnen, ist es eine kastanienbraune, honigähnliche Substanz mit nussigem Duft. Lecitin wird als Emulgator für Lotionen und Cremes verwendet. Es wird in einer Konzentration von 0,5 bis 5 % zur öligen Phase einer Lotion oder Creme hinzugefügt. Lecithin wird flüssig oder als Gelkapsel verkauft. Kaufen Sie am besten Sojalecithin, das ohne GVO (gentechnisch veränderte Organismen) hergestellt wurde.

Stearinsäure (4): Die weißen Flocken werden aus Pflanzenfetten gewonnen. Diese natürlich vorkommende Fettsäure ergibt einen wunderbaren Emulgator und Verdicker für Cremes, Lotionen und Rasiercreme. Sie wird in einer Konzentration von 2 bis 10 % in der öligen Phase eines Rezepts verwendet.

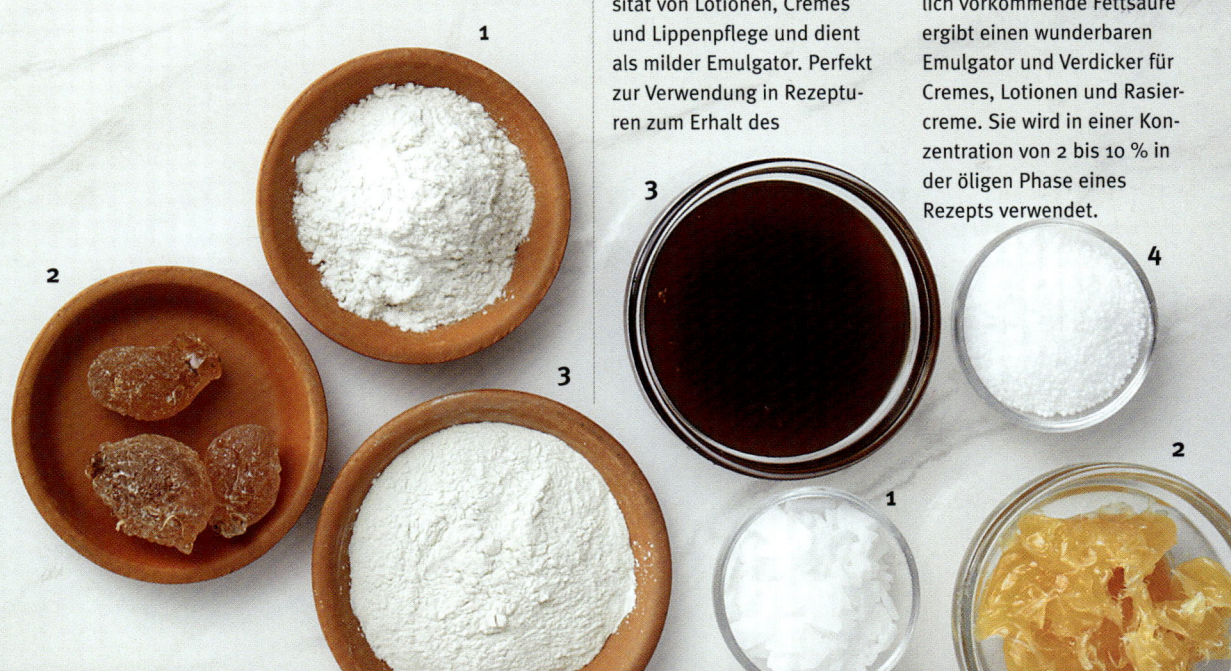

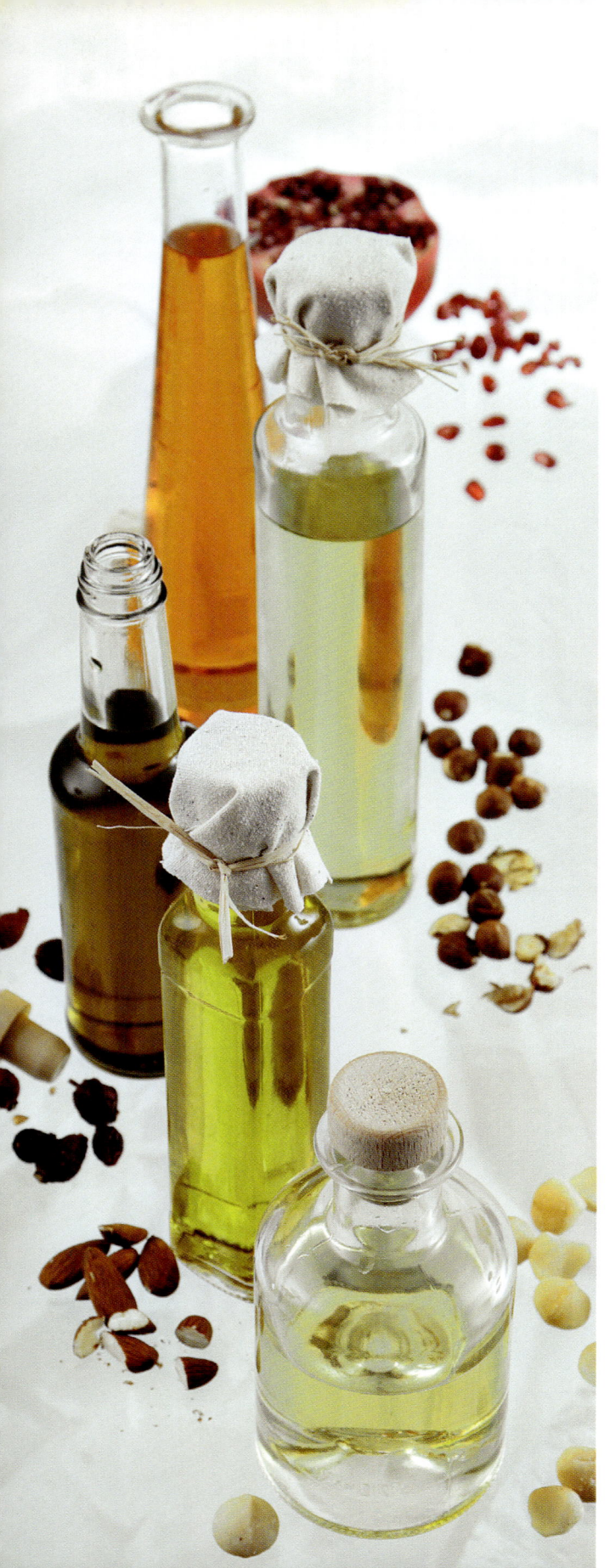

Flüssige Trägeröle

Natürliche Trägeröle werden aus reichen und exotischen Pflanzensamen, Nüssen, Bohnen und Fruchtfleisch gewonnen. Trägeröle lassen sich aus den größten Avocado-Kernen und den winzigsten Brombeersamen gewinnen. Voller wertvoller Vitamine, wohltuender Fettsäuren, natürlichem Tocopherol (Vitamin E) und einer Fülle großartiger hautpflegender Bestandteile, sind Trägeröle unentbehrlich für die Zusammensetzung zahlloser unterschiedlicher Hautpflegerezepte.

Methoden der Gewinnung

Die besten Methoden natürlicher Ölgewinnung sind Kaltpressung und Warmpressung. Beides sind althergebrachte Methoden, die die komplexen, gesundheitsfördernden Bestandteile der Öle erhalten. Meiden Sie Trägeröle, die mittels scharfer Methoden gewonnen wurden, welche große Hitze, Lösungsmittel, Chemikalien oder extremen Druck erfordern. Bio-Varianten vieler Sorten sind im Handel erhältlich, aber meist deutlich teurer.

Die Warmpressung: Der Grundstoff, der das gesunde Öl enthält, wird in einen großen Apparat in Form eines Fasses mit starken, schraubenähnlichen Zähnen gegeben, die den Rohstoff zermahlen und fein zerkleinern. Durch ständigen Druck wird das Öl vom Rohstoff getrennt und sickert heraus. Aufgrund des Mahlvorgangs und des konstanten Drucks kann bei dieser Methode die Öltemperatur auf 93°C ansteigen.

Die Kaltpressung: Es handelt sich hierbei um dieselbe Methode wie bei der Warmpressung, mit dem Unterschied, dass ein Kühlinstrument eingesetzt wird, welches das Ansteigen der Öltemperatur über 38-43°C verhindert. Da einige Trägeröle sehr empfindlich sind, ist es wichtig, dass bei der Gewinnung so wenig Hitze wie möglich zum Einsatz kommt, um die positiven Eigenschaften des Öls erhalten zu können.

◄ Natürliche Trägeröle gibt es in vielen verschiedenen, feinen Nuancen, Flüssigkeitsgraden und Aromen. Diese Unterschiede sollten Sie bei der Verwendung beachten, da sie Ihrem Produkt eine einzigartige Note verleihen.

19

Methoden der Ölveredelung

Nach Ihrer Gewinnung werden Trägeröle häufig raffiniert, um sie zu filtern, zu desodorieren, zu bleichen oder zu fraktionieren. Manchmal wird auch eine Kombination dieser Methoden verwendet.

Unraffiniert: Das Rohöl wird nur durch ein Sieb gefiltert, um es von gröberen Substanzen wie Hülsen, Fasern oder Fruchtfleisch zu reinigen. Die natürliche Farbe, das Aroma und der Geschmack des Rohöls bleiben intakt.

Teilraffiniert: Das Rohöl wird gefiltert und einer oder mehreren weiteren Raffinier- methoden unterzogen, z. B. wird es deso- doriert, um die aromatischen und flüch- tigen Bestandteile zu eliminieren, mit Tonerden oder Aktivkohle natürlich ge- bleicht und/oder fraktioniert, damit das Öl bei niedrigen Temperaturen nicht trüb oder dickflüssig wird.

Vollraffiniert: Das Rohöl wird gefiltert, desodoriert, natürlich gebleicht und fraktioniert. Es wird außerdem häufig pasteurisiert, um es haltbar zu machen. Vollraffinierte Öle werden verwendet, wenn der Hersteller nicht möchte, dass das Trägeröl Eigenschaften wie Aroma und Farbe an das Endprodukt weitergibt. Vollraffinierte Trägeröle sind nicht so hautpflegend, da viele der heilenden Bestandteile beim Raffinieren entfernt werden.

22

Weiche Hände dank Sonnenblume

Wenn Sie beim Kochen in der Küche trockene, rissige Hände haben, greifen Sie einfach nach dem Sonnenblumenöl. Massieren Sie es in Ihre Hände ein und kochen Sie sorglos weiter.

20

Trägeröle kaufen

Sie finden ein bestimmtes Trägeröl nicht in Ihrem Supermarkt? Vielleicht haben Sie in einem Reformhaus oder einem Bio- Supermarkt mehr Glück und finden eine größere Auswahl an natürlichen Ölen.

21

Spartipps

Sprengen luxuriöse Öle Ihr Budget? Mit diesen Spartipps können Sie Ihren Bestand ausbauen und gleichzeitig Ihren Geldbeutel schonen.

- Mischen Sie ein teures Öl wie Granat- apfelöl mit Mandelöl und mit einem mittelpreisigen oder günstigen Öl, wie z. B. Arganöl, Sonnenblumenöl oder Sesamöl.
- Verwenden Sie zum Ausprobieren Öle in kleinen Flaschen. Viele Anbieter bieten Testfläschchen an.
- Schlagen Sie zwei Fliegen mit einer Klappe und halten Sie Ausschau nach Ölen, die sowohl als Nah- rungsmittel als auch für den kosmetischen Gebrauch hergestellt wurden. Olivenöl, z. B., kann genauso gut innerlich wie äußerlich angewendet werden.

PROBIEREN SIE ES AUS

- Geben Sie eine kleine Menge Jojobaöl auf gespaltene Haarspitzen, um sie zu glätten.
- Massieren Sie eine Mischung aus 4 Tropfen Baobaböl und 1 Tropfen Vitamin-E-Öl vor dem Zubettgehen in Nägel und Nagelhaut und Sie erhalten geschmeidige, gesund aussehende Nägel.

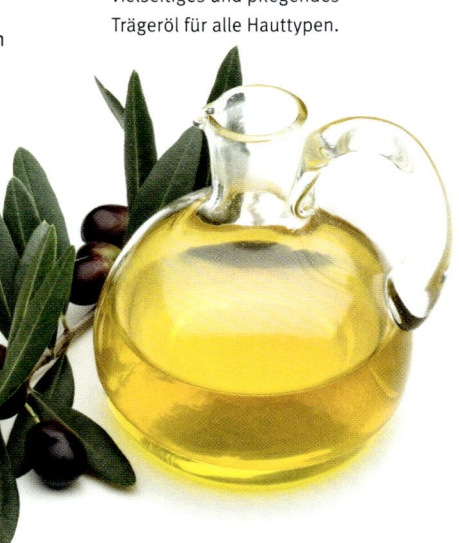

▼ Olivenöl ist ein sehr vielseitiges und pflegendes Trägeröl für alle Hauttypen.

Profile der Trägeröle

Trägeröl – Name und wissenschaftlicher Name	Bevorzugte Gewinnungsmethode	Eigenschaften und Preis	Empfohlener Hauttyp und Nutzen	Lagerung und Haltbarkeit
Mandelöl (*Prunus dulcis*)	Warmgepresst und unraffiniert oder teilweise raffiniert	• Goldfarben • Nussaroma • Günstig	**Hauttyp:** Alle **Nutzen:** • Macht die Haut zart und weich, wirkt beruhigend und pflegend	Kühl und lichtgeschützt. Bis zu 2 Jahre.
Aprikosenkernöl (*Prunus armeniaca*)	Kaltgepresst und unraffiniert	• Goldfarben • Nussaroma • Mittelpreisig	**Hauttyp:** Empfindliche, reife und trockene Haut **Nutzen:** • Schützend, beruhigend und pflegend • Hoher Anteil an Ölsäuren	Kühl und lichtgeschützt. Bis zu 2 Jahre.
Blaubeerkernöl (*Vaccinium corymbosum*)	Kaltgepresst und unraffiniert	• Hellgrün • Feines Aroma • Teuer	**Hauttyp:** Alle **Nutzen:** • Hoher Schutz vor Antioxidantien • Hoher Vitamin-E-Anteil • Sehr gut für Lippenpflege, Gesichts- und Augencremes	Kühl und lichtgeschützt. Bis zu 1 Jahr.
Avocadoöl (*Persea americana*)	Kaltgepresst und unraffiniert	• Dunkles Sattgrün • Avocadoartiges Aroma • Günstig	**Hauttyp:** Alle, insbesondere für empfindliche, reife und trockene Haut **Nutzen:** • Hoher Gehalt an Vitamin E, Aminosäuren und Fettsäuren • Ein reichhaltiges hautverwöhnendes Öl • Sehr gut für Rezepturen gegen Ekzeme und Schuppenflechte	Im Kühlschrank. Bis zu 1,5 Jahre.
Baobaböl (*Adansonia digitata*)	Kaltgepresst und unraffiniert	• Goldgelb • Feines Nussaroma • Teuer	**Hauttyp:** Alle, insbesondere für reife und trockene Haut **Nutzen:** • Hoher Vitaminanteil • Zieht schnell ein • Sehr gut für Haare und Haut	Kühl und lichtgeschützt. Bis zu 2 Jahre.
Brombeerkernöl (*Rubus fruticosus*)	Kaltgepresst und unraffiniert	• Hell- bis Mittelgrün • Feines Nussaroma • Teuer	**Hauttyp:** Alle **Nutzen:** • Hoher Schutz vor Antioxidantien • Hoher Vitamin-E-Anteil • Sehr gut für Lippenpflege, Gesichts- und Augencremes	Kühl und lichtgeschützt. Bis zu 1 Jahr.
Arganöl (*Argania spinosa*)	Kaltgepresst und unraffiniert	• Goldfarben • Feines Aroma • Teuer	**Hauttyp:** Alle **Nutzen:** • Hoher Gehalt an Vitamin E, Antioxidantien und Fettsäuren • Verleiht der Haut Geschmeidigkeit, Feuchtigkeit und kräftigt • Gut gegen Dehnungsstreifen und für Anti-Falten-Rezepturen	Kühl und lichtgeschützt. Bis zu 1 Jahr.

Trägeröl – Name und wissenschaftlicher Name	Bevorzugte Gewinnungsmethode	Eigenschaften und Preis	Empfohlener Hauttyp und Nutzen	Lagerung und Haltbarkeit
Leindotteröl (*Camelina sativa*)	Warmgepresst und unraffiniert	• Dunkelgoldfarben • Kräuteraroma • Günstig	**Hauttyp:** Normale, Mischhaut, empfindliche, trockene und reife Haut **Nutzen:** • Hoher Gehalt an Antioxidantien und Vitamin E • Sehr gut für Haut und Haare • Beruhigt und spendet Feuchtigkeit	Kühl und lichtgeschützt. Bis zu 2 Jahre.
Rizinusöl (*Ricinus communis*)	Warmgepresst und raffiniert	• Sehr Hellgoldfarben • Kein wahrnehmbares Aroma • Günstig	**Hauttyp:** Alle, insbesondere gereizte und empfindliche Haut **Nutzen:** • Stärkt den Säureschutzmantel • Ergibt in kleinen Mengen, mit anderen Trägerölen angewandt, schützende und regenerierende Cremes und Lotionen • Verleiht Salben eine wunderbare Textur	Kühl und lichtgeschützt. Bis zu 2 Jahre. **Hinweis:** Nicht einnehmen!
Kokosöl (*Cocos nucifera*)	Kaltgepresst oder warmgepresst und unraffiniert oder vollraffiniert	• Weiß • Starkes Kokosaroma (unraffiniert) bis nicht wahrnehmbar (vollraffiniert) • Günstig	**Hauttyp:** Normale, Mischhaut, empfindliche, trockene und reife Haut **Nutzen:** • Schützt gereizte Haut und kann sie lindern • Gut für Lippenpflege, Lotionen, Cremes und Haarpflege	Kühl und lichtgeschützt. Bis zu 2 Jahre.
Haselnussöl (*Corylus avellana*)	Warmgepresst und teilraffiniert	• Durchsichtig • Feines Nussaroma • Günstig	**Hauttyp:** Normale, Mischhaut, fettige und unreine Haut **Nutzen:** • Aufgrund seiner adstringierenden Eigenschaft das beste Trägeröl für fettige und unreine Haut	Kühl und lichtgeschützt. Bis zu 2 Jahre.
Nachtkerzenöl (*Oenothera biennis*)	Kaltgepresst und teilraffiniert	• Goldgelb • Feines Nussaroma • Mittelpreisig	**Hauttyp:** Normale, empfindliche, trockene und reife Haut **Nutzen:** • Schützend, Beruhigend und regenerierend • Sehr gut gegen Reizungen	Im Kühlschrank. Bis zu 1 Jahr.
Traubenkernöl (*Vitis vinifera*)	Kaltgepresst und unraffiniert oder teilraffiniert	• Hell- bis Dunkelgrün • Feines Nussaroma • Günstig	**Hauttyp:** Alle, insbesondere trockene und empfindliche Haut **Nutzen:** • Verleiht eine seidige Textur • Gut gegen Ekzeme und Schuppenflechte	Kühl und lichtgeschützt. Bis zu 2 Jahre.
Cranberry-Öl (*Vaccinium macrocarpon*)	Kaltgepresst und unraffiniert	• Leicht Grün • Feines Aroma • Teuer	**Hauttyp:** Alle **Nutzen:** • Reich an Omega-Fettsäuren • Reich an Antioxidantien und Vitamin E • Fettet nicht und zieht schnell ein	Kühl und lichtgeschützt. Bis zu 1 Jahr.
Hanföl (*Cannabis sativa*)	Kaltgepresst und unraffiniert	• Dunkelgrün • Feines Nussaroma • Günstig	**Hauttyp:** Alle, insbesondere trockene und reife Haut **Nutzen:** • Reich an Vitaminen und Fettsäuren • Regenerierend und schützend	Im Kühlschrank. Bis zu 2 Jahre.

Trägeröl – Name und wissenschaftlicher Name	Bevorzugte Gewinnungsmethode	Eigenschaften und Preis	Empfohlener Hauttyp und Nutzen	Lagerung und Haltbarkeit
Jojobaöl (*Simmondsia chinensis*)	Kaltgepresst und unraffiniert	• Goldfarben • Feines Aroma • Teuer	**Hauttyp:** Alle **Nutzen:** • Zieht schnell ein, da es dem hauteigenen Talg ähnelt • Kann auch pur eingesetzt werden, um der Haut Feuchtigkeit zu spenden	Kühl und lichtgeschützt. Bis zu 3 Jahre.
Kukuinussöl (*Aleurites moluccans*)	Kaltgepresst und vollraffiniert	• Hellgoldfarben • Feines Nussaroma • Günstig	**Hauttyp:** Alle, insbesondere empfindliche und gereizte Haut **Nutzen:** • Zieht sehr schnell ein, sehr feuchtigkeitsspendend und schützend	Kühl und lichtgeschützt. Bis zu 2 Jahre. **Hinweis:** Hitzeempfindlich, nur bei unter 38°C in Rezepturen hinzugeben.
Macadamianussöl (*Macadamia integrifolia*)	Warmgepresst und unraffiniert	• Hellgoldfarben • Süßes Nussaroma • Günstig	**Hauttyp:** Normale, empfindliche, trockene und reife Haut **Nutzen:** • Ein wunderbares Trägeröl für Rezepte, die die Haut aufbauen und regenerieren • Zieht leicht ein und ist perfekt für Rezepturen geeignet, die schützen, wiederherstellen und regenerieren	Kühl und lichtgeschützt. Bis zu 2 Jahre.
Sumpfblumensamenöl (*Limnanthes alba*)	Warmgepresst und vollraffiniert	• Hellgoldfarben • Kein wahrnehmbares Aroma • Mittelpreisig	**Hauttyp:** Alle **Nutzen:** • Sehr gut für Haut- und Haarrezepturen • Zieht leicht ein, ohne fettige Rückstände	Im Kühlschrank. Bis zu 2 Jahre.
Neemöl (*Azadirachta indica*)	Kaltgepresst und unraffiniert	• Dunkel • Sehr starkes Knoblauch- und Erdnussartiges Aroma. Wird im Allgemeinen nur für therapeutische Rezepturen für Haut und Kopfhaut eingesetzt. • Mittelpreisig	**Hauttyp:** Alle **Nutzen:** • Wird meist mit anderen Trägerölen gemischt, reicht lange • Sehr gut in Rezepturen für Unreinheiten und Hautprobleme	Kühl und lichtgeschützt. Bis zu 2 Jahre.
Olivenöl (*Olea europaea*)	Kaltgepresst und unraffiniert	• Tiefgrün • Schweres Olivenaroma • Günstig	**Hauttyp:** Normale, empfindliche, trockene und reife Haut **Nutzen:** • Ein wunderbar schützender Alleskönner, der in allen Schönheitspflegerezepten eingesetzt werden kann	Kühl und lichtgeschützt. Bis zu 2 Jahre.
Kürbiskernöl (*Cucurbita pepo L.*)	Kaltgepresst und unraffiniert	• Sattgrün • Feines Nussaroma • Mittelpreisig	**Hauttyp:** Normale, Mischhaut, empfindliche, trockene und reife Haut **Nutzen:** • Hoher Gehalt an Antioxidantien und Vitamin E • Beruhigt und spendet Feuchtigkeit	Im Kühlschrank. Bis zu 2 Jahre.

Trägeröl – Name und wissenschaftlicher Name	Bevorzugte Gewinnungsmethode	Eigenschaften und Preis	Empfohlener Hauttyp und Nutzen	Lagerung und Haltbarkeit
Granatapfelöl (*Punica granatum*)	Kaltgepresst und unraffiniert	• Hellbernsteinfarben • Feines Fruchtaroma • Teuer	**Hauttyp:** Alle **Nutzen:** • Ein luxuriöses und nährstoffreiches Öl mit einem großen Anteil Antioxidantien	Kühl und lichtgeschützt. Bis zu 2 Jahre.
Hagebuttenkernöl (*Rosa canina*)	Kaltgepresst und teilraffiniert	• Satt bernsteinfarben • Intensives Aroma • Teuer	**Hauttyp:** Alle **Nutzen:** • Aufbauend und schützend • Hoher Gehalt an essentiellen Fettsäuren • Sehr gut für die Regeneration reifer Haut und gegen Falten	Im Kühlschrank. Bis zu 2 Jahre.
Sanddornöl (*Hippophae rhamnoides*)	Kaltgepresst und unraffiniert	• Dunkelbernsteinfarben bis Rot • Intensives Aroma • Teuer	**Hauttyp:** Alle, insbesondere empfindliche und trockene Haut **Nutzen:** • Sehr hoher Gehalt an essentiellen Fettsäuren, Vitamin E und Karotinen • Perfekt gegen Ekzeme, Falten und Problemhaut	Kühl und lichtgeschützt. Bis zu 2 Jahre. **Hinweis:** Muss stark verdünnt werden, sonst färbt es die Haut.
Sesamöl (*Sesamum indicum*)	Warmgepresst und unraffiniert	• Dunkelgoldfarben • Intensives Nussaroma • Mittelpreisig	**Hauttyp:** Alle **Nutzen:** • Zieht leicht ein • Verleiht Cremes und Lotionen eine seidige Textur • Sehr gut als Massageöl und in Haarpflege	Kühl und lichtgeschützt. Bis zu 2 Jahre.
Sonnenblumenöl (*Helianthus annuus*)	Warmgepresst und vollraffiniert	• Sehr hellgelb • Feines Aroma • Günstig	**Hauttyp:** Alle **Nutzen:** • Zieht leicht ein • Hoher Gehalt an Vitaminen und Ölsäuren • Perfekt geeignet in Rezepturen für trockene, ausgedörrte und reife Haut • Gut für Haut und Haar	Kühl und lichtgeschützt. Bis zu 2 Jahre.
Tamanuöl (*Calophyllum inophyllum*)	Kaltgepresst und unraffiniert	• Dunkelgrün • Intensives, schweres Aroma • Teuer	**Hauttyp:** Alle **Nutzen:** • Unterstützt die Heilung der Haut und ist wunderbar gegen Falten, Ekzeme, Dehnungsstreifen und für die reife Haut	Kühl und lichtgeschützt. Bis zu 2 Jahre.
Vitamin-E-Öl (*Tocopherol*)	Vorzugsweise unraffinierte, gemischte Tocopherole aus GVO-freien Quellen	• Leicht bernsteinfarben • Schweres, intensives Aroma • Teuer	**Hauttyp:** Alle **Nutzen:** • Schützt hervorragend vor freien Radikalen • Verlängert die Haltbarkeit von Cremes, Lotionen, Salben und anderen Schönheitsprodukten, indem es die Öle davor bewahrt, ranzig zu werden	Kühl und lichtgeschützt. Bis zu 2 Jahre. **Hinweis:** Nicht unverdünnt auf der Haut anwenden.
Weizenkeimöl (*Triticum vulgare*)	Kaltgepresst und unraffiniert	• Dunkelbernsteinfarben bis Hellbraun • Schweres, Intensives Aroma • Teuer	**Hauttyp:** Normale, empfindliche, trockene und reife Haut **Nutzen:** • Hoher Vitamingehalt • Sehr gut für trockene und raue Haut und gegen Falten	Im Kühlschrank. Bis zu zwei Jahre. **Hinweis:** Bei Weizen- oder Glutenallergie vermeiden.

Kräuter-Trägeröle

Viele natürliche Schönheitsrezepte basieren auf Kräuterölen als Grundzutat. Mit einem Öl, das die heilkräftigen Eigenschaften von Kräutern aufgenommen hat, können Sie sanfte, schützende, regenerierende und wohltuende Rezepturen herstellen. Finden Sie heraus, welche Kräuter am besten zu den Bedürfnissen Ihrer Haut passen und wie Sie Ihr Lieblingsöl damit versetzen.

◀ Frischer Thymian

23

Ein Kräuteröl aus getrockneten Kräutern – ohne Messen und Wiegen

1. Die getrockneten Kräuter in ein kleines, keimfreies Einmachglas mit Deckel geben.
2. So viel Trägeröl in das Einmachglas geben, dass die getrockneten Kräuter mit mindestens 2,5 cm Öl bedeckt sind. Die Mischung umrühren und bei Bedarf mehr Öl hinzugeben. Das Glas gut verschließen und in eine Papiertüte stellen.
3. Das Glas an einen warmen Ort, z. B. ein Fenster, stellen und sechs Wochen lang jeden Tag schütteln.
4. Das Öl aus den Kräutern filtern, dazu die Kräuter in einem feinen Baumwolltuch auspressen und das Öl in ein sauberes, steriles Glas geben. Gut verschließen, kühl und lichtgeschützt bis zu sechs Monate aufbewahren.

24

Ein Kräuteröl aus getrockneten Kräutern – schnelle Methode

Mit dieser schnellen Methode bekommen Sie Ihr Kräuteröl noch am selben Tag.

1. Die getrockneten Kräuter in einen Schongarer oder einen Simmertopf geben. So viel Trägeröl hinzugeben, dass die Kräuter mit mindestens 2,5 cm Öl bedeckt sind. Die Kräuter und das Öl auf der kleinsten Flamme sanft erhitzen und 8 Stunden bei 38-54°C unter stetem Rühren ziehen lassen. Die Kräuter auf Raumtemperatur abkühlen lassen.
2. Das Öl aus den Kräutern filtern, dazu die Kräuter in einem feinen Baumwolltuch auspressen und das Öl in ein sauberes, keimfreies Glas geben. Gut verschließen, kühl und lichtgeschützt bis zu sechs Monate aufbewahren.

25

Die perfekte Heilsalbe für den Campingausflug

Inhaltsstoffe:

- *60 ml Kräuter-Olivenöl*
- *2 gehäufte Esslöffel Bienenwachs*
- *10 Tropfen ätherisches Lavendelöl*
- *10 Tropfen ätherisches Teebaumöl*
- *10 Tropfen ätherisches Myrrheöl*

Ergibt ca. 95 g

Diese Salbe ist perfekt für die sommerliche Erste-Hilfe-Ausrüstung. Stellen Sie erst ein Kräuteröl aus Klettenwurzel, Ringelblumenblüten, Kamillenblüten, Vogelmiere, Kanadischer Gelbwurzel, Brennnessel, Mahonienwurzel, Wegerich, Thymian und Schafgarbe her. Die Salbe wird mit Bienenwachs und ätherischem Lavendel-, Teebaum- und Myrrheölen eingedickt. Die verwendeten Kräuter haben antibakterielle, entzündungshemmende, antiseptische, antitoxische und allgemein hautberuhigende Eigenschaften.

1. Die Kräuter zu einem Pulver mahlen und mit einer der oben genannten Methoden ein Kräuteröl herstellen.
2. Das fertige Kräuteröl und Bienenwachs erhitzen und zum Schmelzen bringen, dann die anderen Inhaltsstoffe hinzufügen.
3. In einen Behälter Ihrer Wahl füllen und abkühlen lassen.

GUT ZU WISSEN

Verwenden Sie getrocknete Kräuter, die Sie z.B. im Supermarkt finden, und Öl, das lange haltbar ist, wie Oliven- oder Jojobaöl, damit Ihr Kräuteröl nicht ranzig wird.

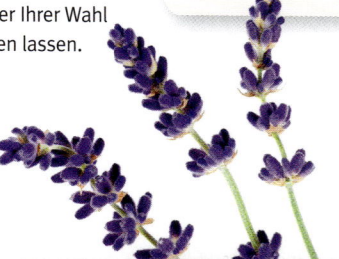

Wohltuende Kräuter für Kräuteröle auswählen

Botanischer Name	Trivialname	Eigenschaften des Kräuteröls
Achillea millefolium	Gemeine Schafgarbe	Gutes Trägeröl für Rezepte zur Linderung trockener, geschädigter Haut.
Althaea officinalis	Echter Eibisch	Gutes Trägeröl für Rezepte für trockene, reife Haut.
Arctium lappa	Große Klette	Gutes Trägeröl für Haarpflege.
Calendula officinalis	Ringelblume	Gut für trockene, geschädigte Haut und für beruhigende Salben und Cremes.
Hydrastis canadensis	Kanadische Gelbwurzel	Gutes Trägeröl für Rezepte gegen Akne und Unreinheiten.
Lavandula x intermedia	Lavandin / Hybrid-Lavendel	Gutes Trägeröl für alle Arten von Schönheitspflege, duftet wunderbar und ist gut für Massageöle geeignet.
Mahonia aquifolium	Gewöhnliche Mahonie	Gutes Trägeröl für fettige Haut, gegen Akne und Unreinheiten.
Matricaria recutita	Echte Kamille	Gutes Trägeröl für alle Arten von Schönheitspflege, duftet wunderbar und ist gut für Massageöle geeignet.
Melissa officinalis	Zitronenmelisse	Gutes Trägeröl für hautberuhigende Rezepturen und zur Lippenpflege, um Lippenbläschen zu lindern.
Mentha piperita	Pfefferminze	Gutes Trägeröl für Fußpflegeprodukte.
Plantago major	Breitwegerich	Gutes Trägeröl für alle Hauttypen.
Rosmarinus officinalis	Rosmarin	Gutes Trägeröl für die Haarpflege.
Sambucus nigra	Schwarzer Holunder	Gutes Trägeröl für alle Arten von Schönheitspflege, duftet wunderbar und ist gut für Massageöle geeignet.
Stellaria media	Gewöhnliche Vogelmiere	Sehr gut zur Heilung und zum Schutz trockener und beschädigter Haut geeignet, auch für die Pflege der Kopfhaut.
Symphytum officinale	Echter Beinwurz	Gutes Trägeröl für Rezepturen gegen Sonnenbrand, Ekzeme, Insektenstiche, Dehnungsstreifen und trockene Haut. **Hinweis:** Nicht auf septischen Wunden und offenen Hautstellen verwenden.
Thymus vulgaris	Thymian	Gutes Trägeröl für Rezepturen gegen Akne und Unreinheiten.

Ätherische Öle

Die Kunst der Aromatherapie beruht auf dem Einsatz hochkomplexer und konzentrierter ätherischer Öle, die aus verschiedenen Pflanzenbestandteilen gewonnen werden, den Blättern, Blüten, Beeren, Blütenblättern und Früchten. Diese flüchtigen Stoffe sind die ‚Seele' oder Essenz der Pflanze, aus der sie gewonnen werden. Die ätherischen Öle der Blütenblattzellen produzieren den berauschenden und wunderbaren Duft, den Sie an einer Rose riechen. Ätherische Öle kommen in der natürlichen Schönheitspflege häufig zum Einsatz. Sie können für Parfums und Düfte verwendet werden (siehe Seite 128-135), unterstützen und fördern eine gesunde, strahlende Haut und können sogar zur Anregung oder zur Beruhigung in der Luft versprüht werden.

Ätherische Öle für Haut- und Schönheitspflege kaufen

Es ist wichtig, nur echte, therapeutische, qualitativ hochwertige ätherische Öle aus zuverlässigen und angesehenen Quellen zu kaufen. Leider gibt es Unternehmen, die gepanschte und/oder synthetische ätherische Öle anbieten, die unwirksam sind und gefährlich sein können. Hier kommen ein paar Tipps zum Kauf qualitativ hochwertiger ätherischer Öle:

- Wählen Sie möglichst ätherische Öle aus zertifiziertem biologischen Anbau oder aus Wildsammlung.
- Lagern Sie ätherische Öle in dunklen Glasflaschen und, wenn Sie kleine Kinder haben, mit kindersicherem Verschluss.
- Verwenden Sie kleine Flaschen (15 ml), da die meisten ätherischen Öle ein oder zwei Jahre nach dem Kauf verbraucht werden sollten.
- Kaufen Sie pure, unverdünnte ätherische Öle, die nicht mit Trägerölen oder anderen Flüssigkeiten verdünnt wurden.
- Kaufen Sie bei seriösen Unternehmen, die Ihnen für Fragen zur Verfügung stehen.
- In vielen Geschäften, die ätherische Öle verkaufen, gibt es ‚Tester'-Flaschen. So können Sie die Öle vor dem Kauf testen und sich mit den Düften der ätherischen Öle vertraut machen.

Ätherische Öle nach dem Preis auswählen

Ein ausschlaggebender Faktor für den Preis eines ätherischen Öls ist die Menge an Pflanzenmaterial, welche für die Herstellung benötig wird. Beispielsweise ist das ätherische Öl der Damaszenerrose (*Rosa damascena*) eines der teuersten auf dem Markt, da für die Destillation eines Liters des ätherischen Öls etwa 5000 kg frisch gepflückte Rosenblüten benötigt werden. Dagegen ist das ätherische Öl der Orange (*Citrus sinensis*) dank des stetigen Angebots frischer Orangenschalen, die durch Kaltpressung eine ansehnliche Menge ätherischen Öls ergeben, sehr günstig.

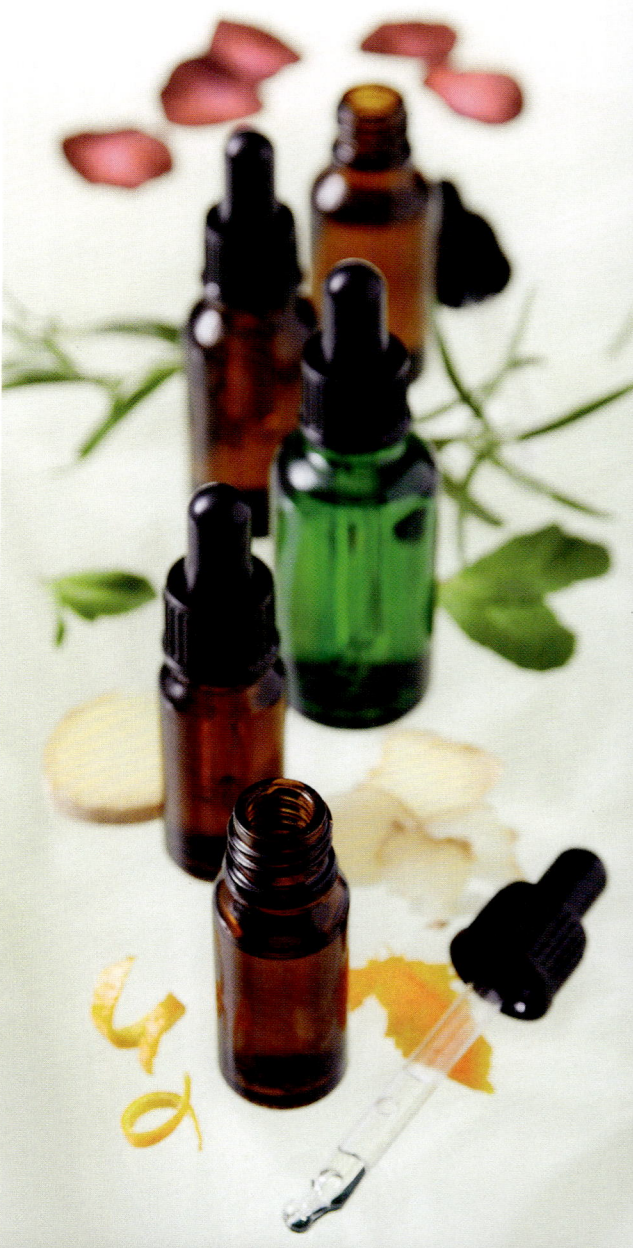

Günstige ätherische Öle (10 € oder weniger)	Mittelpreisige ätherische Öle (11-20 €)	Teure ätherische Öle (20 € oder mehr)
Anis	Bergamotte	Beifuß, fahlblättrig
Basilikum	Fenchel	Damaszener-Rose
Benzoeharzöl	Galbanharz	Douglasie
Bitterorange	Indisches Patschuli	Eichenmoos Absolue
Copaiba-Balsam	Ingwer	Engelwurz
Elemi	Thymian	Hopfenblüten
Estragon	Lavendel	Jasmin Absolue
Eukalyptus	Lorbeer	Johanniskraut
Fichte	Majoran	Kamille, echt
Grapefruit	Mandarine	Kamille, marokkanisch
Grüne Minze	Muskat	Kamille, römisch
Koriandersamen	Muskatellersalbei	Kardamom
Lavendel, breitblättrig	Heilwurz / süße Myrrhe	Küstentanne
Lavendel, schmalblättrig	Rosengeranie	Manuka
Limettenschale der echten	Salbei	Melisse
Limette	Schwarzer Pfeffer	Möhrensamen
Litsea cubeba	Vetiver	Myrrhe
Mandarine	Wacholderbeere	Myrte
Nelkenknospe	Weihrauch	Narde, Indische
Niauli	Ylang-Ylang	Neroli / Orangenblüte
Orange	Ysop	Rose Absolue
Palmarosa	Zimtrinde	Sandelholz, australisch
Peru-Balsam	Zypresse	Schafgarbe
Petitgrain		Strohblume, italienisch, auch
Pfefferminze		Currykraut
Ravensara		Vanille Absolue
Rosenholz		Zitronenmelisse
Rosmarin		Zistrose
Tannennadel		
Teebaum		
Waldkiefer		
Winterbohnenkraut		
Zedernholz, Atlas		
Zedernholz, Virginia		
Zimtblätter		
Zitrone		
Zitronella		
Zitroneneukalyptus		
Zitronengras		

• *Bitte beachten Sie: Diese Tabelle enthält die Trivialnamen der ätherischen Öle und die Preise beziehen sich auf 15-ml-Flaschen im Jahr 2014. Die botanischen Namen aller Öle finden Sie in der Tabelle der ätherischen Öle auf Seite 32-37.*

GUT ZU WISSEN

• Erscheint Ihnen ein ätherisches Öl als zu günstig, ist die Chance groß, dass es den Namen ätherisches Öl nicht verdient. Sie sollten nur qualitativ hochwertige Öle kaufen und der Preis sollte den tatsächlichen Marktpreisen angemessen sein (siehe links).

• Sie können teure ätherische Öle ausprobieren und gleichzeitig Ihren Geldbeutel schonen, indem Sie kleine Flaschen von 4 ml oder weniger kaufen.

Einige Hilfreiche Definitionen

Ätherisches Öl: Eine konzentrierte Flüssigkeit, gewonnen aus Pflanzenteilen. Ätherische Öle enthalten flüchtige, nicht wasserlösliche Duftmischungen. Die Moleküle sind sehr klein und können schnell verfliegen, wodurch sie über Inhalation bzw. indem wir sie auf die Haut auftragen in unseren Körper aufgenommen werden. Ätherische Öle werden durch Wasserdampfdestillation oder Kaltpressung gewonnen.

Absolues: Dabei handelt es sich um Auszüge von Pflanzenbestandteilen, die mit Hilfe von Lösungsmitteln gewonnen werden. Jasmin Absolue ist ein Beispiel, bei dem die Duftmoleküle mithilfe von Kohlenwasserstoff als Lösungsmittel aus den Blüten extrahiert werden. Absolues werden meist zur Herstellung von Parfums und Duftmischungen eingesetzt.

CO_2-Extraktion: Auch als überkritische CO_2-Extraktion bekannt. Die so gewonnenen Öle sind dampfdestillierten ätherischen Ölen sehr ähnlich. CO_2-Extraktion ist eine moderne Art, ätherische Öle mithilfe überkritischem, unter Druck stehendem CO_2 zu gewinnen.

Ätherische Zitrusöle: Die meisten ätherischen Öle aus Zitrusfrüchten werden durch Kaltpressung der Schalen gewonnen. Wählen Sie, wann immer möglich, Zitrusöle aus kontrolliert biologischem Anbau.

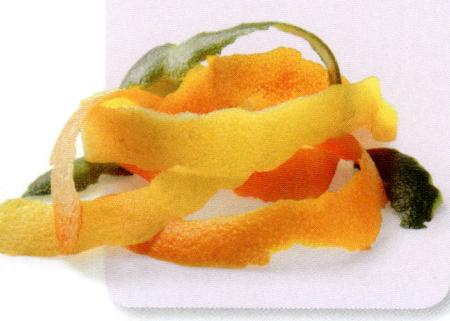

Haben Sie Milch zur Hand?

Ätherische Öle vermischen sich nur schlecht mit Wasser. Geben Sie Ihr ätherisches Öl in einen Esslöffel Sahne oder Milch, bevor Sie es ins Badewasser geben.

Atmen Sie sich glücklich

Wenn Sie ätherische Öle einatmen, kann das eine ausgleichende Wirkung auf Ihre Psyche haben. Geben Sie beispielsweise einige Tropfen eines ätherischen Öls auf ein Taschentuch und atmen Sie die Dämpfe ein. So haben z. B. einige Tropfen Lavendel eine beruhigende Wirkung, einige Tropfen Basilikum entfalten eine belebende und anregende Wirkung, einige Tropfen Rosengeranie wiederum dienen als Wachmacher in einem Tagestief und einige Tropfen Pfefferminze lindern Kopfschmerzen.

So rechnen Sie Maßeinheiten um

Je nach Viskosität des ätherischen Öls, enthält ein Milliliter (ml) etwa 20 bis 30 Tropfen Öl. Ätherische Öle werden meist in Tropfen aus der Dosieröffnung der Flasche oder aus einer Pipette gemessen. Die Maßeinheiten in der untenstehenden Tabelle sind Annäherungswerte.

GUT ZU WISSEN

• Bewahren Sie ätherische Öle kühl und lichtgeschützt auf, um sie frisch zu halten. Setzen Sie sie nicht direktem Sonnenlicht aus.

• Zitrusöle oxidieren leicht, was zu Hautempfindlichkeit führen kann. Sie sollten diese daher im Kühlschrank aufbewahren und innerhalb von neun Monaten verbrauchen.

Reizungen vermeiden

Wenn Sie über längere Zeit mit ätherischen Ölen arbeiten, tragen Sie dabei Einweghandschuhe, um den direkten Hautkontakt zu vermeiden, da dieser sonst zu Hautreizungen führen könnte.

Milliliter	Teelöffel	Flüssigkeitsmaß	Tropfen aus Pipette oder Dosieröffnung
3,75 ml	¾ Teelöffel	⅛ fl oz	75 bis 112 Tropfen
7,5 ml	1 Teelöffel	¼ fl oz	150 bis 224 Tropfen
15 ml	3 Teelöffel	½ fl oz	300 bis 448 Tropfen
30 ml	6 Teelöffel	1 fl oz	600 bis 896 Tropfen

Zur Erinnerung: 1 Milliliter ätherisches Öl = 20 bis 30 Tropfen

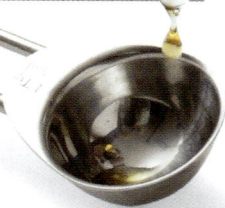

Tipps zur sicheren Verwendung ätherischer Öle

Ätherische Öle werden seit sehr langer Zeit sicher eingesetzt. Hier folgen einige wichtige Richtlinien für die Verwendung ätherischer Öle:

- Ätherische Öle für Kinder und Haustiere unzugänglich aufbewahren. Bei Bedarf in kindersicheren Verpackungen.
- Ätherische Öle nie unverdünnt auftragen. Beachten Sie die Empfehlungen zur richtigen Verdünnung.
- Verwenden Sie ätherische Öle nicht bei Babys und Kindern, außer Sie arbeiten mit ausgebildetem Fachpersonal.
- Prüfen Sie stets die Verträglichkeit, tragen Sie dazu in einem Trägeröl aufgelöstes ätherisches Öl (in einer Konzentration von 2 %) auf Ihre Armbeuge auf und warten 24 Stunden auf Anzeichen einer Rötung, Hautreizung oder einer anderen Nebenwirkung. Sollte eine Nebenwirkung auftreten, verwenden Sie das ätherische Öl nicht weiter. Wenden Sie sich bei Bedarf an Ihren Hausarzt (siehe Seite 11).
- Ätherische Öle nie innerlich anwenden, außer Sie arbeiten mit ausgebildetem Fachpersonal.
- Vermeiden Sie den Kontakt mit Augen, Ohren, Nase oder Mund oder anderen empfindlichen Schleimhäuten.
- Bei empfindlicher Haut, Herz-/Kreislauf- oder Nierenproblemen, Epilepsie oder einer anderen Erkrankung verwenden Sie ätherische Öle nur nach Abklärung durch Ihren Hausarzt.
- Wenn Sie schwanger sind oder stillen, befragen Sie den zuständigen Arzt, bevor Sie ätherische Öle verwenden.
- Wenn Sie Medikamente einnehmen, verwenden Sie ätherische Öle nur nach Abklärung durch Ihren zuständigen Arzt.
- Meiden Sie mindestens acht Stunden nach der Anwendung eines photosensibilisierenden Öls direktes Sonnenlicht.
- Bei Augenkontakt mit einem ätherischen Öl, die Augen mit kalter Milch oder Pflanzenöl spülen, um das ätherische Öl zu verdünnen. Suchen Sie dann so schnell wie möglich einen Arzt auf.
- Bei Hautkontakt mit einem unverdünnten ätherischen Öl, verdünnen Sie es mit einer Creme oder Pflanzenöl und waschen es dann mit Wasser und Seife ab.
- Nach Einnahme eines ätherischen Öls, informieren Sie Ihren Hausarzt und holen Sie sich entsprechende medizinische Hilfe.

GUT ZU WISSEN

- Machen Sie sich die therapeutischen Vorzüge ätherischer Öle zu Nutze, indem Sie diese in der Luft versprühen. Die besten Ergebnisse erzielen Sie, wenn Sie den Anweisungen auf Ihrem jeweiligen Lufterfrischer folgen (siehe Seite 135).

- Beleben Sie ein abgestandenes Potpourri mit ein paar Tropfen Ihres Lieblingsöls und Ihr Wohnraum wird wunderbar duften.

Die wichtigsten ätherischen Öle

Ob Sie sich nun zum ersten Mal mit ätherischen Ölen befassen und eine Erstausstattung benötigen oder sich bereits gut in der Aromatherapie auskennen und Ihre Sammlung vervollständigen möchten – hier stelle ich Ihnen eine Auswahl meiner liebsten ätherischer Öle vor. Mein Kriterium bei dieser Auswahl ist die Zusammenstellung eines ausgewogenen Spektrums ätherischer Öle, die als sicher gelten, die traditionell aufgrund ihrer hautpflegenden Eigenschaften eingesetzt werden, angenehm duften und aus kontrolliert biologischem Anbau stammen.

Sollte Ihr Budget nur den Kauf ein bis zwei ätherischer Öle zulassen, entscheiden Sie sich für Lavendel und/oder Weihrauch. Beide liegen im mittleren Preissegment und sind eine Zutat vieler Hautpflegeprodukte. Sie sind gut gegen Unreinheiten, trockene Haut, Narben, Falten, Sonnenbrand und vieles mehr.

1 **Lavendel** (*Lavandula angustifolia*)

2 **Weihrauch** (*Boswellia carterii*)

3 **Strohblume** (*Helichrysum italicum*)

4 **Möhrensamen** (*Daucus carota*)

5 **Damaszenerrose** (*Rosa damascena*)

6 **Teebaum** (*Melaleuca alternifolia*)

7 **Kamille, echte** (*Matricaria recutita*)

8 **Sandelholz** (*Santalum spicatum*)

9 **Rosengeranie** (*Pelargonium graveolens*)

10 **Palmarosa** (*Cymbopogon martinii*)

34

Profile ätherischer Öle

Diese Tabelle bietet für jedes ätherische Öl Informationen zur Gewinnung, zu den verwendeten Pflanzenbestandteilen, Eigenschaften und Sicherheitshinweisen. Sie dient einzig der Information – es ist weder die Behandlung, Heilung, Prävention oder Diagnose von Erkrankungen oder Beschwerdebildern beabsichtigt, noch ist diese Tabelle als Verordnung gedacht. Diese Informationen wurden nicht von der zuständigen Lebensmittelüberwachungs- und Arzneimittelzulassungsbehörde geprüft. Bitte achten Sie darauf, alle ätherischen Öle auf den folgenden sechs Seiten nur stark verdünnt anzuwenden.

Ätherisches Öl	Gewinnungsmethode & Pflanzenbestandteile	Mögliche therapeutische Eigenschaften und Nutzen	Besondere Sicherheitshinweise
Engelwurz (*Angelica archangelica*)	Dampfdestillierte Wurzeln	antibakteriell, antimykotisch, krampflösend, anregend, kräftigend	• Nicht in der Schwangerschaft. • Photosensibilisierend.
Anissamen (*Pimpinella anisum*)	Dampfdestillierte Samen	schmerzlindernd, antiseptisch	• Nicht in der Schwangerschaft oder in der Stillzeit. • Kann zu Hautreizungen führen.
Basilikum (*Ocimum basilicum*)	Dampfdestillierte Blütenpflanze	antibakteriell, antiseptisch, krampflösend, anregend, kräftigend	• Nicht in der Schwangerschaft oder bei einer bestehenden Epilepsie. • Kann zu Hautreizungen führen.
Lorbeer (*Laurus nobilis*)	Dampfdestillierte Blätter und Zweige	schmerzlindernd, betäubend, antibakteriell, antimykotisch, antimikrobiell, antiseptisch, beruhigend	• Nicht in der Schwangerschaft. • Kann zu Hautreizungen führen.
Benzoeharzöl (*Styrax tonkinensis*)	Ethanol-Extraktion des Harzes	entzündungshemmend, antioxidativ, antiseptisch, adstringierend, desodorierend, beruhigend, blutstillend	• Nicht in der Schwangerschaft. • Nicht einnehmen.
Bergamotte (*Citrus bergamia*)	Kaltgepresste Schalen	schmerzlindernd, antibakteriell, antidepressiv, antiseptisch, krampflösend, adstringierend, desodorierend, beruhigend, anregend, kräftigend	• Nicht in der Schwangerschaft. • Photosensibilisierend.
Bitterorange (*Citrus aurantium*)	Kaltgepresste Schalen	entzündungshemmend, antiseptisch, krampflösend, adstringierend, bakterizid, desodorierend, fungizid, anregend	• Kann zu Hautreizungen führen. • Photosensibilisierend.
Schwarzer Pfeffer (*Piper nigrum*)	Dampfdestillierte getrocknete Frucht	schmerzlindernd, antibakteriell, antimikrobiell, antiseptisch, krampflösend, aphrodisierend, anregend, kräftigend	• Nicht in der Schwangerschaft, in Kombination mit homöopathischen Mitteln oder bei Leber-/Nierenerkrankungen. • Kann zu Hautreizungen führen.
Kardamom (*Elettaria cardamomum*)	Dampfdestillierte Frucht	antiseptisch, krampflösend, nervenstärkend, anregend	keine
Möhrensamen (*Daucus carota*)	Dampfdestillierte Samen	antiseptisch, anregend, kräftigend	• Nicht in der Schwangerschaft. • Photosensibilisierend.
Zedernholz, Atlas (*Cedrus atlantica*)	Dampfdestilliertes Holz und Sägemehl	antimykotisch, antiseptisch, aphrodisierend, adstringierend, regenerativ, beruhigend, kräftigend	• Nicht in der Schwangerschaft.
Zedernholz, Virginia (*Juniperus virginiana*)	Dampfdestilliertes Holz	antiseptisch, krampflösend, adstringierend, regt den Kreislauf an, beruhigend	• Nicht in der Schwangerschaft.

Ätherisches Öl	Gewinnungsmethode & Pflanzenbestandteile	Mögliche therapeutische Eigenschaften und Nutzen	Besondere Sicherheitshinweise
Kamille, echt (*Matricaria recutita*)	Dampfdestillierte Blüten	schmerzlindernd, entzündungshemmend, krampflösend, bakterizid, fungizid, nervenberuhigend	keine
Kamille, marokkanisch (*Ormenis mixta*)	Dampfdestillierte Blüten	krampflösend, beruhigend	keine
Kamille, römisch (*Anthemis nobilis*)	Dampfdestillierte Blüten	schmerzlindernd, antibakteriell, entzündungshemmend, antimikrobiell, antiseptisch, krampflösend, beruhigend, kräftigend	keine
Zimtrinde (*Cinnamomum zeylanicum*)	Dampfdestillierte Innenrinde	schmerzlindernd, antibakteriell, antimykotisch, entzündungshemmend, antimikrobiell, antiseptisch, krampflösend, aphrodisierend, adstringierend, anregend	• Nicht in der Schwangerschaft und bei Leber- oder Nierenerkrankungen. • Nur stark verdünnt anwenden. • Nicht einnehmen.
Zimtblatt (*Cinnamomum zeylanicum*)	Dampfdestillierte Blätter	schmerzlindernd, antibakteriell, entzündungshemmend, antiseptisch, krampflösend, anregend	• Nicht in der Schwangerschaft. • Kann zu Hautreizungen führen.
Zistrose (*Cistus ladaniferus*)	Dampfdestillierte oberirdische Pflanzenteile	antimikrobiell, antiseptisch, adstringierend, kräftigend	• Nicht in der Schwangerschaft.
Zitronella (*Cymbopogon winterianus*)	Dampfdestilliertes Gras	schmerzlindernd, antiseptisch, adstringierend, desodorierend	• Nicht in der Schwangerschaft. • Kann zu Hautreizungen führen.
Muskatellersalbei (*Salvia sclarea*)	Dampfdestillierte Blüten und Blätter	antibakteriell, antiseptisch, krampflösend, aphrodisierend, adstringierend, desodorierend, euphorisierend	• Nicht in der Schwangerschaft.
Nelkenblüte (*Syzygium aromaticum*)	Dampfdestillierte Blütenknospen	schmerzlindernd, antibakteriell, antimykotisch, entzündungshemmend, antimikrobiell, krampflösend, antioxidativ, antiseptisch, antiviral, anregend	• Nicht in der Schwangerschaft, bei Leber-/Nierenerkrankungen. • Kann zu Hautreizungen führen.
Copaiba-Balsam (*Copaifera officinalis*)	Dampfdestillierter roher Balsam	antibakteriell, entzündungshemmend, desinfizierend, anregend	• Nicht in der Schwangerschaft. • Kann zu Hautreizungen führen.
Koriandersamen (*Coriandrum sativum*)	Dampfdestillierte Samen	schmerzlindernd, antibakteriell, antirheumatisch, krampflösend, aphrodisierend, fungizid, revitalisierend	• Nicht in der Schwangerschaft.
Zypresse (*Cupressus sempervirens*)	Dampfdestillierte Nadeln und Zweige	antibakteriell, entzündungshemmend, antiseptisch, krampflösend, adstringierend, desodorierend, beruhigend	• Nicht in der Schwangerschaft.
Beifuß, fahlblättrig (*Artemisia pallens*)	Dampfdestillierte Blüten und Blätter	antiseptisch, antiviral, aphrodisierend, desinfizierend, beruhigend	• Nicht in der Schwangerschaft.
Elemi (*Canarium luzonicum*)	Dampfdestilliertes Gummi	schmerzlindern, antiseptisch, antiviral, fungizid, regulierend, anregend, kräftigend	• Nicht in der Schwangerschaft.
Eukalyptus (*Eucalyptus globulus*)	Dampfdestillierte Blätter und Zweige	schmerzlindernd, antibakteriell, antimykotisch, antiseptisch, krampflösend, antiviral, desodorierend, anregend	• Nicht in der Schwangerschaft oder mit homöopathischen Mitteln. • Kann zu Hautreizungen führen.

Ätherisches Öl	Gewinnungsmethode & Pflanzenbestandteile	Mögliche therapeutische Eigenschaften und Nutzen	Besondere Sicherheitshinweise
Zitroneneukalyptus (*Eucalyptus citriodora*)	Dampfdestillierte Blätter und Zweige	antiseptisch, antiviral, bakterizid, beruhigend, desodorierend, fungizid	• Nicht in der Schwangerschaft oder mit homöopathischen Mitteln.
Tannennadel (*Abies balsamea*)	Dampfdestillierte Nadeln	schmerzlindernd, antiseptisch, hustenstillend, adstringierend, desodorierend, anregend, kräftigend	• Nicht in der Schwangerschaft.
Weihrauch (*Boswellia carterii*)	Dampfdestilliertes Harz	schmerzlindernd, antimykotisch, entzündungshemmend, antioxidativ, antiseptisch, adstringierend, beruhigend	keine
Galbanharz (*Ferula galbaniflua*)	Dampfdestilliertes Harz	schmerzlindernd, entzündungshemmend, antimikrobiell, antiseptisch, krampflösend, blutdrucksenkend, stärkend	keine
Zitrone (*Citrus limon*)	Kaltgepresste Schale	antibakteriell, antimykotisch, entzündungshemmend, antimikrobiell, antiseptisch, krampflösend, adstringierend, beruhigend	• Nicht in der Schwangerschaft. • Photosensibilisierend.
Ingwer (*Zingiber officinale*)	Dampfdestillierte Wurzel	schmerzlindernd, antibakteriell, entzündungshemmend, antioxidativ, antiseptisch, krampflösend, aphrodisierend, adstringierend, anregend, kräftigend	• Kann zu Hautreizungen führen. • Phototoxisch.
Grapefruit (*Citrus paradisi*)	Kaltgepresste Schale	antibakteriell, antidepressiv, antiseptisch, adstringierend, stärkend, anregend, kräftigend	• Kann zu Hautreizungen führen. • Kann phototoxisch wirken.
Strohblume (*Helichrysum italicum*)	Dampfdestillierte Blüten	antibakteriell, entzündungshemmend, antimikrobiell, antioxidativ, krampflösend, adstringierend, anregend	• Nicht in der Schwangerschaft.
Hopfenblüte (*Humulus lupulus*)	Dampfdestillierte Blüten	antimikrobiell, antiseptisch, krampflösend, adstringierend, bakterizid, beruhigend	• Nicht bei Depressionen und in der Schwangerschaft. • Kann zu Hautreizungen führen.
Ysop (*Hyssopus officinalis*)	Dampfdestillierte Blütenpflanze	antibakteriell, antiseptisch, krampflösend, antiviral, adstringierend, beruhigend, kräftigend	• Nicht in der Schwangerschaft.
Jasmin Absolue (*Jasminum grandiflorum*)	Ethylalkohol-Lösung aus den Blüten	schmerzlindernd, entzündungshemmend, aphrodisierend, kräftigend	• Nicht in der Schwangerschaft.
Wacholderbeere (*Juniperus communis*)	Dampfdestillierte Beeren	schmerzlindernd, antimikrobiell, antiseptisch, krampflösend, adstringierend, beruhigend	• Nicht bei Leber-/Nierenerkr., nicht in der Schwangerschaft.
Lavendel (*Lavandula angustifolia*)	Dampfdestillierte Blütenspitzen	schmerzlindernd, antibakteriell, entzündungshemmend, antimikrobiell, antiseptisch, krampflösend, wohlriechend, desodorierend, beruhigend, anregend	keine
Lavendel, Speik- (*Lavandula latifolia*)	Dampfdestillierte Blütenspitzen	schmerzlindernd, antibakteriell, entzündungshemmend, antimikrobiell, antiseptisch, krampflösend, desodorierend	• Nicht in der Schwangerschaft.
Rosengeranie (*Pelargonium graveolens*)	Dampfdestillierte Blüten und Blätter	schmerzlindernd, antibakteriell, antidepressiv, entzündungshemmend, antiseptisch, adstringierend, desodorierend, regenerierend, beruhigend, blutstillend, kräftigend, gefäßverengend	• Nicht in der Schwangerschaft. • Kann zu Hautreizungen führen.

Ätherisches Öl	Gewinnungsmethode & Pflanzenbestandteile	Mögliche therapeutische Eigenschaften und Nutzen	Besondere Sicherheitshinweise
Zitronenmelisse (*Melissa officinalis*)	Dampfdestillierte Blütenpflanze	antibakteriell, antihistaminisch, entzündungshemmend, antiseptisch, krampflösend, antiviral, bakterizid	• Nicht in der Schwangerschaft.
Zitronengras (*Cymbopogon flexuosus*)	Dampfdestilliertes Gras	schmerzlindernd, antimykotisch, entzündungshemmend, antimikrobiell, antioxidativ, antiseptisch, antiviral, adstringierend, bakterizid, desodorierend, fungizid	• Nicht in der Schwangerschaft. • Photosensibilisierend.
Limettenschale (*Citrus aurantifolia*)	Kaltgepresste Schalen	antibakteriell, antiseptisch, krampflösend, antiviral, adstringierend, bakterizid, desodorierend, stärkend	• Nicht in der Schwangerschaft. • Photosensibilisierend.
Litsea Cubeba (*Litsea cubeba*)	Dampfdestillierte Frucht	antibiotisch, antiinfektiös, entzündungshemmend, antiseptisch, desodorierend, beruhigend, anregend	• Nicht in der Schwangerschaft.
Mandarine (*Citrus reticulata*)	Kaltgepresste Schalen	antiseptisch, krampflösend, hypnotisierend, das Lymphsystem anregend, beruhigend, kräftigend	• Nicht in der Schwangerschaft.
Manuka (*Leptospermum scoparium*)	Dampfdestillierte Blätter und Zweige	schmerzlindernd, betäubend, antibakteriell, antimykotisch, entzündungshemmend, antimikrobiell, antiseptisch, antiviral, desodorierend, beruhigend	• Nicht in der Schwangerschaft.
Majoran (*Marjorana hortensis*)	Dampfdestillierte Blütenpflanze	schmerzlindernd, antioxidativ, antiseptisch, krampflösend, antiviral, beruhigend, kräftigend	• Nicht in der Schwangerschaft.
Melisse (*Melissa officinalis*)	Siehe Zitronenmelisse	Siehe Zitronenmelisse	Siehe Zitronenmelisse
Myrrhe (*Commiphora myrrha*)	Dampfdestilliertes Gummi	antimykotisch, entzündungshemmend, antimikrobiell, antiseptisch, krampflösend, antiviral, adstringierend, fungizid, beruhigend, stärkend	• Nicht in der Schwangerschaft.
Myrte (*Myrtus communis*)	Dampfdestillierte Blätter und Zweige	antiseptisch, adstringierend, bakterizid, beruhigend, kräftigend	• Nicht in der Schwangerschaft.
Neroli/Orangenblüte (*Citrus aurantium*)	Dampfdestillierte Blüten	antibakteriell, entzündungshemmend, antiseptisch, krampflösend, aphrodisierend, fungizid, beruhigend	• Nicht in der Schwangerschaft.
Niauli (*Melaleuca viridiflora*)	Dampfdestillierte Blätter und Zweige	schmerzlindernd, antiseptisch, krampflösend, bakterizid, anregend	• Nicht in der Schwangerschaft.
Muskat (*Myristica fragrans*)	Dampfdestillierte Samen	schmerzlindernd, antioxidativ, antiseptisch, krampflösend, aphrodisierend, anregend, kräftigend	• Nicht in der Schwangerschaft.
Eichenmoos Absolue (*Evernia prunastri*)	Lösung aus Eichenflechten	antiseptisch, lindernd, fixierend	• Nicht in der Schwangerschaft.
Opopanax/süße Myrrhe (*Commiphora holtziana*)	Dampfdestilliertes Harz	antimykotisch, entzündungshemmend, antimikrobiell, antiseptisch, krampflösend, beruhigend	• Nicht in der Schwangerschaft. • Photosensibilisierend.
Orange, bitter (*Citrus aurantium*)	Kaltgepresste Schalen	entzündungshemmend, antiseptisch, krampflösend, adstringierend, bakterizid, desodorierend, fungizid, anregend	• Nicht in der Schwangerschaft.

Ätherisches Öl	Gewinnungsmethode & Pflanzenbestandteile	Mögliche therapeutische Eigenschaften und Nutzen	Besondere Sicherheitshinweise
Orange (*Citrus sinensis*)	Kaltgepresste Schale	entzündungshemmend, antiseptisch, krampflösend, bakterizid, fungizid, anregend, kräftigend	• Photosensibilisierend.
Palmarosa (*Cymbopogon martinii*)	Dampfdestilliertes Gras	antibakteriell, antimykotisch, antiseptisch, antiviral, anregend, kräftigend	• Nicht in der Schwangerschaft. • Photosensibilisierend.
Patschuli (*Pogostemon cablin*)	Dampfdestillierte Blätter	antibakteriell, entzündungshemmend, antimikrobiell, antiseptisch, antiviral, bakterizid, desodorierend, anregend	keine
Pfefferminze (*Mentha piperita*)	Dampfdestillierte Blütenpflanze	schmerzlindern, antibakteriell, entzündungshemmend, antimykotisch, antimikrobiell, antiseptisch, krampflösend, adstringierend, beruhigend, anregend, gefäßverengend	• Nicht in der Schwangerschaft.
Perubalsam (*Myroxylon balsamum*)	Dampfdestillierter roher Balsam	entzündungshemmend, antiseptisch, anregend	• Nicht in der Schwangerschaft.
Petitgrain (*Citrus aurantium*)	Dampfdestillierte Blätter und Zweige	antiseptisch, krampflösend, desodorierend, anregend, kräftigend	• Nicht in der Schwangerschaft.
Ravensara (*Agathophyllum aromatica*)	Dampfdestillierte Blätter	schmerzlindernd, antibakteriell, antiinfektiös, antiseptisch, antiviral, anregend	• Nicht in der Schwangerschaft.
Damaszenerrose, Absolue (*Rosa damascena*)	Alkoholischer Auszug aus Blütenblättern	antiviral, aphrodisierend, adstringierend, beruhigend, kräftigend	• Nicht in der Schwangerschaft.
Damaszenerrose, ätherisches Öl (*Rosa damascena*)	Dampfdestillierte Blütenblätter	schmerzlindern, antibakteriell, antimikrobiell, antiseptisch, antiviral, aphrodisierend, adstringierend, bakterizid, desodorierend, desinfizierend, beruhigend, kräftigend	• Nicht in der Schwangerschaft.
Rosmarin (*Rosmarinus officinalis*)	Dampfdestillierte Blütenspitzen	schmerzlindernd, antibakteriell, antioxidativ, antiseptisch, krampflösend, aphrodisierend, adstringierend, fungizid, stärkend, anregend, kräftigend	• Nicht in der Schwangerschaft oder bei Bluthochdruck.
Sandelholz, Australien (*Santalum spicatum*)	Dampfdestillierte Wurzeln und Kernholz	antiseptisch, krampflösend, aphrodisierend, adstringierend, bakterizid, lindernd, fungizid, beruhigend, kräftigend	keine
Salbei (*Salvia officinalis*)	Dampfdestillierte Blätter	antibakteriell, entzündungshemmend, antimikrobiell, antioxidativ, antiseptisch, krampflösend, adstringierend, kräftigend	• Nicht in der Schwangerschaft.
Grüne Minze (*Mentha spicata*)	Dampfdestillierte Blütenpflanze	schmerzlindernd, betäubend, antibakteriell, entzündungshemmend, antiseptisch, krampflösend, adstringierend	keine
Vetiver (*Vetiveria zizanoides*)	Dampfdestillierte Wurzeln	schmerzlindernd, antibakteriell, antimykotisch, entzündungshemmend antimikrobiell, antioxidativ, antiseptisch, krampflösend, fördert das Zellwachstum, beruhigend, anregend, kräftigend	keine

Ätherisches Öl	Gewinnungsmethode & Pflanzenbestandteile	Mögliche therapeutische Eigenschaften und Nutzen	Besondere Sicherheitshinweise
Fichte (*Tsuga canadensis*)	Dampfdestillierte Nadeln	antimikrobiell, antiseptisch, adstringierend, kräftigend	• Nicht in der Schwangerschaft.
Mandarine, rot (*Citrus reticulata*)	Kaltgepresste Schale	antimikrobiell, antiseptisch, krampflösend, hypnotisierend, anregend, kräftigend	• Photosensibilisierend.
Estragon (*Artemisia dracunculus*)	Dampfdestillierte Blütenpflanze	antiseptisch, krampflösend, hypnotisierend, anregend	• Nicht in der Schwangerschaft.
Ylang-Ylang (*Cananga odorata*)	Dampfdestillierte Blüten	Wird in der Parfumherstellung eingesetzt.	• Nicht in der Schwangerschaft.
Thymian, rot (*Thymus zygis*)	Dampfdestillierte Blütenpflanze	schmerzlindernd, antibakteriell, antimykotisch, entzündungshemmend antimikrobiell, antioxidativ, antiseptisch, krampflösend, antiviral, bakterizid, fördert das Zellwachstum, desodorierend, anregend, kräftigend	• Nicht in der Schwangerschaft. • Kann zu Hautreizungen führen.
Vanille, Absolue (*Vanilla planifolia*)	Ethylalkoholischer Auszug aus Bohne und/oder Fruchtfleisch	Wird in der Parfumherstellung eingesetzt.	keine
Indische Narde (*Nardostachus jatamansi*)	Dampfdestillierte Wurzeln	antibiotisch, antimykotisch, antiinfektiös, entzündungshemmend, antiseptisch, bakterizid, desodorierend, fungizid, beruhigend, kräftigend	keine
Schafgarbe (*Achillea millefolium*)	Dampfdestillierte Blüten	entzündungshemmend, antibakteriell, antimykotisch, fiebersenkend, antiseptisch, krampflösend, adstringierend	• Nicht in der Schwangerschaft.
Teabaum (*Melaleuca alternifolia*)	Dampfdestillierte Blätter und Zweige	schmerzlindernd, antibakteriell, antimykotisch, entzündungshemmend antimikrobiell, antiseptisch, antiviral, desodorierend, fungizid	keine

35

Ätherische Öle anwenden und verdünnen

Geben Sie ätherische Öle nie unverdünnt auf die Haut. Mit den Angaben in dieser Tabelle erhalten Sie sichere und wirksame Ergebnisse. Verwenden Sie bei empfindlicher Haut eine Verdünnung von 0,5 % (4 bis 5 Tropfen auf 30 ml Trägeröl), um Hautreizungen zu vermeiden.

Anwendung	Verdünnungsrate	Menge ätherischen Öls, das dem Trägeröl zugegeben wird
Massageöl	2,5%	20 bis 25 Tropfen pro 28 ml Öl
Badezusatz	5%	45 bis 50 Tropfen pro 28 ml Träger auf Ölbasis
Fußbad	5%	45 bis 50 Tropfen pro 28 ml Träger auf Ölbasis
Handbad	3%	27 bis 30 Tropfen pro 28 ml Träger auf Ölbasis
Gesichts-Dampfbad	1,5%	30 bis 40 Tropfen in eine Wasserschüssel
Gesichtsmaske	2,5%	20 bis 25 Tropfen pro 28 ml Trägeröl
Gesichtsöl (ohne Abwaschen)	2%	18 bis 20 Tropfen pro 28 ml Trägeröl
Geichtsreinigungsöl (abwaschen/abwischen)	3%	30 bis 35 Tropfen ins Trägeröl
Haaröl	2,5%	20 bis 25 Tropfen pro 28 ml Trägeröl
Körperduft	5 bis 10%	45 bis 100 Tropfen in ein Trägeröl oder Trägeralkohol
Körperlotion	2,5%	20 bis 25 Tropfen pro 28 ml Trägeröl

Blütenwasser

Blütenwasser oder Hydrosole sind Duftwasser, die in einer Brennblase aus Kupfer durch Dampfdestillation aus einer Vielzahl von Pflanzen- und Blütenmaterialien gewonnen werden. Der Begriff ‚Hydrosol‘ kommt aus dem Lateinischen (*hydro und sol*) und bedeutet ‚Wasserlösung‘. Blütenwasser entstehen bei der Herstellung ätherischer Öle. Sie enthalten alle verlockenden Pflanzenessenzen, sind dabei aber viel milder und enthalten meist weniger als 1 % ätherisches Öl, wodurch sie sich wunderbar für verwöhnende Hautpflegerezepte eignen.

36

Acht Anwendungen für Blütenwasser

Blütenwasser lassen sich auf vielerlei Art einsetzen, hier sind einige Beispiele:

1 Als Gesichts- und Körperwasser, entweder pur oder mit anderen Inhaltsstoffen kombiniert.

2 Als wässrige Phase in Lotionen und Cremes und als pflegender Bestandteil oder Duftzusatz.

3 Als Kompressen für müde und verschwollene Augen.

4 Als wässrige Phase in Tonerdemasken.

5 Als Zusatz in Kräuter-Haarspülungen und Shampoos.

6 Als Grundlage duftender Körpersprays und Parfums.

7 Für selbstgemachte Badekugeln und Sprudelbäder.

8 Auf einem Wattebausch zur Entfernung von Make-up.

37

Den Destillationsprozess verstehen

Diese Illustration einer konventionellen Destillationsblase zeigt, wie der Wasserdampf durch das Pflanzenmaterial zieht und dessen flüchtige Bestandteile weitertransportiert. Das Destillat kondensiert und es entstehen Hydrosol (Blütenwasser) und ätherisches Öl. Das ätherische Öl sammelt sich an der Oberfläche des Hydrosols und die beiden Flüssigkeiten werden abgelassen und in getrennte Behälter gefüllt.

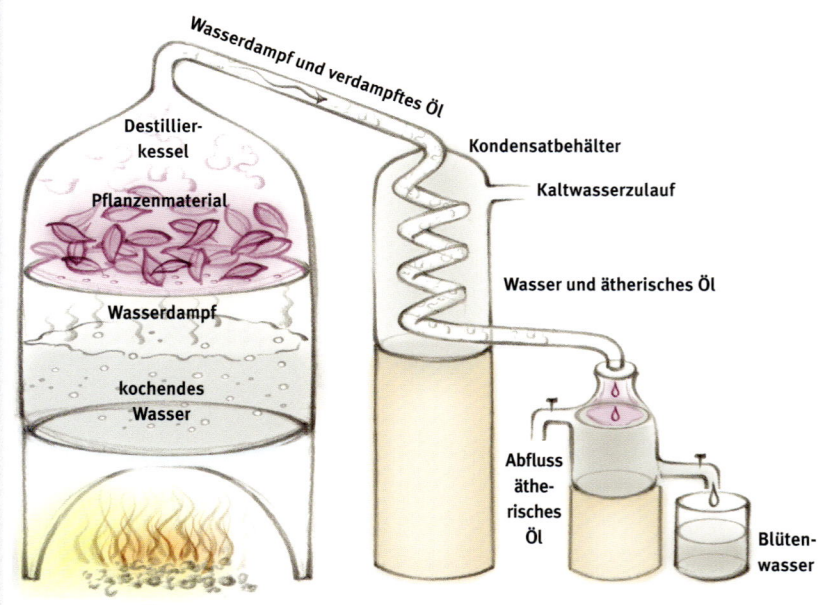

Wasserdampf und verdampftes Öl

Destillierkessel

Pflanzenmaterial

Wasserdampf

kochendes Wasser

Flamme

Kondensatbehälter

Kaltwasserzulauf

Wasser und ätherisches Öl

Abfluss ätherisches Öl

Blütenwasser

38

Fingerfrei

Hydrosole dürfen nicht mit Fingern oder unhygienischen Utensilien in Berührung kommen. Verwenden Sie daher immer saubere Pipetten oder Tropfflaschen.

PROBIEREN SIE ES AUS

Mischen Sie Neroli- und Rosen-Blütenwasser zu gleichen Teilen in einer Sprühflasche zu einem luftig-leichten Körperspray.

39

Das richtige Blütenwasser auswählen

Basilikum-Hydrosol: Destilliert aus den Blättern des *Ocimum basilicum*. Dank seiner antibakteriellen Eigenschaften gut gegen Unreinheiten.

Ringelblumen-Hydrosol: Destilliert aus den Blüten der *Calendula officinalis*. Als Gesichtswasser für unreine oder gereizte Haut.

Katzenminze-Hydrosol: Destilliert aus den Blüten und Blättern der *Nepeta cataria*. Als mildes Insektenschutzmittel beim Camping.

Kamille-Hydrosol: Destilliert aus den Blüten der *Matricaria recutita*. Lindert Sonnenbrand und verringert die Entzündungsreaktion.

Muskatellersalbei-Hydrosol: Destilliert aus *Salvia sclarea*. Verwenden Sie es als adstringierendes Gesichtswasser auf geschwollener oder fettiger Haut.

Gurken-Hydrosol: Destilliert aus der Frucht der *Cucumis sativus*. Gekühlt nach dem Sonnenbad verwenden, um die Haut mit Feuchtigkeit zu versorgen.

Lavendel-Hydrosol: Destilliert aus den Blüten der *Lavandula angustifolia*. Als wässrige Phase Ihrer Lieblings-Creme oder -Lotion ausprobieren.

Zitronenmelisse-Hydrosol: Destilliert aus den Blättern der *Melissa officinalis*. Als wässrige Phase in Massagecremes verwenden. Entspannt und hebt die Stimmung.

Zitronenverbene-Hydrosol: Destilliert aus den Blättern der *Aloysia citriodora*. In Rezepten gegen Akne einsetzen.

Limetten-Hydrosol: Destilliert aus der Frucht der *Citrus latifolia*. Gekühlt ein erfrischendes Gesichtswasser für trockene Haut.

Neroli-(Orangenblüte)-Hydrosol: Destilliert aus den Blüten der *Citrus aurantium*. Lindert und revitalisiert als Körperspray.

Pfefferminz-Hydrosol: Destilliert aus den oberirdischen Pflanzenteilen der *Mentha piperita*. Entspannung für müde Füße.

Rosengeranien-Hydrosol: Destilliert aus den oberirdischen Pflanzenteilen der *Pelargonium capitatum*. Als wässrige Phase in einer Tonerdemaske für fettige Haut.

Rosen-Hydrosol: Destilliert aus den Blütenblättern der *Rosa damascena*.

Rosmarin-Hydrosol: Destilliert aus den Blättern der *Rosmarinus officinalis*. Für Cremes und Lotionen zur Regeneration der Haut.

Tulsi-(indischer Basilikum)-Hydrosol: Destilliert aus den oberirdischen Pflanzenteilen der *Ocimum tenuiflorum*. Als Zusatz in Lotionen gegen Unreinheiten.

Hamamelis-Hydrosol: Destilliert aus Zweigen und der Rinde der *Hamamelis virginiana*. Als adstringierendes Gesichtswasser für fettige und unreine Haut.

Schafgarbe-Hydrosol: Destilliert aus *Achillea millefolium*. Als Zusatz in reichhaltigen Cremes zur Linderung von Hautschädigungen.

40

Blütenwasser aufbewahren

Blütenwasser sind aufgrund ihres hohen Wassergehalts und der Abwesenheit jeglicher Konservierungsstoffe sehr empfindlich. Sie sind nicht so lange haltbar wie ätherische Öle. Richtig aufbewahrt kann Blütenwasser jedoch bis zu einem Jahr lang haltbar sein.

• Lagern Sie Blütenwasser in gut verschlossenen, dunklen Glasflaschen, um sie so optimal vor den schädlichen UVA-und UVB-Strahlen zu schützen.

• Bewahren Sie Blütenwasser an einem kühlen und dunklen Ort auf, z. B. im Schrank oder in einer Vorratskammer.

• Sollten Sie Veränderungen an Ihrem Blütenwasser bemerken, zum Beispiel Trübungen, Schimmel, Schwebstoffe, Bakterienkulturen oder eine Veränderung des Geruchs, dann entsorgen Sie es, da es hygienisch nicht mehr einwandfrei ist.

• Wenn Ihre Hydrosole schnell verderben, bewahren Sie diese in Sprühflaschen auf, um den Inhalt nicht der Luft und Keimen auszusetzen.

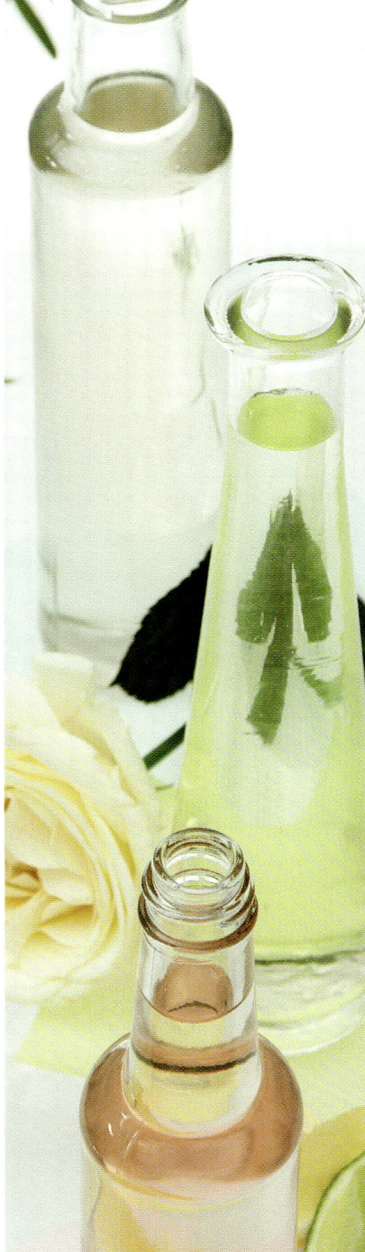

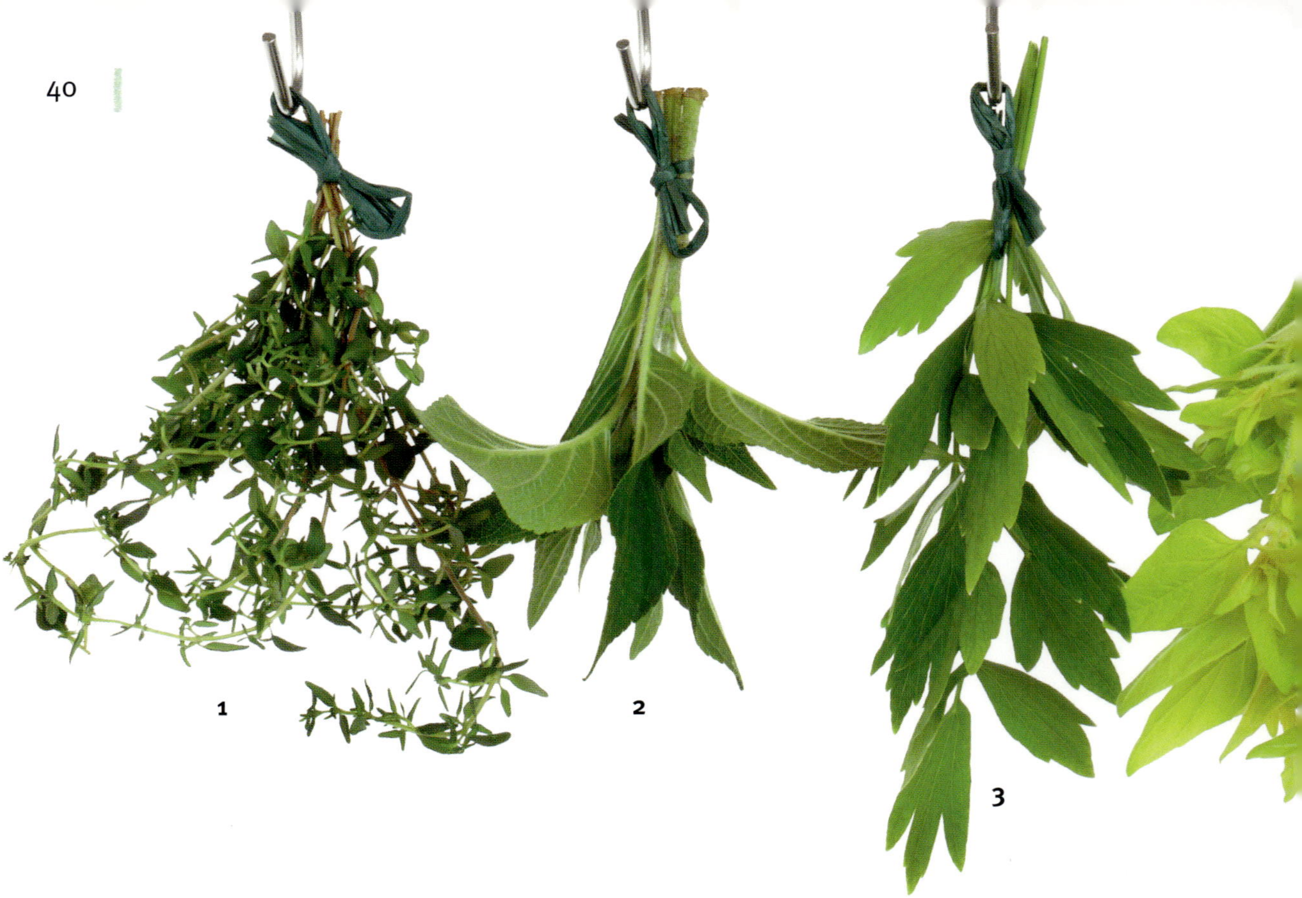

1

2

3

Kräuter

Wenn Sie sich mit Pflanzen-
kunde auskennen und Pflanzen und Kräuter genau
bestimmen können, macht es
Ihnen bestimmt Spaß, Ihre
Lieblingskräuter selbst zu
sammeln. Fühlen Sie sich aber
wohler damit, Kräuter bei
einem vertrauenswürdigen
Anbieter zu kaufen, haben Sie
verschiedene Möglichkeiten.

 41

Frische Kräuter kaufen

Frische Kräuter gibt es vielerorts zu
kaufen:

Supermarkt: Dort finden Sie frische Kräuter im Bund, darunter Basilikum, Minze,
Dill, Zitronengras, Thymian, Rosmarin und
andere Kräuter, die in der Küche verwendet werden. Frische Kräuter sind oft aus
biologischem Anbau.

Wochenmarkt: Wochenmärkte sind eine
gute Bezugsquelle für frische Kräuter, es
gibt sie ab dem Frühjahr und den Sommer
hindurch. Frische Kräuter werden oft in
großen Mengen angeboten, so dass Sie
so viel kaufen können, wie Sie brauchen.

Regionale Anbieter: Landwirte, die Kräuter anbauen, verkaufen diese gerne auch
direkt. Wenn Sie z. B. frischen Lavendel
brauchen, schauen Sie sich doch nach
Lavendelfeldern in der Umgebung um.

 42

Getrocknete Kräuter kaufen

Sie können auch getrocknete Kräuter aus
verschiedenen Quellen beziehen:

Supermarkt: In der Gewürzabteilung
Ihres Supermarktes gibt es meist auch
eine große Auswahl an getrockneten
Kräutern. Viele gut sortierte Supermärkte
bieten auch größere Mengen an getrockneten Kräutern an.

Reformhaus: Diese haben häufig getrocknete Kräuter auf Lager und es gibt sie
dort manchmal auch in großen Mengen
zu kaufen.

Kräuterläden: Meist von einem fachlich
versierten Kräuterkenner geleitet, der
Ihnen spezielle Kräuter empfehlen kann
und genaue Informationen zu allen Kräutern hat, die er verkauft.

Online-Shops: Solche, die sich auf getrocknete Kräuter spezialisiert haben,
sind eine gute Wahl, da die Kräuter dort
meistens sehr frisch sind und das
Verkaufsteam sich mit dem
Kräuterangebot auskennt.

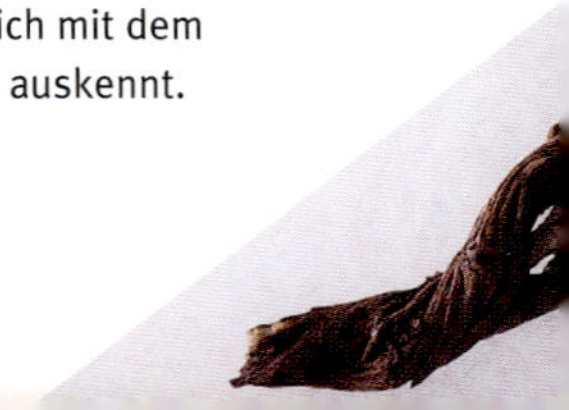

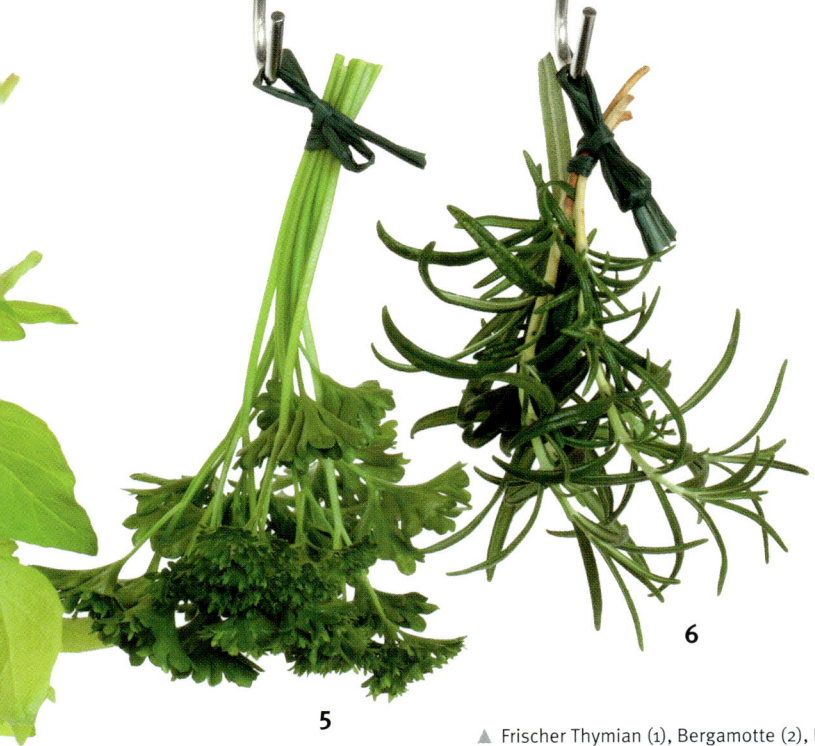

▲ Frischer Thymian (1), Bergamotte (2), Lieb-stöckel (3), Majoran (4), Petersilie (5) und Rosmarin (6) eignen sich wundervoll als Zusätze für hausgemachte Schönheitspflege.

45

Tipps zum Kauf und zur Lagerung von Kräutern

- Die besten Kräuter sind aus biologi-schem Anbau oder aus Wildsamm-lung. Sie sollten Kräuter meiden, die mit schädlichen Chemikalien behan-delt wurden.
- Achten Sie beim Kauf frischer Kräuter darauf, nur Mengen zu kaufen, die Sie schnell aufbrauchen, außer Sie haben vor, die frischen Kräuter zu trocknen.
- Wählen Sie frische Kräuter, die einen starken Kräuterduft verströmen und frisch geschnitten und gesund aussehen.
- Bewahren Sie frische Kräuter an einem kühlen, trockenen Ort, z. B. im Kühlschrank auf. Getrocknete Kräuter sollten in einem luftdicht verschlos-senen Behälter kühl, dunkel und trocken gelagert werden.
- Frische Kräuter sollten im Allgemei-nen innerhalb von einer oder zwei Wochen aufgebraucht werden. Sobald die frischen Kräuter welken oder dunkle Flecken entwickeln, haben sie die beste Zeit hinter sich.
- Getrocknete Blüten, Blätter und Wur-zeln sind bis zu zwölf Monate haltbar, wenn sie fachgerecht aufbewahrt wer-den. Getrocknete Samen und Rinde können bei richtiger Lagerung bis zu 30 Monate aufbewahrt werden.
- Sie sollten Kräuter, insbesondere ge-trocknete Kräuter, immer kennzeich-nen. Nach dem Schneiden und Sieben ähneln sich viele Blüten und Blätter sehr.
- Machen Sie sich mit den Kontraindi-kationen verschiedener Kräuter ver-traut. Es wird z. B. empfohlen, Ingwer und Schafgarbe während der Schwangerschaft zu vermeiden. Wenn Sie gesundheitliche Probleme haben, Medikamente einnehmen oder schwanger sind, achten Sie darauf, dass die Kräuter, die Sie verwenden, für Sie sicher sind.

43

Selber anbauen

Gärtnereien und Baumärkte bieten meist Kräutersamen an, die Sie im Garten säen können, um Ihre eigenen Kräuter anzu-bauen. Internet-Kräuterhändler haben oft eine große Auswahl an Pflanzensamen.

44

Kräuter für bestimmte Hautpflege-Rezepturen

Kräuter können lindernd und heilend wir-ken, wenn sie zielgerichtet auf die Haut aufgetragen werden. Solche Kräuteran-wendungen sind unter anderem:
- Kräuterlotionen
- Kräutercremes
- Kräuterbäder
- Kräutersalben und -balsam
- Blütenwasser (Hydrosole)
- Kräuterkompressen

Es gibt viele Bücher, die detailliert beschreiben, wie Sie entsprechende Anwendungen herstellen. Eine Empfehlung finden Sie auf Seite 138.

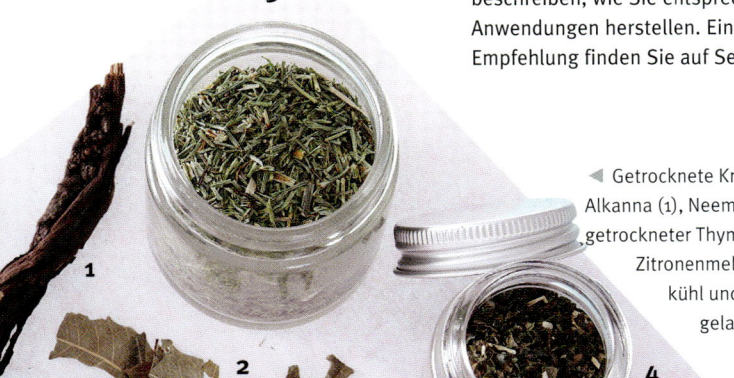

◄ Getrocknete Kräuter wie Alkanna (1), Neemblatt (2), getrockneter Thymian (3) und Zitronenmelisse (4) sollten kühl und lichtgeschützt gelagert werden.

2 Das richtige Handwerkszeug

Einer der größten Vorteile bei hausgemachter, natürlicher Schönheitspflege ist, dass Sie in Ihrer Küche wahrscheinlich einen Großteil der Utensilien und Gerätschaften schon haben, die Sie für die Zubereitung der Rezepte in diesem Buch benötigen. Manch einer arbeitet jedoch auch lieber mit einer extra Ausrüstung nur für die Schönheitsprodukte. Dieses Kapitel zeigt Ihnen, welche Utensilien Sie benötigen und gibt Ihnen Tipps und Tricks mit auf den Weg, wie Sie sich eine qualitativ hochwertige Ausrüstung günstig zusammenstellen können.

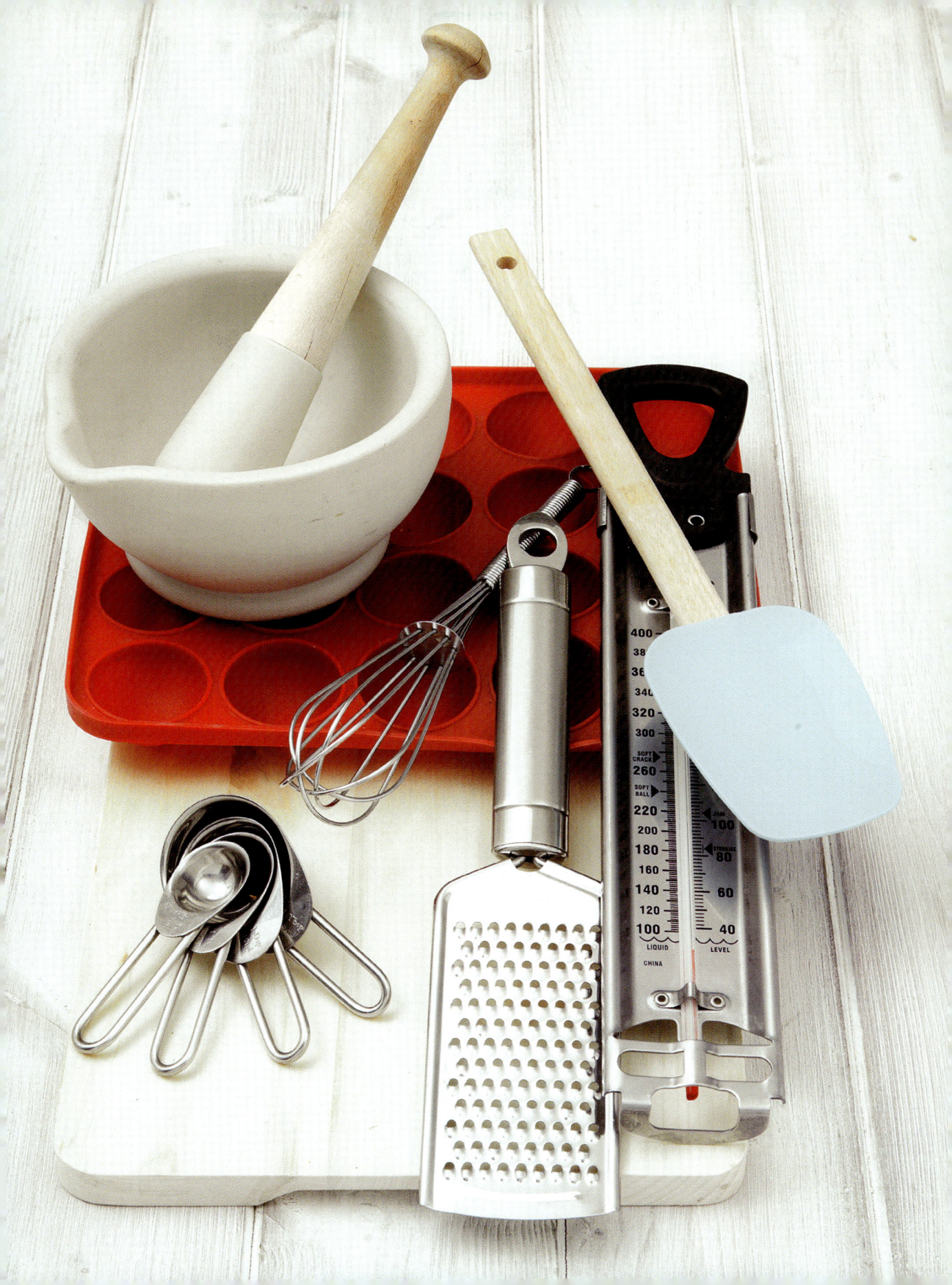

Wichtige Küchenhelfer

Es gibt zwei Kategorien von Hilfsmitteln, die Sie für Ihre selbst hergestellte Schönheitspflege benötigen. Sie brauchen verschiedene Geräte, um Rezepte herzustellen und geeignete Behältnisse, um Ihre Schönheitspflege anschließend darin zu lagern. Betrachten wir zuerst die Hilfsmittel für die Herstellung.

46

Wichtige Küchenhelfer für die Zubereitung

Mit großer Wahrscheinlichkeit werden Sie bereits die meisten Geräte zu Hause haben, um direkt mit der Herstellung von Schönheitspflegeprodukten in Ihrer eigenen Küche loszulegen. Sie können einfach viele Ihrer ganz normalen Küchenutensilien dafür verwenden – das ist ein großer Vorteil.

Dosierlöffel: Sie benötigen auch einen Satz Dosierlöffel von guter Qualität, am besten aus einem Material, das für die Spülmaschine geeignet ist – z. B. Edelstahl, Kunstharz oder Plastik. Sie benötigen Dosierlöffel für die Abmessung kleiner Mengen von rohen Zutaten. Es gibt sie in verschiedenen Größen, einige haben für die Abmessung von Flüssigkeiten neben den Milligramm- auch Milliliter-Angaben. Sie brauchen die folgenden Größen: 1/8 Teelöffel (0,625 ml), 1/4 Teelöffel (1,25 ml), 1/2 Teelöffel (2,5 ml), 1 Teelöffel (5 ml), 1/2 Esslöffel (7,5 ml) und 1 Esslöffel (15 ml).

Messbecher: Sie brauchen eine Reihe von Messbechern, um flüssige Zutaten abzumessen. Verwenden Sie dafür am besten Messbecher aus gehärtetem Glas mit gut lesbaren Mengenangaben. Ein offener Griff ist wichtig, damit Sie den Messbecher gut greifen können – das erleichtert Ihnen später auch das kontrollierte Ausgießen der Flüssigkeiten. Ihre Messbecher müssen für die Mikrowelle, für den Ofen und für die Spülmaschine geeignet sein. Die Mengenangaben sollten in Milliliter angegeben sein, anderen Maßeinheiten sind aber natürlich auch erhältlich. Messbecher gibt es in einer großen Auswahl verschiedener Größen, von 100 ml bis hin zu 2 l. Mindestens zwei Messbecher mit einem Fassungsvermögen von 250 ml sind ein guter Anfang für Ihre Ausstattung.

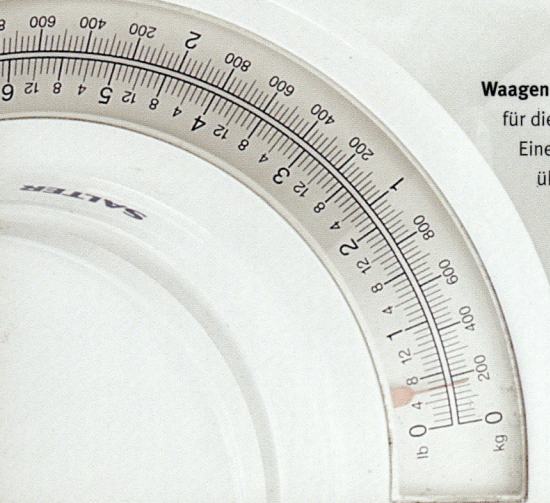

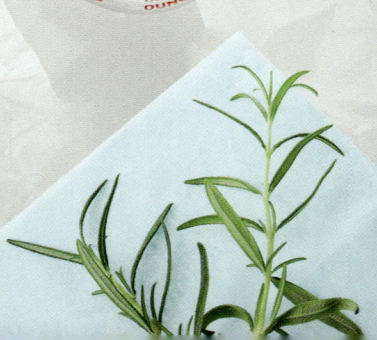

Waagen: Waagen sind sehr wichtig und nützlich für die exakte Abmessung von Inhaltsstoffen. Eine qualitativ hochwertige Waage verfügt über eine Tarierfunktion, die es Ihnen erlaubt, verschiedene Inhaltsstoffe in ein gemeinsames Behältnis abzuwiegen. Am genausten sind batteriebetriebene, digitale Waagen.

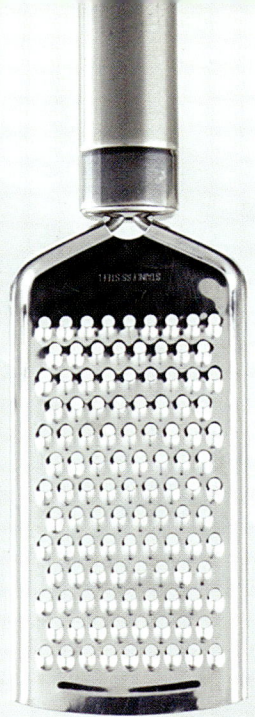

Mörser und Stößel: Ein Mörser mit Stößel ist ein wichtiges Werkzeug, um damit Samen und Kräuter zu zerkleinern, Früchte zu zerdrücken und ätherische Öle in Trockenzutaten wie z. B. Tonerden zu mischen. Am besten legen Sie sich einen Mörser mit Stößel aus Granit oder nicht-porösem Porzellan zu. Mörser und Stößel aus Holz sind nicht zu empfehlen, da diese ätherische Öle aufnehmen können.

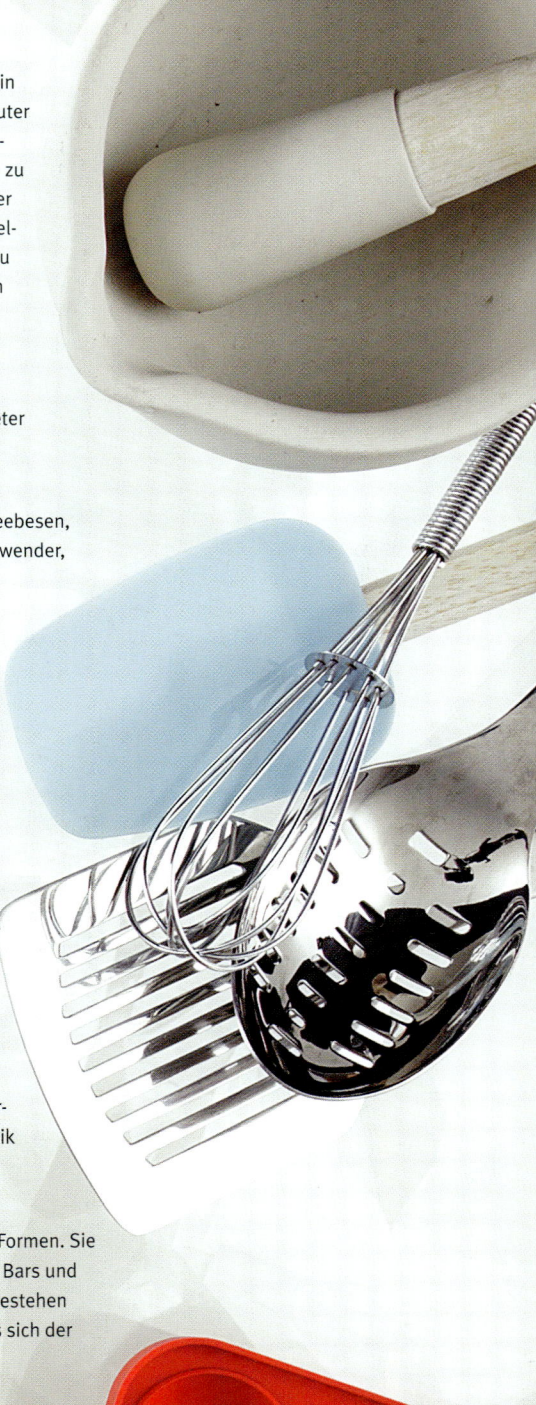

Mühle: Eine kleine Kräuter- und Nussmühle eignet sich hervorragend zur Zerkleinerung ganzer Kräuter, Nüsse, Haferflocken, getrockneter Blumen, Zucker und Salze. Es gibt sie als elektrische oder handbetriebene Variante.

Kochgeräte: Dazu zählen unter anderem Schneebesen, Rührlöffel, Schaumlöffel, Rahmkellen, Pfannenwender, Schöpflöffel und andere Gerätschaften, die sie zur Herstellung von Pflegeprodukten einsetzen können. Es gibt Kochgeräte aus Silikon, Plastik, Keramik und Edelstahl. Diese müssen stets spülmaschinengeeignet und hitzebeständig sein.

Kräuterutensilien: Viele Rezepte enthalten frische bzw. getrocknete Kräuter. Einige optionale, aber sehr praktische Utensilien für Kräuter sind: eine Kräuterschere, ein Kräutermesser und eine Kräutermühle. Wenn Sie Kräuter aus Ihrem eigenen Garten trocknen möchten, ist ein Dörrgerät sinnvoll.

Schneidebretter: Sie bestehen meist aus Holz, Plastik, Marmor oder sogar aus Stein und werden dazu verwendet, Zutaten für Rezepte kleinzuschneiden. Viele Menschen bevorzugen es, für die Herstellung von Naturkosmetik ein eigenes Schneidebrett zu verwenden.

Reiben: Sie sind perfekt zum Reiben von Bienenwachs geeignet. Verwenden Sie eine Reibe, die für die Spülmaschine geeignet ist und über rasiermesserscharfe Edelstahlreibeflächen und einen ergonomischen Griff verfügt.

Thermometer: Es gibt sowohl digitale als auch Standard-Thermometer. Thermometer sind praktisch, um die Temperatur von Flüssigkeiten zu messen.

Essstäbchen aus Holz: Wunderbare und günstige Helfer zum Rühren. Eine gute Wahl, wenn es um kleine Mengen geht.

Pipetten und Tropfenzähler: Sie bestehen entweder aus Glas oder aus Plastik und werden zum Abmessen und Einträufeln kleiner Mengen ätherischer Öle in andere Flüssigkeiten verwendet. Die Größen 1 ml und 3 ml sind am weitesten verbreitet.

Silikonformen: Es gibt sie in unterschiedlichen Größen und Formen. Sie sind praktisch, um darin Lotion Bars und Badekugeln herzustellen und bestehen aus biegsamem Silikon, sodass sich der Inhalt leicht entfernen lässt.

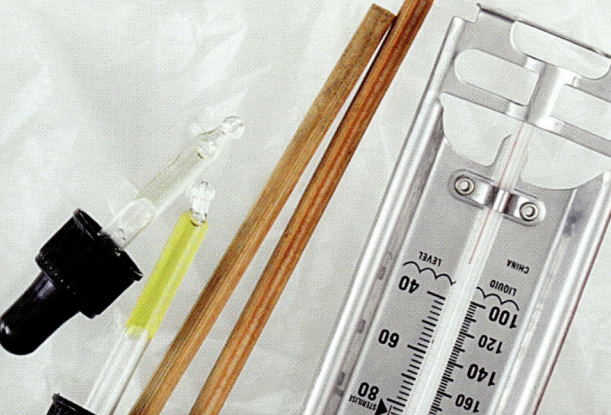

Töpfe und Simmertöpfe (Wasserbadtöpfe):
Edelstahl ist bei Töpfen immer eine gute
Wahl. Viele Rezepte müssen im Wasserbad
zubereitet zu werden, um zum Beispiel
Wachs und Öl miteinander zu verschmelzen.
Außerdem eignet sich ein Simmertopf gut,
um z. B. Sheabutter oder Kakaobutter geschmeidig zu machen, damit sie sich leichter
mischen lassen.

Rührschüssel: In einer Küche kann es nie zu
viele Rührschüsseln geben. Eine gute Wahl
sind Rührschüsseln aus Edelstahl oder aus
gehärtetem Glas, die sowohl für heiße als
auch für kalte Zutaten geeignet sind, und
damit auch für die Verwendung mit einem
Mixer. Mindestens eine Rührschüssel in einer
der folgenden oder einer ähnlichen Größe

sind für den Anfang notwendig. Eine kleine
Rührschüssel (Durchmesser 18 cm, Fassungsvermögen 1,5 l), eine mittlere Rührschüssel (Durchmesser 20 cm, Fassungsvermögen 3 l) und eine große Rührschüssel
(Durchmesser 25 cm, Fassungsvermögen 5 l).

Teekessel: Sehr praktisch für Kräuteraufgüsse.

Eieruhr: Nützlich bei der Herstellung von
Kräuteraufgüssen und Suden.

Trichter und Siebe: Trichter sind perfekt
geeignet, um damit flüssige Produkte in
Behälter mit schmalen Öffnungen, wie z. B.
Flaschen und Gläser umzufüllen.
Feinmaschige Siebe eignen sich gut, um
Flüssigkeiten abzuseihen.

**Handmixer, elektrische Mixer, Küchenma-
schinen und Stabmixer:** Cremes und Lotionen lassen sich leicht mit einem Handmixer,
einem elektrischen Mixer oder einem Stabmixer zubereiten. Eine Küchenmaschine ist
praktisch, um Gesichtsmasken und Salz-
oder Zucker-Peelings herzustellen. Sie
können in einer Küchenmaschine auch
Haferflocken, Salze und Zucker fein mahlen.

Schutzbrille: Schützt Ihre Augen. Insbesondere wenn Sie Inhaltsstoffe mischen, ist eine
Schutzbrille sehr praktisch und sorgt dafür,
dass Ihnen weder ätherische Öle noch
andere Zutaten in die Augen spritzen oder
sprühen.

Einwegandschuhe: Damit schützen Sie Ihre
Hände vor ätherischen Ölen und anderen
Inhaltsstoffen.

Schürzen: Sie schützen Ihre Kleidung vor
Spritzern und Flecken.

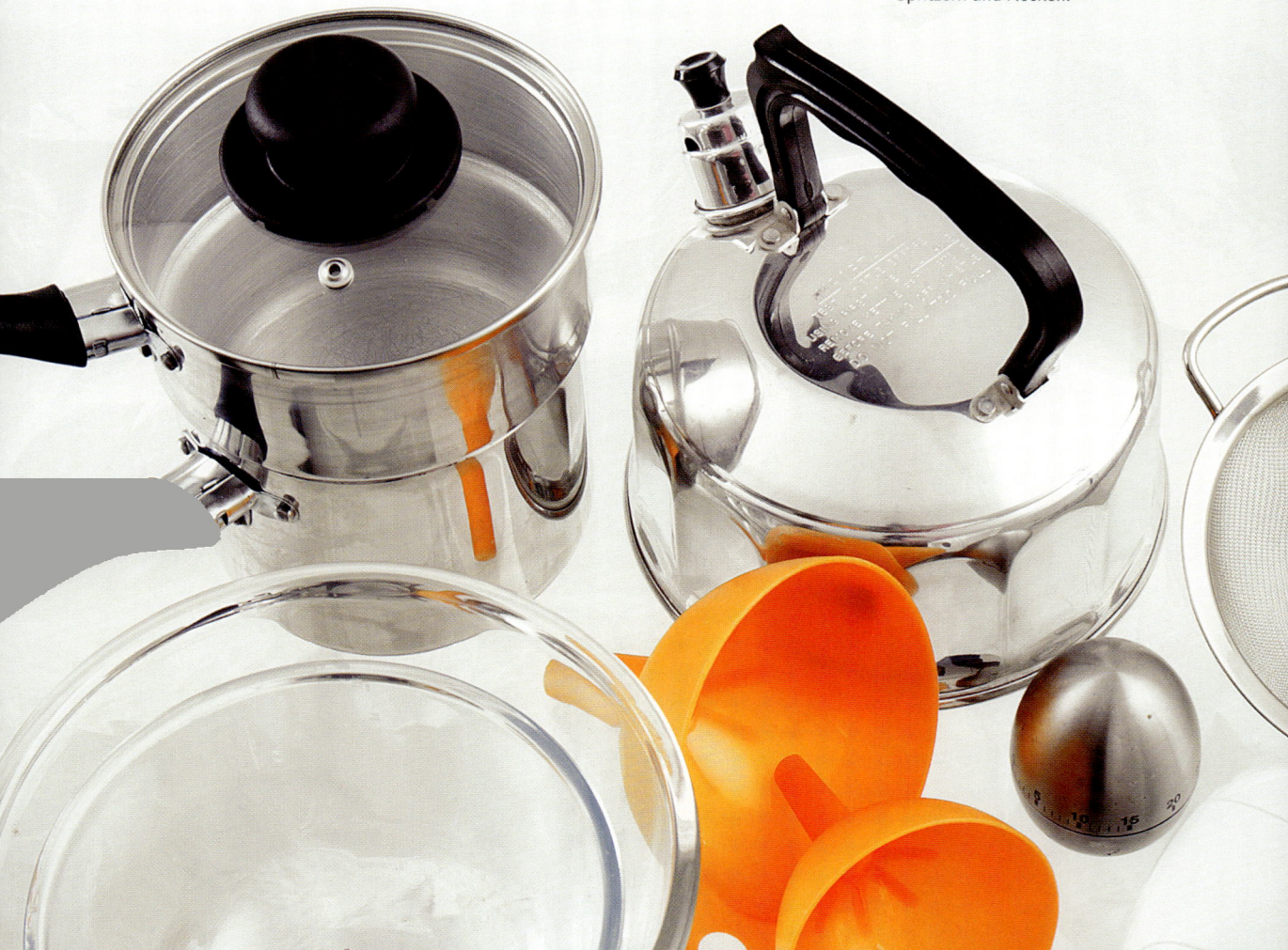

47

Praktische Erstausstattung

- Glas-Messbecher mit einem Fassungsvermögen von 250 ml und 500 ml
- Eine digitale Waage
- Ein Satz Dosierlöffel mit einem Fassungsvermögen von $\frac{1}{8}$, $\frac{1}{4}$, $\frac{1}{2}$, und 1 Teelöffel sowie $\frac{1}{2}$ und 1 Esslöffel
- 2 mittelgroße Rührschüsseln
- 2 kleine oder mittlere Töpfe
- Schneebesen
- Pfannenwender
- Rührlöffel
- Sieb
- Trichter
- Schutzbrille
- Handmixer

GUT ZU WISSEN

- Erstehen Sie qualitativ hochwertige Küchenutensilien in günstigen Geschäften, Secondhand-Läden oder sogar auf Flohmärkten.

- Wählen Sie Utensilien, die für die Spülmaschine geeignet sind und desinfiziert werden können, damit Ihre Produkte sauber und sicher sind.

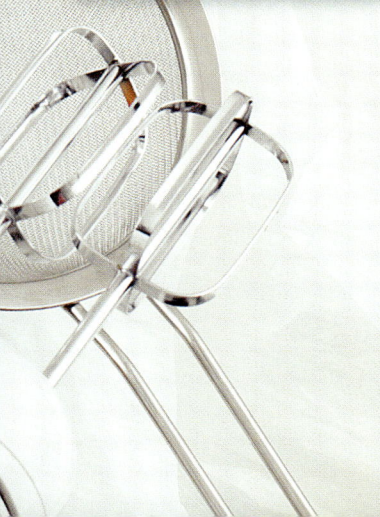

Sicherheit und Hygiene

Für die Rezepte in diesem Buch werden keine Konservierungsstoffe verwendet, daher sind viele Produkte nur begrenzt haltbar. Wenn Sie Ihren Arbeitsplatz desinfizieren, sauber arbeiten und Ihre Produkte in gereinigten Behältern aufbewahren, können Sie die Haltbarkeit verlängern und die Gefahr verringern, dass diese verderben.

48

Tipps zu Sauberkeit und Lagerung

Sauber anfangen: Desinfizieren Sie Arbeitsflächen, Ausrüstung, Hände und Lagerbehälter. Um genau zu sein, muss alles desinfiziert werden, was in Kontakt mit den verwendeten Zutaten kommt. Am besten desinfizieren Sie Ihren Arbeitsplatz mit 70 %-igem Alkohol. Sie können damit die Arbeitsflächen, Ihre Geräte und sogar Ihre Hände einsprühen. Alkohol ist leicht entflammbar, daher sollten Sie ihn auf keinen Fall in der Nähe offener Flammen verwenden. Mit Alkohol eingesprühte Objekte müssen vor der Verwendung abtrocknen. Wenn Ihre Spülmaschine über die Einstellung ‚desinfizieren' verfügt, können Sie Gerätschaften und Behältnisse darin reinigen. Eine weitere Möglichkeit der Desinfektion ist die Verwendung von Bleiche. Normalerweise wird ein Teelöffel Bleiche auf 3,5 l Wasser verwendet. Weichen Sie Gefäße und Gerätschaften 20 Minuten darin ein, spülen alles mit heißem Wasser ab und lassen es an der Luft trocknen. Beachten Sie die Anwendungshinweise auf der Flasche, darauf befinden sich häufig genauere Anweisungen zur Desinfektion von Oberflächen.

Sauber arbeiten: Bei der Herstellung von Pflegeprodukten ist es besonders wichtig, Arbeitsplatz und Hände immer sauber zu halten. Eine Möglichkeit ist, immer eine Flasche Händedesinfektion auf Alkoholbasis griffbereit zu haben. Legen Sie Ihre Gerätschaften auf sauberes Küchenpapier anstatt sie auf Arbeitsplatten abzulegen, da sie dort mit Keimen und Bakterien in Kontakt kommen können. Schließen Sie die Fenster und verwenden Sie keine Ventilatoren, durch die Schimmel und Keime in der Luft zirkulieren und sich auf Ihren Produkten absetzen können.

Sauber lagern: Desinfizieren Sie Ihre Gefäße immer, bevor Sie fertige Produkte hineinfüllen. Es ist auch wichtig, keinerlei Bakterien, Keime oder Schimmelpilze bei der Verwendung in das Produkt einzubringen. Verwenden Sie jedes Mal einen sauberen Löffel oder ein anderes Hilfsmittel, wenn Sie ein Produkt verwenden, und nicht Ihre Finger. Achten Sie darauf, dass kein Wasser in Ihre Produkte eingebracht wird, da bereits eine winzige Menge davon Keime enthalten und das Produkt ruinieren kann. Lagern Sie Ihre Produkte kühl und lichtgeschützt. Die meisten Cremes, Lotionen und andere Produkte auf Wasserbasis sollten im Kühlschrank aufbewahrt und schnell verwendet werden. Es ist nicht immer ersichtlich, dass ein Pflegeprodukt mit Keimen belastet ist, da die meisten mikroskopisch klein sind. Sollte sich aber Farbe, Textur, Konsistenz oder Geruch eines Produktes ändern, ist die Wahrscheinlichkeit hoch, dass Sie es nicht länger verwenden sollten.

Hinweis: Die Rezepte in diesem Buch sind für Sie selbst und als hübsches Geschenk gedacht. Sie sind nicht dafür gedacht, verkauft zu werden. Unternehmen, die Schönheits- und Hautpflegeprodukte verkaufen, lassen diese von professionellen Labors testen, um zu gewährleisten, dass sie steril sind!

Umweltfreundliche Verpackungen

Die meisten Menschen, die Naturkosmetik schätzen, legen auch großen Wert auf umweltfreundliche Verpackungen. Es ist gar nicht schwer, umweltfreundliche Behältnisse und Verpackungen für Ihre Pflegeprodukte zu finden. All diese Verpackungen können nicht nur wiederverwertet werden, sie sind sogar bereits aus Recyclingmaterial hergestellt. Umweltfreundliche Behältnisse gibt es in einer großen Vielfalt an Größen, Formen, Materialien und Farben.

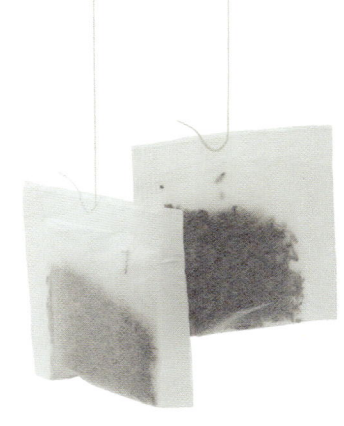

▲ Kompostierbare Teebeutel

49

Die passenden Gefäße auswählen

Glasflaschen: Sie bieten eine umweltfreundliche Möglichkeit, ätherische Öle, Gesichtswasser, Reiniger und andere flüssige Produkte aufzubewahren.

Viele Glasflaschen sind wiederverwertbar und werden häufig bereits aus Altglas hergestellt. Es gibt sie in unterschiedlichen Größen, von einem Fassungsvermögen von 2 ml bis hin zu 1 l. Wählen Sie bernsteinfarbenes oder blaues Glas, so besteht automatisch ein gewisser UV-Schutz. Sie können sich aber auch für Klarglas entscheiden, um das enthaltene Produkt zu präsentieren. Es gibt verschiedene Verschlüsse für Glasflaschen: u.a. Standarddeckel, Tropfenzähler, Zerstäuber, Dosierpumpen, Korken und Bügelverschlüsse.

Gläser: Perfekt geeignet, um darin Cremes, Salben, Körperbutter, Balsam, dickflüssige Lotionen, Zuckerpeelings, Salzpeelings und andere Rezepturen aufzubewahren, die einen dichten Verschluss benötigen. Genau wie Glasflaschen, gibt es auch diese bernsteinfarben, kobaltblau und klar. Darüber hinaus gibt es eine Vielzahl an Größen von weniger als 20 ml bis hin zu 250 ml. Als Verschluss dienen meist entweder Plastik- oder Metalldeckel. Es gibt sie auch in verschiedenen schönen und lustigen Formen und ganz unterschiedlichen Schliffen.

Glasfläschchen: Sie sind genau richtig, um darin Seren, Parfums und kleine Mengen flüssiger Produkte aufzubewahren. Sie finden sie in verschiedenen Größen mit Kugel-Applikatoren oder Tropfpipette. In den meisten Fällen haben sie einen Spritzeinsatz. Es gibt sie bernsteinfarben, kobaltblau sowie klar und grün und in Größen von 1 ml bis zu 5 und 20 ml.

Blechdosen: Diese vielseitigen Dosen bestehen aus einem Unterteil mit Verschluss. Sie eignen sich perfekt für Lippenpflege, Salben, Lotionen, Cremes und Lotion Bars. Es gibt sie in einer Vielzahl von Größen von 10 ml bis 50 ml und Verschlüssen, darunter Stülpdeckel, quadratische, Bügel-, Schraub-, Dreh- und durchsichtige Verschlüsse.

Recyclingfähige Plastikflaschen: Hergestellt aus undurchsichtigem Plastik eignen sich diese Flaschen gut für Lotionen, Shampoos, Körperöle, Gesichtswasser und andere Pflegeprodukte. Die beste Wahl sind recyclingfähige PET-Flaschen. Diese gibt es in einer Vielzahl von Größen und mit unterschiedlichen Verschlüssen, darunter auch Dosierpumpen und Sprühaufsätze. Spezialisierte Unternehmen bieten zum Teil auch bernsteinfarbene, blaue, klare, schwarze und grüne Plastikflaschen an.

Umweltfreundliche Papierverpackungen: Dabei wird Altpapier für recyclingfähige Verpackungen wiederverwendet. Es gibt Produktverpackungen aus Papier als Grundstoff für Körperpuder, Lippenpflege, Badesalze und sogar für Parfums.

Beutel: Geeignet für lose Kräuter, Badetee und andere Trockenzutaten. Es gibt durchsichtige Zellophantüten, Beutel aus Zellstoff, feiner Baumwolle, Leinen und kompostierbare Teebeutel.

▶ Das Angebot an umweltfreundlichen Verpackungen ist groß – halten Sie Ausschau nach Verpackungen aus Glas, Blech und Stoff, um darin sowohl Inhaltsstoffe als auch fertige Produkte aufzubewahren. Ebenfalls erhältlich sind recyclingbare PET-Flaschen und -Behälter, in jeder Größe und mit allen nur denkbaren Verschlüssen.

PROBIEREN SIE ES AUS

Bewahren Sie Gläschen für Babynahrung, Marmeladengläser und andere Glasbehälter auf, um Sie für Ihre Produkte zu verwenden. Desinfizieren Sie diese, bevor Sie sie verwenden und schon haben Sie hübsche, umweltfreundliche Behälter.

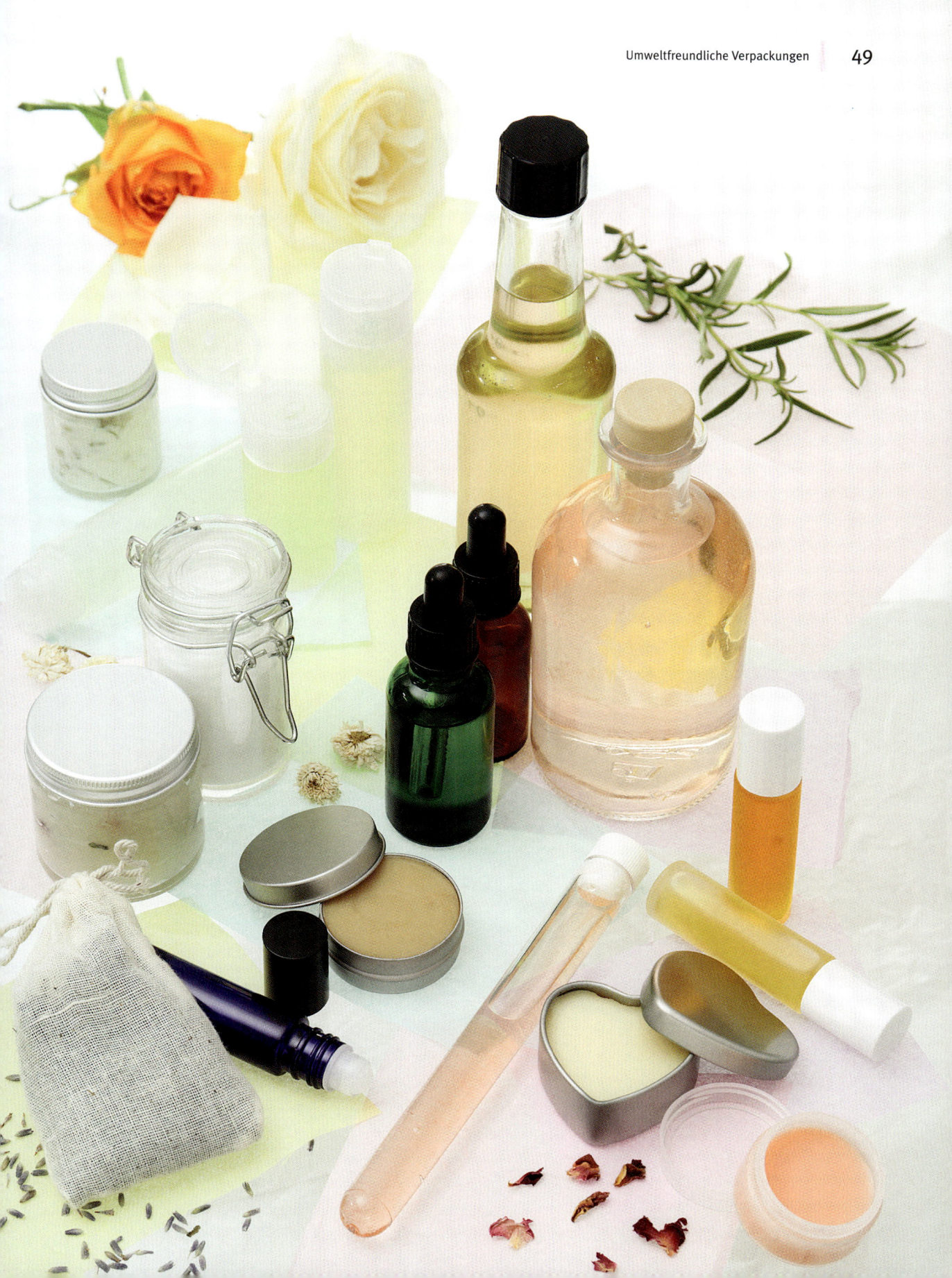

Etiketten gestalten und Schönes verschenken

Ein besonders schöner Aspekt der hauseigenen Herstellung von Naturkosmetik ist die Gestaltung von Schildern, Etiketten und Geschenkverpackungen. Ihrer Kreativität und Originalität sind keine Grenzen gesetzt. Vielleicht entscheiden Sie sich für ein einfaches, handgeschriebenes Etikett auf Recyclingpapier oder aber Sie stellen ein ganzes Arrangement von Bändern und Schleifen zusammen, um etwas Einzigartiges zu erschaffen.

50

Pflegeprodukte beschriften

Naturkosmetik-Produkte sollten immer beschriftet sein, da Sie bestimmt nicht rätseln wollen, was sich denn in einem solchen unbeschrifteten Glas befinden könnte. Das Etikett kann die folgenden Informationen enthalten:

- **Name des Produkts:** Zum Beispiel: *Reichhaltige Mandel-Karotten-Reinigungsmilch*
- **Inhaltsstoffe:** Es ist üblich, die Inhaltsstoffe in absteigender Reihenfolge der enthaltenen Menge aufzuführen. Außerdem ist es sinnvoll, die Inhaltsstoffe sowohl mit Trivial- als auch mit botanischen Namen aufzuführen. So würde das zum Beispiel bei Mandelöl aussehen: ‚Mandelöl (*Prunus dulcis*)'.
- **Anwendungshinweise:** Eine kurze Information darüber, wie das Produkt angewendet werden soll. Wenn es sich zum Beispiel um eine Handcreme handelt, könnten Sie schreiben: ‚Eine großzügige Menge Handcreme bei Bedarf in die Hände massieren'.
- **Warnhinweise:** Vielleicht möchten Sie auch Warnhinweise wie ‚Für Kinder und Haustiere unzugänglich aufbewahren', ‚Nur zur äußeren Anwendung' oder ‚Den Augenbereich aussparen' anbringen.

- **Mindestens haltbar bis:** Da Naturkosmetik-Produkte keine Konservierungsstoffe enthalten, sind sie häufig nicht lange haltbar. Vielleicht möchten Sie dazu schreiben: ‚Enthält keine Konservierungsstoffe. Im Kühlschrank aufbewahrt zwei Wochen haltbar.'

Wenn Sie das Produkt behalten, ist ein sehr einfaches Etikett, das nur den Namen des Produktes nennt, völlig ausreichend. Ist das Produkt aber als Geschenk gedacht, sollte das Etikett so viele Informationen wie möglich enthalten. Sollten Sie vorhaben, Ihre handgemachten Produkte kommerziell zu vertreiben und zu verkaufen, müssen Sie der behördlich vorgeschriebenen Kennzeichnungspflicht des jeweiligen Landes entsprechen. Viele Länder haben sehr strenge Vorschriften für die Kennzeichnung von Kosmetik und Hautpflege für den internationalen Handel.

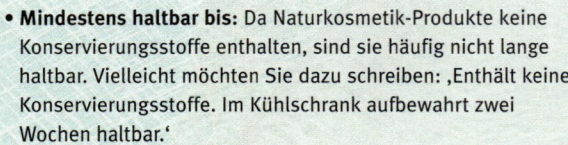

FEUCHTIGKEITSSPENDENDES AUGENSERUM
ANWENDUNG: Eine kleine Menge auf die Augenpartie auftragen und sanft einmassieren. Zweimal täglich anwenden.
INHALTSSTOFFE: Granatapfel-Kernöl (*Puncia granatum*), Jojobaöl (*Simmondsia chinensis*), ätherisches Öl der Strohblume (*Helichrysum italicum*)
HINWEIS: Nur zur äußeren Anwendung.
MINDESTENS HALTBAR BIS: Nach Anbruch 6 Monate haltbar.

◀ Ein Beispiel für das Etikett eines ordentlich beschrifteten Pflegeprodukts für den eigenen Gebrauch oder als Geschenk.

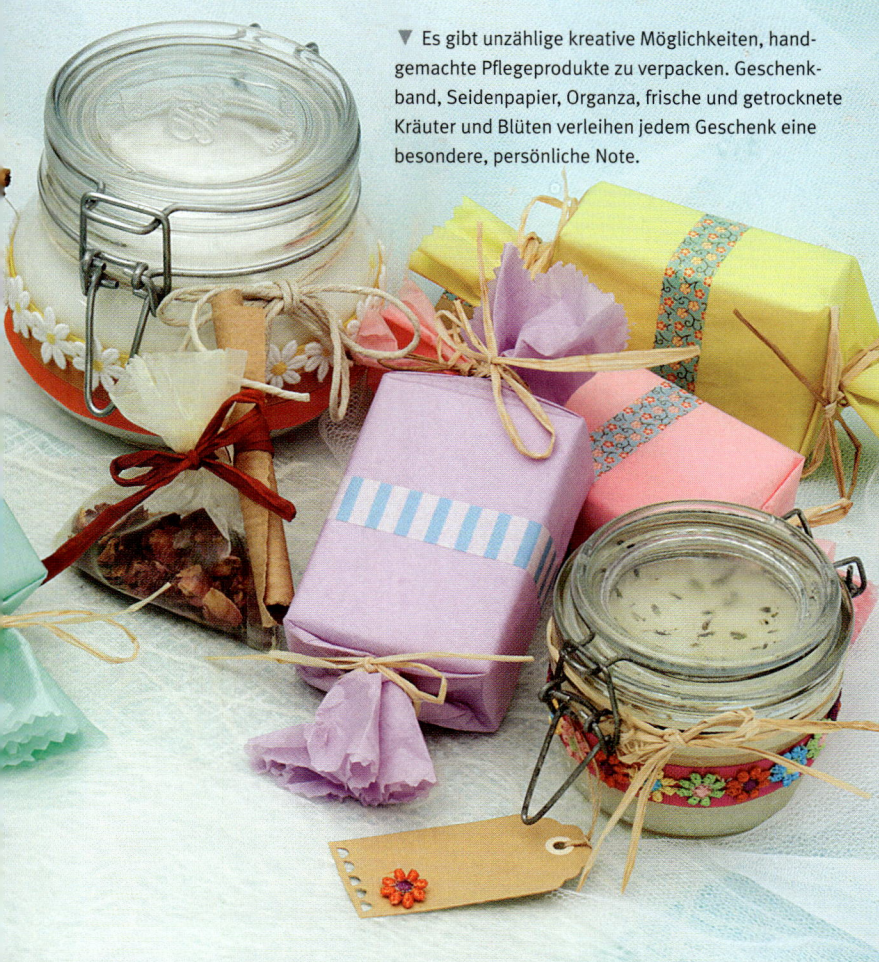

▼ Es gibt unzählige kreative Möglichkeiten, handgemachte Pflegeprodukte zu verpacken. Geschenkband, Seidenpapier, Organza, frische und getrocknete Kräuter und Blüten verleihen jedem Geschenk eine besondere, persönliche Note.

53

Verpackungsideen

Vielleicht möchten Sie Ihre handgemachten und beschrifteten Geschenke besonders schön präsentieren, etwa in einer hübschen Schachtel oder in ein besonderes Papier gehüllt und vollendet mit Bindfaden und Geschenkband. Seien Sie besonders umweltfreundlich und hauchen Sie dafür alten Verpackungen neues Leben ein oder verwenden Sie Verpackungen aus Recyclingmaterial. Es gibt eine Auswahl an holzfreiem Verpackungsmaterial aus nachhaltigen Pflanzenfasern wie Baumwolle, Palmblättern und Bambus.

Diese wunderbaren Materialien eignen sich perfekt für außergewöhnliche und umweltfreundliche Geschenkverpackungen:
- Seidenpapier
- Braune Papiertüten mit gedrehten Papiergriffen
- Glänzende Organza-Säckchen mit Satinkordeln
- Naturbelassene Jutetaschen
- Naturbelassene Baumwolltaschen
- Naturbelassene Leinentaschen
- Naturbelassene Sackleinentaschen
- Schmuckschatullen in unterschiedlichen Größen
- Giebelschachteln
- Kissenschachteln
- Gekräuselte Papierwolle
- Espenholzschnitzel
- Hanfkordel
- Bast
- Organza- Geschenkband
- Kunstseide-Geschenkband
- Sackleinen-Geschenkband
- Bindfaden
- Gedrehtes Baumwollband
- Biologisch abbaubare Zellophantüten

51

Aufkleber, Clipart und Stempel

Wenn Sie die Etiketten für Ihre Pflegeprodukte am Computer erstellen möchten, können Sie aus einer großen Zahl an kreativen Softwareprodukten wählen. Nutzen Sie das große Angebot an Clipart und kunstvollen Schriftarten, die es kostenlos gibt. Schreibwarenläden haben meist eine große Auswahl an Etiketten in verschiedenen Oberflächen, Farben und Größen vorrätig. Wenn Sie einen handgemachten Look bevorzugen, finden Sie in Bastelgeschäften Ihres Vertrauens verschiedene Stempel und Tinte für Ihre Etiketten.

52

Aufmerksame Geschenkideen

- Verleihen Sie Geschenkverpackungen mit einigen Zweigen Rosmarin, Lavendelblüten, Zimtstangen oder getrockneten Rosen das gewisse Etwas.
- Arrangieren Sie verschiedene handgemachte Produkte in einem Terrakotta-Blumentopf – perfekt für begeisterte Gärtner.
- Sie nähen gerne? Dann bewahren Sie doch einfach größere Stoffreste auf, um darin Ihre Produkte zu verpacken.
- Wickeln Sie Ihr Produkt in ein neues Geschirrtuch und verknoten Sie es mit hübschem Bindfaden.
- Stecken Sie ein Glas mit Fußpflegesalbe in ein neues Paar leichter Socken und verzieren Sie das Ganze mit Geschenkband und einem dekorativen Anhänger.

3 Natürlich glänzendes Haar

Die Pflege Ihrer Haarpracht ist ganz einfach –
vertrauen Sie der natürlichen Schönheitspflege.
Ihr Haar wird es Ihnen danken, wenn Sie
zukünftig synthetische Chemikalien, aggressive
Sulfate und beschwerende Silikone meiden, und
es stattdessen mit natürlichen, pflanzlichen
Wirkstoffen von den Wurzeln bis in die Spitzen
nähren. Viel Spaß auf den folgenden Seiten mit
den verschiedenen, luxuriösen Haarpflege-
rezepten für Reinigung, Pflege und Schutz.

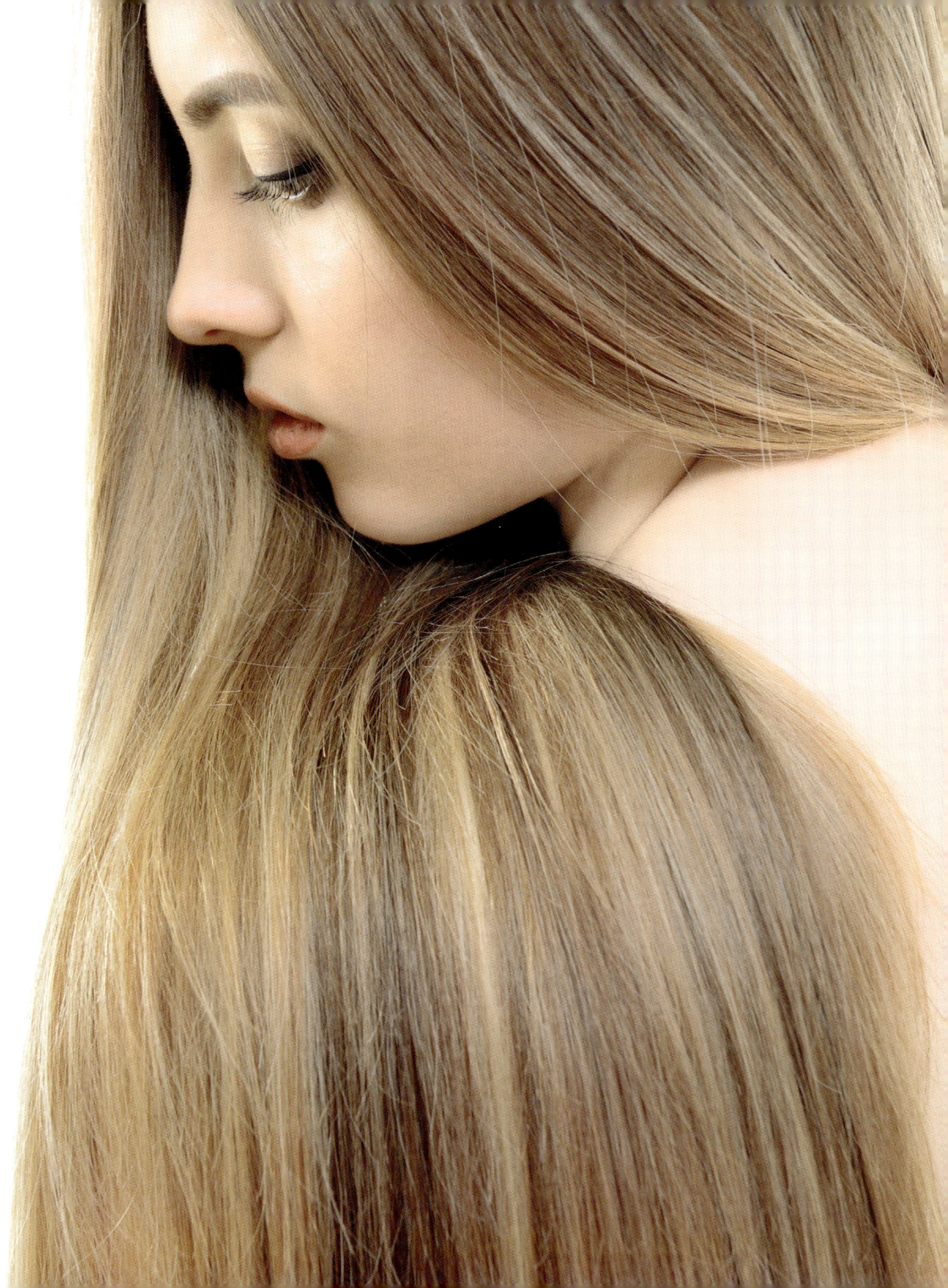

Natürliche Haarpflege

Wenn Sie Ihrem Haar bei der Pflege genug Sorgfalt und Aufmerksamkeit widmen, wird es nicht nur dauerhaft gesund, sondern auch wunderschön sein. Das Beste, was Sie für Ihr Haar tun können, ist, es mit natürlichen Mitteln zu pflegen und konventionelle Produkte zu meiden, da diese meist scharfe Chemikalien, Stoffe auf Erdölbasis, Sulfate, synthetische Farben und andere möglicherweise schädliche Inhaltsstoffe enthalten. Gönnen Sie Ihrem Haar den natürlichen Pflegekick!

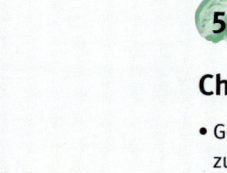

55

Chlor bekämpfen

- Gechlortes Wasser kann Ihrem Haar verheerende Schäden zufügen. Bauen Sie am besten einen Wasserfilter für die Dusche ein, um scharfe Chemikalien herauszufiltern, bevor diese Ihr Haar und Ihre Haut erreichen.
- Geben Sie vor dem Schwimmen eine großzügige Menge Haaröl oder Serum auf Haar und Kopfhaut, um sie vor scharfen Chemikalien und Chlor zu schützen. Nach Bedarf neu auftragen.

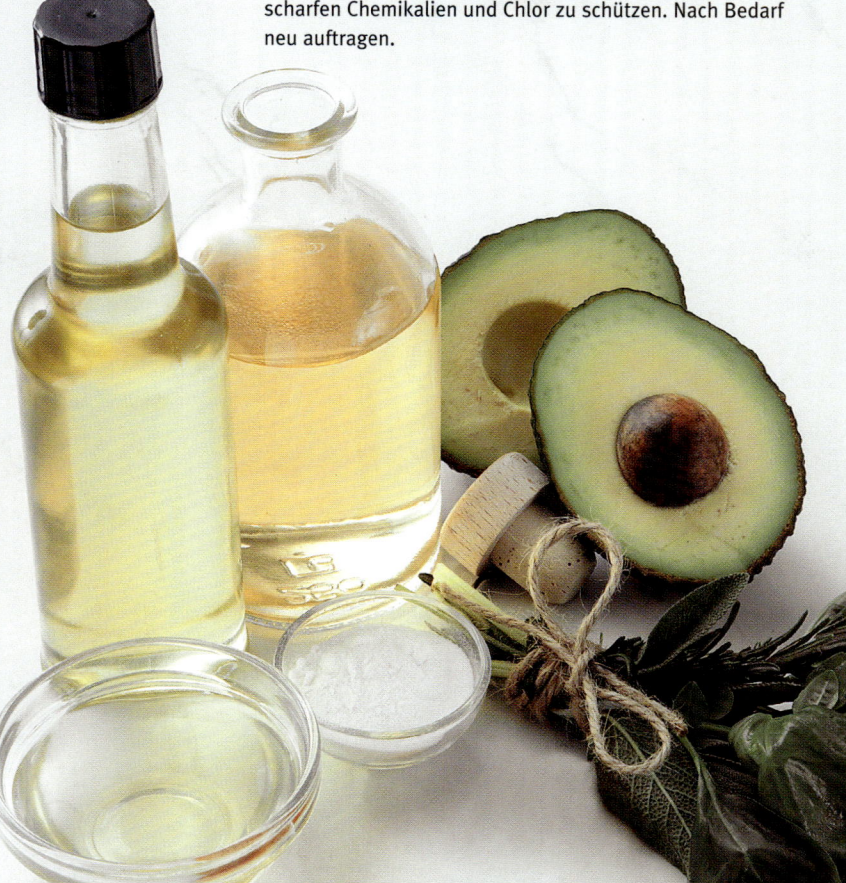

54

Natürliche versus konventionelle Haarpflegeprodukte aus dem Handel

Natürliche Produkte: Natürliche Haarpflege und Stylingprodukte werden oft aus den unten aufgeführten pflanzlichen Inhaltsstoffen hergestellt. Diese verleihen dem Haar Feuchtigkeit, glätten die Schuppenschicht, verstärken den natürlichen Glanz, schützen vor Spliss, machen das Haar geschmeidiger, kräftiger, und schützen vor freien Radikalen. Darüber hinaus erscheint Ihr Haar voller, dicker und gesünder.

- Natürliche Pflanzenöle
- Natürliche Pflanzenextrakte
- Natürliche ätherische Öle
- Natürliche Planzenölseife
- Natron
- Natürliche Tonerden
- Apfelessig
- Pflanzliches Glycerin
- Früchte und Gemüse

Konventionelle Produkte: Diese Haarpflegeprodukte können fragwürdige Inhaltsstoffe enthalten, die Allergien und Unverträglichkeiten sowie geschädigte Haare und trockene Haut verursachen können, und im schlimmsten Fall möglicherweise Krebs erregen oder auf andere Art giftig sind! Einige davon sind außerdem mögliche Gefahren für die Umwelt! Es folgt eine Liste mit bedenklichen Inhaltsstoffe:

- Parabene
- Sulfate
- Silikone
- Synthetische Färbemittel
- Synthetische Duftstoffe
- Phtalate
- GVO (genetisch veränderte Organismen)
- Triclosan
- Propylenglycol
- PEG (Polyethylenglycol)
- Mineralöl

Wie Sie Ihre Haare am besten waschen

Sie werden feststellen, dass eine sanfte Haarwäsche ein paar Mal pro Woche ausreicht, um Haare und Kopfhaut sauber zu halten.

1. Machen Sie Ihre Haare mit warmem Wasser nass.

2. Geben Sie eine kleine Menge Shampoo auf die Handflächen und reiben Sie sie aneinander.

3. Massieren Sie das Shampoo von oben beginnend in die Kopfhaut und arbeiten Sie sich bis in die Haarspitzen vor. Massieren Sie es mindestens 2 Minuten lang ein, damit die pflanzlichen Bestandteile Zeit haben, Ihr Haar zu pflegen.

4. Spülen Sie Ihr Haar mit warmem Wasser aus und massieren Sie dabei die Kopfhaut, um die Durchblutung anzuregen.

5. Massieren Sie Ihre Kopfhaut 30 weitere Sekunden unter warmem Wasser.

6. Tupfen Sie Ihr Haar sanft mit einem Handtuch trocken.

Conditioner richtig anwenden

Ein leichter Conditioner nach einer sanften Wäsche spendet der Kopfhaut Feuchtigkeit und macht Ihr Haar bis zur nächsten Wäsche geschmeidig und leicht zu bändigen.

1. Während Ihr Haar noch feucht ist, geben Sie eine großzügige Menge Conditioner auf die Handflächen und reiben Sie diese aneinander.

2. Massieren Sie den Conditioner von den Spitzen aus in Haar und Kopfhaut.

3. 4-5 Minuten einwirken lassen und den Conditioner auswaschen.

4. (optional) Geben Sie eine kleine Menge Conditioner nur auf die Haarspitzen und lassen Sie ihn weitere 30 Sekunden einwirken, bevor Sie ihn ausspülen.

Intensivpflegekuren leicht gemacht

Wenn Sie Ihr Haar ein paar Mal im Monat mit einer Haarkur behandeln, wird dieses besonders gepflegt und die Kopfhaut geglättet.

1. Während Ihr gewaschenes Haar noch feucht ist, geben Sie eine großzügige Menge Haarkur auf die Handflächen und reiben Sie diese aneinander.

2. Massieren Sie die Haarkur von den Spitzen aus in Haar und Kopfhaut.

3. Kämmen Sie die Haarkur sanft von den Wurzeln bis zu den Spitzen ein.

4. Setzen Sie eine Duschhaube auf.

5. Lassen Sie die Kur mindestens 30 Minuten einwirken, idealerweise über Nacht.

6. Waschen Sie die Kur mit warmem Wasser aus.

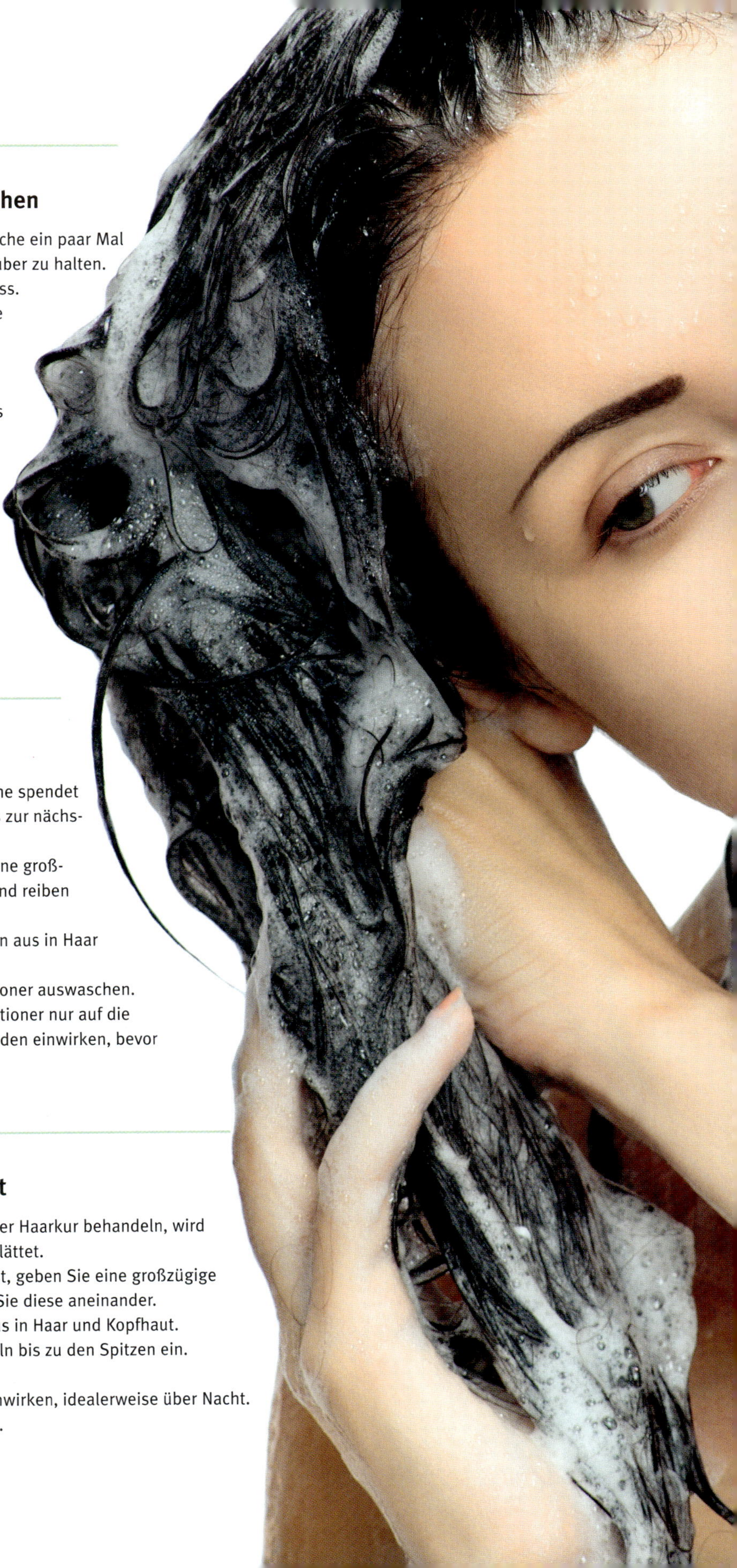

59

Tipps und Tricks für langes, gesundes Haar

Im Durchschnitt wachsen Haare bis zu 15 cm pro Jahr. Das Geheimnis von gesundem, gut aussehendem Haar ist eine Kombination aus Ernährung und Pflege. Folgen Sie diesen erprobten Tipps für schönes Haar.

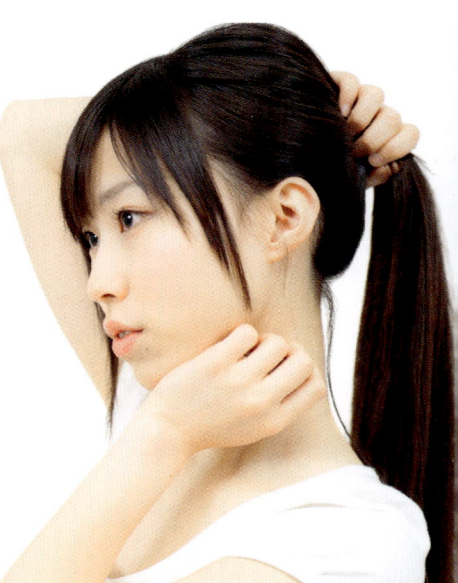

1. Ernähren Sie sich gesund. Achten Sie dabei auf Lebensmittel, die Omega-3-Fettsäuren, Vitamin E, Biotin, Kieselerde, Zink, Selen und Folsäure enthalten. Ziehen Sie auch in Betracht, zusätzlich Vitamin D in Form von Nahrungsergänzungsmitteln zu sich zu nehmen.
2. Reinigen Sie Ihr Haar sanft und nur wenn nötig.
3. Pflegen Sie Ihr Haar mindestens einmal die Woche mit Pflanzenölen und -extrakten, um die Follikel zu schützen.
4. Tragen Sie keine engen Pferdeschwänze und Frisuren, bei denen der Haaransatz straff gezogen wird.

5. Schneiden Sie die Haarspitzen alle paar Monate um ein paar Millimeter. So entfernen Sie Spliss und verhindern, dass die Haare stärker angegriffen werden.
6. Lassen Sie Ihr Haar an der Luft trocknen, anstatt es starker Hitze auszusetzen.
7. Vermeiden Sie die exzessive Verwendung heißer Styling-Geräte wie Lockenstab, Glätteisen etc.
8. Denken Sie daran, dass ein gesunder Mensch pro Tag im Durchschnitt bis zu 150 Haare verlieren kann – das ist völlig normal.

60

Die besten Inhaltsstoffe für die optimale Pflege Ihres Haartyps

Mit den passenden Inhaltsstoffen können Sie jeden Haartyp perfekt pflegen. In dieser Tabelle finden Sie die besten Inhaltsstoffe für Ihren individuellen Haartyp.

Haartyp	Öle	Ätherische Öle
Normal	Aprikose, Argan, Baobab, Borretschsamen, Traubenkern, Jojoba, Kukuinuss, Mandel	Zedernholz, Muskatellersalbei, Rosengeranie, Lavendel, Rosmarin, Sandelholz
Fettig	Aprikose, Argan, Haselnuss, Jojoba, Neem, Sesam, Sheanuss, Sonnenblume	Zypresse, Rosengeranie, Grapefruit, Lavendel, Zitrone, Orange, Minze, Rosmarin, Teebaum
Trocken	Mandel, Argan, Avocado, Baobab, Rizinus, Kokosnuss, Nachtkerze, Macadamia, Sumpfblumensamen, Neem, Olive, Hagebuttensamen, Sojabohne, Tamanu, Weizenkeimöl	Karottensamen, Muskatellersalbei, Eucalyptus citriodora, Strohblume, Lavendel, Palmarosa, Patschuli, Rosmarin, Sandelholz
Chemisch behandelt & geschädigt	Argan, Avocado, Baobab, Borretsch, Leindotter, Rizinus, Nachtkerze, Hanfsamen, Macadamia, Olive, Granatapfel, Hagebutte, Sesam, Sojabohne, Vitamin E	Ringelblume, Karottensamen, Muskatellersalbei, Zypresse, echte Kamille, Strohblume, Lavendel, Myrrhe
Drahtig & kraus	Argan, Avocado, Rizinus, Kokosnuss, Hanfsamen, Macadamia, Olive, Granatapfelkern, Hagebutte, Sheabutter, Vitamin E	Karottensamen, echte Kamille, Strohblume, Sandelholz, Teebaum

▼ Borretsch

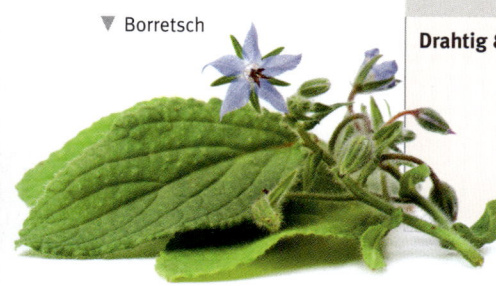

61

Wohltuende Kräuter für Ihre Haarpflege auswählen

Die Kräuter in der rechten Tabelle geben Glanz, verbessern die Geschmeidigkeit, pflegen, fördern das Wachstum und stärken den Haarschaft. Kombinieren Sie diese Kräuter zu einzigartigen Mischungen, zum Beispiel Ingwer und Pfefferminze für eine anregende und stimulierende Haarspülung. Thymian und Hamamelis reinigen fettiges Haar und fettige Kopfhaut besonders gut.

62

Zuviel des Guten

Ihr Haar mit 100 Bürstenstrichen täglich zu bürsten ist tatsächlich gar keine gute Idee. Das Haar wird gedehnt und gezogen, was zu Schäden und Spliss führen kann. Massieren Sie doch stattdessen Ihre Kopfhaut ein paar Minuten lang mit den Fingern, so regen Sie die Durchblutung an und entspannen Ihren Geist.

PROBIEREN SIE ES AUS

Klassische Locken gefällig? Greifen Sie zu Lockenwicklern aus Schaumstoff anstatt Thermo-Lockenwicklern. Dies ist eine sanftere Methode, schöne Wellen und Locken zu erzielen, da sie ohne Hitze auskommt.

Kräuter	Botanischer Name
Aloe vera	*Aloe vera*
Basilikum	*Ocimum basilicum*
Beinwurz	*Symphytum officinale*
Bockshornklee	*Trigonella foenum-graecum*
Brennnessel	*Urtica dioica*
Brunnenkresse	*Nasturtium officinale*
Hamamelis	*Hamamelis virginiana*
Henna	*Lawsonia inermis*
Hibiskus	*Hibiscus sabdariffa*
Ingwer	*Zingiber officinale*
Kamille	*Matricaria chamomilla*
Kassia	*Cinnamomum burmannii*
Klette	*Arctium lappa*
Königskerze	*Verbascum densiflorum*
Lavendel	*Lavandula intermedia, L. pendunculata, L. officinalis und L. angustifolia*
Leinsamen	*Linum usitatissimum*
Löwenzahn	*Taraxacum officinale*
Nelke	*Syzygium aromaticum*
Pfefferminze	*Mentha x piperita*
Ringelblume	*Calendula officinalis*
Rosmarin	*Rosmarinus officinalis*
Saat-Hafer	*Avena sativa*
Salbei	*Salvia officinalis*
Schachtelhalm	*Equisetum arvense*
Schafgarbe	*Achillea millefolium*
Schwarznuss	*Juglans nigra*
Süßholzwurzel	*Glycyrrhiza glabra*
Tee	*Camellia sinensis*
Thymian	*Thymus vulgaris*
Zitronengras	*Cymbopogon citratus*
Zitronenmelisse	*Melissa officinalis*

Shampoos

Shampoos sind ein wichtiger Schritt auf dem Weg zu saube-rem, glänzendem Haar. Sie entfernen Schmutz, Fett und Pro-duktrückstände. Die sanfte Reinigung von Haar und Kopfhaut kann schlaffes, lebloses Haar in blitzsauberes, glänzendes Haar verwandeln, bereit für jedes Styling. Anders als allge-mein angenommen, müssen Sie Ihre Haare nicht jeden Tag waschen. Ein paar Mal die Woche reicht aus, es sei denn Ihr Haar ist extrem fein bzw. sehr fettig. Eine zu häufige Haar-wäsche kann zu Spliss, trockener Kopfhaut und widerspens-tigen, ausgetrockneten Haar führen.

63

Verschiedene Shampoos auswählen und verwenden

Flüssigshampoos: Sie enthalten Tenside, die Fett, Schmutz und Gerüche von Kopfhaut und Haar entfer-nen. Natürliche Shampoos schäumen meist nicht so sehr wie konventionelle. Sie reinigen trotzdem un-glaublich gut. Flüssige Shampoos werden ins nasse Haar gegeben, von den Wurzeln zu den Spitzen ein-massiert und dann mit warmem Wasser ausgespült. Sie können diese ein paar Mal pro Woche verwenden.

Trockenshampoos: Sie eignen sich als schnelle Lö-sung für verschmutzte Haare. Trockenshampoos ent-halten kein Wasser und ausschließlich trockene Be-standteile wie Maismehl, Pfeilwurzpulver, Tonerde und sogar Reispulver. Eine kleine Menge wird auf die Kopfhaut gestreut und entweder einmassiert oder durchgekämmt, um Fett aufzunehmen, Schmutz zu entfernen und sogar für Volumen zu sorgen. Trocken-shampoos sind meistens mit duftenden ätherischen Ölen versetzt, um Gerüche zu entfernen. Sie können täglich verwendet werden.

Natron: In letzter Zeit wird es immer populärer, gar kein Shampoo zu verwenden. Natron reinigt und säubert das Haar, welches danach mit einer Kräuterspülung auf Essigbasis behan-delt wird, um den pH-Wert auszugleichen (siehe Seite 68-71). Mit Wasser vermischtes Natron (meist im Verhältnis 1:3) wird sanft in Haar und Kopfhaut massiert und dann mit warmem Wasser ausgespült. Da Natron sehr alkalisch ist, sollte diese Reinigungsmethode nur ein- oder zweimal pro Woche angewendet werden.

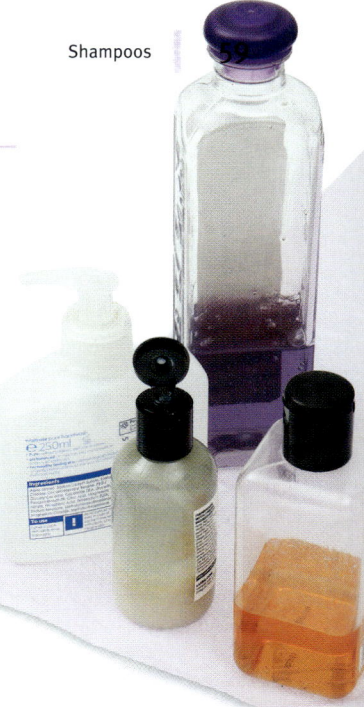

GUT ZU WISSEN

• Wenn Sie sich zu Beginn Ihrer Shampoo-Abstinenz entscheiden, Ihr Haar mit Natron zu waschen und mit einer Haarspülung auf Essigbasis zu spülen, werden Sie feststellen, dass Ihr Haar entweder sehr fettig oder sehr trocken wird. Bleiben Sie trotzdem dabei, bis sich Ihr Haar umgewöhnt hat und wieder im Gleichgewicht ist. Es kann bis zu eine Woche dauern, bevor positive Ergebnisse zu sehen sind.

• Shampoos aus Pflanzenseifen haben manchmal den Nebeneffekt, dass sich das Haar nur schwer kämmen lässt und trocken wirkt. Arbeiten Sie das Shampoo mit flachen Händen und leichtem Druck durch das Haar, anstatt es mit den Fingern einzumassieren. Auf diese Art bleibt Ihr Haar glatt, anstatt sich im nassen Zustand zu verknoten.

64

Die Verpackung

Tappen Sie nicht in die Falle eine riesige Menge an großartigen Shampoos und Co. herzustellen, ohne darüber nachzudenken, wie Sie diese lagern sollen. Bewahren Sie leere Shampoo- und Haarspülungsflaschen für Ihre handgemachten Produkte auf. Einfach auswaschen, gut spülen und mit einen Esslöffel Alkohol desinfizieren.

65

Ein einfaches flüssiges Shampoo herstellen

Flüssige Pflanzenseife, auch Kastilien-Seife genannt, gibt es seit langer Zeit. Dabei wird Öl (meist Olivenöl) mit Kaliumhydrochlorid, einem alkalischen Inhaltsstoff, verseift. Verdünnte flüssige Pflanzenseife eignet sich wunderbar, um Ihr Haar natürlich zu reinigen. Viele der verfügbaren flüssigen Pflanzenseifen enthalten auch natürliche ätherische Öle wie Orange, Zitrone, Limette, Pfefferminze und sogar Eukalyptus. Die Zugabe ätherischer Öle verleiht dem Shampoo einen frischen Duft und zum Teil auch eine anregende Wirkung, wie z. B. bei Pfefferminzseife.

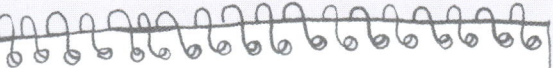

Inhaltsstoffe:
• *240 ml Wasser*
• *80 ml flüssige Kastilien-Seife*
Ergibt *etwa 320 ml*

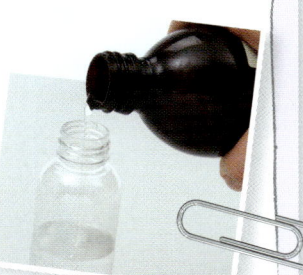

Beide Inhaltsstoffe in eine Flasche füllen und gut vermischen.

Anwendung: Eine kleine Menge auf das nasse Haar geben. Mit warmem Wasser ausspülen.

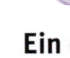

66

Ein einfaches Trockenshampoo herstellen

Trockene, gemahlene, natürliche Inhaltsstoffe wie Reispulver, Pfeilwurzpulver, Maismehl, Hafermehl, Tapiokastärke, Kaolin, Kakaopulver, Schachtelhalm-Pulver, Iriswurzel-Pulver und Natron können mit kleinen Mengen ätherischer Öle vermischt verwendet werden, um das Haar ohne den Einsatz von Wasser zu reinigen und voller wirken zu lassen.

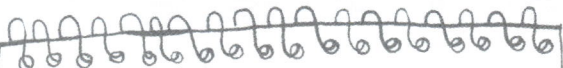

Inhaltsstoffe:
• *30 g Pfeilwurzpulver*
• *1 Esslöffel Natron*
• *20 Tropfen ätherisches Öl*
Ergibt *etwa 40 g*

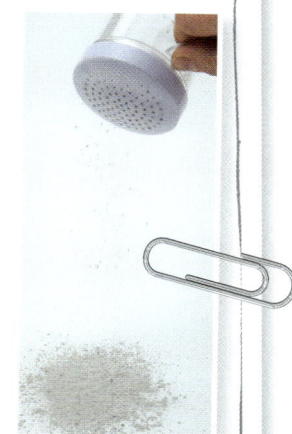

Alle Inhaltsstoffe in einen Mixer oder eine Küchenmaschine geben und gut vermischen. In einen verschließbaren Zuckerstreuer umfüllen.

Anwendung: Einen Teelöffel davon auf Ihr Haar streuen. Mit den Fingern in Kopfhaut und Haarwurzeln massieren. Die Haare mit einer Bürste gleichmäßig bürsten. Nach Wunsch stylen.

Rezepte:
Sechs der besten Haarreiniger

67

Reinigendes Lavendel- & Grapefruit-Volumenshampoo für fettiges Haar

Ergibt etwa 250 ml
Für normales und fettiges Haar

Beginnen Sie den Tag mit dem aromatischen Duft von Lavendel und Grapefruit, während Sie Ihr Haar sanft reinigen, um ihm Volumen und Sprungkraft zu verleihen.

120 ml flüssige Kastilien-Seife
60 ml Hamamelisextrakt
60 ml Lavendelblütenwasser
1 Esslöffel feines Meersalz
2 Esslöffel Rosmarintinktur
60 Tropfen ätherisches Lavendelöl
30 Tropfen ätherisches Grapefruitöl

1. Messen Sie die Inhaltsstoffe ab, füllen Sie diese in eine Flasche und schütteln Sie alles gut durch, um das Meersalz aufzulösen. Im Kühlschrank aufbewahren und innerhalb von 2 Wochen verbrauchen.

Anwendung: Die Flasche gut schütteln. Eine kleine Menge auf das nasse Haar geben und sanft von den Wurzeln bis in die Spitzen massieren. Mit warmem Wasser gründlich ausspülen und nach Wunsch wiederholen. Dieses Shampoo bildet nicht so viel Schaum wie ein konventionelles, schäumendes Shampoo. Im Anschluss einen Conditioner verwenden.

68

Reinigendes Kletten- & Ingwer-Shampoo gegen schuppige Kopfhaut

Ergibt etwa 250 ml
Für juckende, schuppige Kopfhaut und trockenes Haar

Reinigen und beleben Sie Haar und Kopfhaut mit diesem natürlichen Shampoo aus Pfefferminz- und Teebaumöl, Apfelessig, Klettensamen und frisch geriebenem Ingwer.

120 ml Apfelessig
1 Esslöffel gemahlene Klettensamen
2 Teelöffel frisch geriebener Ingwer
120 ml flüssige Kastilien-Seife
2 Esslöffel Arganöl
30 Tropfen ätherisches Teebaumöl
10 Tropfen ätherisches Palmarosaöl
10 Tropfen ätherisches Muskatellersalbei-Öl
5 Tropfen ätherisches Pfefferminzöl

1. Geben Sie Apfelessig, Klettensamen und geriebenen Ingwer in einen kleinen Topf mit einem gut schließenden Deckel.
2. Bei niedriger Hitze 1 Stunde lang köcheln lassen.
3. Von der Flamme nehmen und mit verschlossenem Deckel etwa 1 Stunde bis auf Raumtemperatur abkühlen lassen.
4. Die Flüssigkeit in eine Flasche filtern.
5. Die flüssige Kastilien-Seife, das Arganöl und die ätherischen Öle hinzugeben. Gut schütteln.

Anwendung: Die Flasche gut schütteln. Eine kleine Menge auf das nasse Haar geben und sanft von den Wurzeln bis in die Spitzen massieren. 2 Minuten einwirken lassen. Mit warmem Wasser gründlich ausspülen und nach Wunsch wiederholen. Dieses Shampoo bildet nicht so viel Schaum wie ein konventionelles schäumendes Shampoo. Im Anschluss einen Conditioner verwenden.

69

Exquisites Haarpuder mit Damaszenerrosenduft

Ergibt etwa 280 g
Für jedes Haar

Ein erfrischender Reiniger, den Sie zwischen den Haarwäschen anwenden können, um Ihrem Haar Volumen zu verleihen oder trockenem Haar schnell Glanz zu verleihen. Eine geringe Menge dieses wunderbaren, erfrischenden Haarpuders auf das Haar gestreut, nimmt Fett auf und verleiht Ihrem Haar einen angenehmen Rosenduft.

60g Pfeilwurzpulver
2 Esslöffel Kaolin Tonerde
2 Esslöffel Natron
1 Esslöffel Reispulver
12 Tropfen ätherisches Rosenöl

1. Alle Inhaltsstoffe in einen Mixer oder eine Küchenmaschine geben und gut vermischen. In einen verschließbaren Zuckerstreuer umfüllen.

Anwendung: Einen Teelöffel davon auf Ihr Haar streuen. Mit den Fingern in Kopfhaut und Haarwurzeln massieren. Die Haare mit einer Bürste gleichmäßig bürsten. Nach Wunsch stylen.

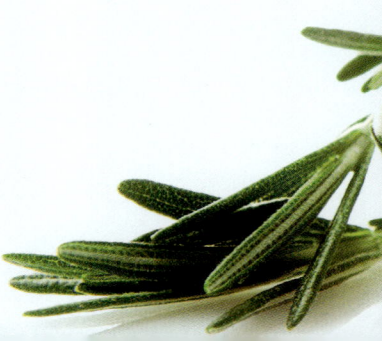

70

Süßduftendes Kakao- & Vanillepuder für dunkles Haar

Ergibt etwa 75 g
Für dunkles Haar

Ein erfrischendes, angenehm duftendes Haarpuder. Das Kakaopulver unterstützt die natürliche Farbe und Schönheit dunkler Haare.

30g Kakaopulver
30 g Maismehl
2 Esslöffel Natron
40 Tropfen Vanille Absolue

1. Alle Inhaltsstoffe in einen Mixer oder eine Küchenmaschine geben und gut vermischen. In einen verschließbaren Zuckerstreuer umfüllen.

Anwendung: Einen Teelöffel davon auf Ihr Haar streuen. Mit den Fingern in Kopfhaut und Haarwurzeln massieren. Die Haare mit einer Bürste gleichmäßig bürsten. Nach Wunsch stylen.

71

Rosmarin- & Minze-Kräutershampoo

Ergibt etwa 350 ml
Für jedes Haar

Dieses bemerkenswerte, reinigende Shampoo lässt Ihr Haar gesund, glänzend und strahlend aussehen. Jojoba- und Sumpfblütenöl kräftigen die Haarfollikel. Ätherisches Öl von Rosmarin und Grüner Minze unterstützt die gesunde Kopfhaut und riecht großartig!

120 ml flüssige Kastilien-Seife
60 ml Aloe-Vera-Gel
60 ml Kamillenblütenwasser
2 Esslöffel pflanzliches Glycerin
1 Esslöffel Beinwurztinktur
1 Esslöffel Rosmarintinktur
1 Esslöffel Ringelblumentinktur
1 Esslöffel feingemahlenes Meersalz
1 Esslöffel Jojobaöl
1 Esslöffel Wiesenschaumkrauttinktur
1 Teelöffel Vitamin-E-Öl
40 Tropfen ätherisches Rosmarinöl
20 Tropfen ätherisches Öl der grünen Minze

1. Alle Inhaltsstoffe abmessen, in eine Flasche füllen und gut schütteln, um das Meersalz aufzulösen. Im Kühlschrank aufbewahren und innerhalb von 2 Wochen verbrauchen.

Anwendung: Die Flasche gut schütteln. Eine kleine Menge auf das nasse Haar geben und sanft von den Wurzeln bis in die Spitzen massieren. Mit warmem Wasser gründlich ausspülen und nach Wunsch wiederholen. Dieses Shampoo bildet nicht so viel Schaum wie ein konventionelles schäumendes Shampoo. Im Anschluss einen Conditioner verwenden.

72

Klärendes Trockenshampoo aus Muskatellersalbei, Hafer & Natron

Ergibt etwa 115 g
Für jedes Haar

Bei diesem Shampoo dient das Natron dazu, das Haar zu reinigen und die Kopfhaut einem leichten Peeling zu unterziehen. Das beruhigende Hafermehl lindert und schützt und das ätherische Muskatellersalbeiöl bringt die Kopfhaut wieder ins Gleichgewicht.

4 Esslöffel Natron
2 Esslöffel fein gemahlenes Hafermehl
40 Tropfen ätherisches Muskatellersalbei-Öl

1. Alle Inhaltsstoffe in einen Mixer oder eine Küchenmaschine geben und gut vermischen. In eine verschließbare Streudose umfüllen.

Anwendung: Eine großzügige Menge davon auf das nasse Haar streuen und in Kopfhaut und Haarwurzeln massieren. 2 Minuten einwirken lassen und mit warmem Wasser ausspülen. Mit der üblichen Pflege abrunden.

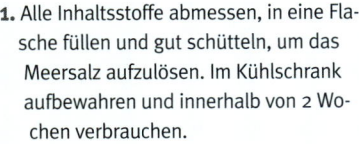

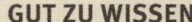

Conditioner, Kuren & Co.

Diese Pflegewunder enthalten feuchtigkeitsspendende Pflanzenöle und stellen die Geschmeidigkeit und den Glanz wieder her, die von Shampoos manchmal mit abgewaschen werden. Sie sorgen für weiches, gebändigtes Haar, das sich leicht kämmen und stylen lässt. Selbst widerspenstige Kräusellocken verwandeln sie in einen seidigen, intensiv gepflegten Schopf.

GUT ZU WISSEN

Bei sehr feinem oder fettigem Haar geben Sie den Conditioner nur in die Haarspitzen und nicht in den Haaransatz. So verhindern Sie, dass Ihr Haar zu schwer wird.

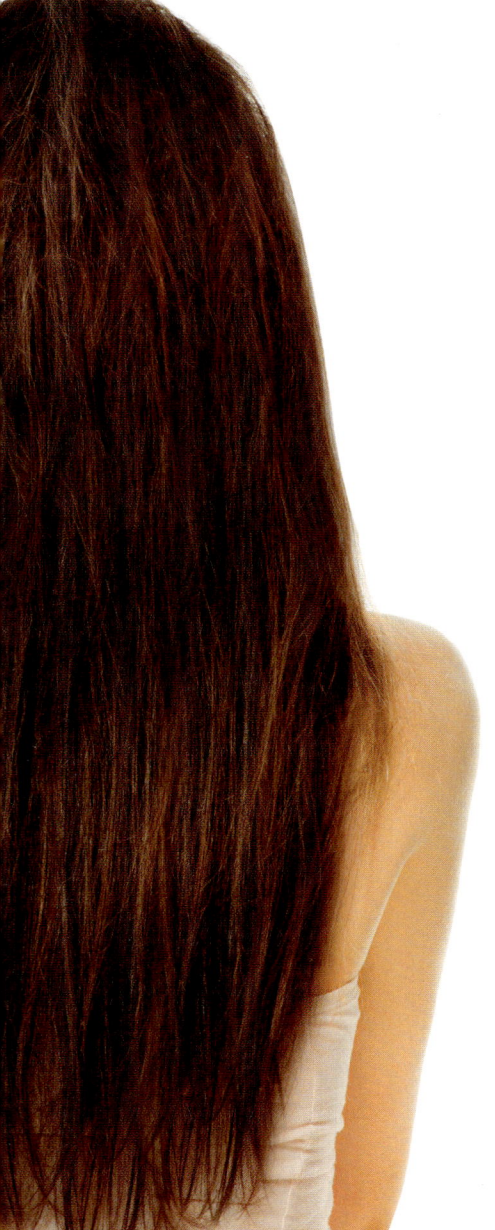

73

Conditioner, Kuren & Co. auswählen und anwenden

Conditioner: Sie dienen dem Schutz der Haarfarbe, verleihen Feuchtigkeit, glätten die Schuppenschicht, wirken gegen Frizz (fliegendes Haar) und lösen verknotetes Haar. Sie werden nach der Reinigung angewendet. Einfach den Conditioner von den Wurzeln bis zu den Spitzen einmassieren. Conditioner werden häufig für ca. 3 Minuten im Haar belassen und dann mit warmem Wasser ausgespült.

Haarkuren und -packungen: Sie verwöhnen Ihr strapaziertes Haar, wirken gegen Spliss, verstärken Locken, pflegen die Kopfhaut und geben sehr feinem Haar zusätzliches Volumen. Sie enthalten eine große Menge an pflegenden Ölen, die sich glättend um den Haarschaft legen, ihn durchdringen und das Haar wieder ins Gleichgewicht bringen.

Conditioner ohne Ausspülen: Damit besprühen Sie Ihr Haar oder Sie massieren ihn nach der Haarwäsche ein. Conditioner ohne Ausspülen verbessern die Haaroberfläche und erleichtern das Kämmen und Stylen.

Haaröle und -seren: Dabei handelt es sich um sehr konzentrierte reine Pflanzenöle und -extrakte. Es sind Rezepte ohne Wasser, die aus pflegenden Pflanzenölen und ätherischen Ölen bestehen, Feuchtigkeit spenden, das Haar glätten, gegen Spliss wirken und dem Haar erstaunlichen Glanz verleihen. Sehr häufig sind solche Öle mit pflegenden Kräutern versetzt, wie Klettenwurzel und Rosmarin. Haaröle sind stark konzentriert und daher sehr ergiebig!

74

Weniger ist mehr

Haaröle und -seren sind stark konzentriert und können das Haar beschweren, wenn zu viel davon verwendet wird. Geben Sie einen kleinen Tropfen auf die Handflächen und reiben Sie diese aneinander. Massieren Sie damit sanft die Haarspitzen und arbeiten Sie sich dann durch die Längen nach oben. Kämmen Sie Ihr Haar mit einer weichen Bürste, um die Öle gleichmäßig zu verteilen.

75

Ungewöhnliche Lösungen

• Mayonnaise eignet sich tatsächlich zur Haarpflege. Geben Sie einen Esslöffel oder zwei ins nasse Haar, lassen diese 5 Minuten einwirken und schamponieren Sie Ihr Haar wie gewöhnlich.
• Sie sind unterwegs und haben mit fliegenden Haaren zu kämpfen? Greifen Sie einfach zu Ihrer Handcreme. Geben Sie eine kleine Menge auf die widerspenstigen Haare, damit sie liegen bleiben.

Einen einfachen, natürlichen Conditioner herstellen

Inhaltsstoffe:
- *2 Esslöffel Jojobaöl*
- *2 Teelöffel Emulgierwachs NF*
- *½ Teelöffel Stearinsäure*
- *½ Teelöffel flüssiges Lecithin*
- *120 ml destilliertes Wasser*
- *30 Tropfen ätherisches Lavendelöl*

Ergibt etwa 160 ml

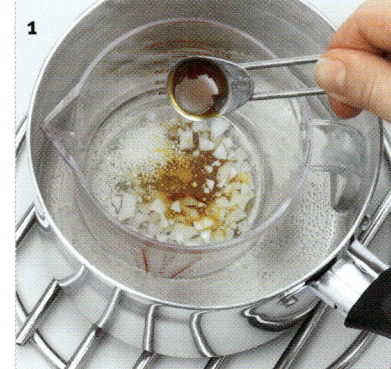

1. Das Jojobaöl, das Emulgierwachs, die Stearinsäure und das flüssige Lecithin in einen hitzebeständigen Messbecher geben. Den Messbecher in ein heißes Wasserbad stellen.

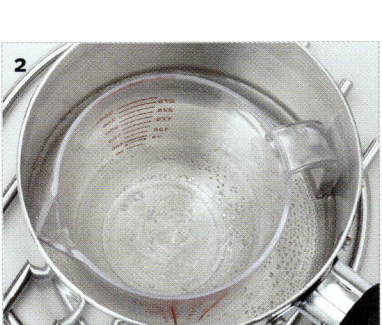

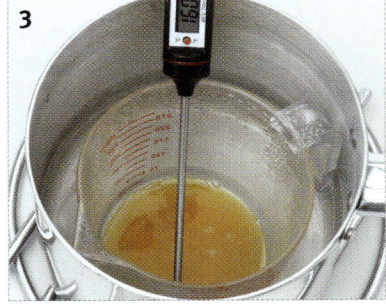

2. Das destillierte Wasser in einen weiteren hitzebeständigen Messbecher geben. Stellen Sie auch diesen Messbecher in ein heißes Wasserbad.

3. Beide Mischungen auf eine Temperatur von 71° C erhitzen, bis Öl und Wachs verschmolzen sind. Beide Messbecher vorsichtig aus dem heißen Wasserbad nehmen.

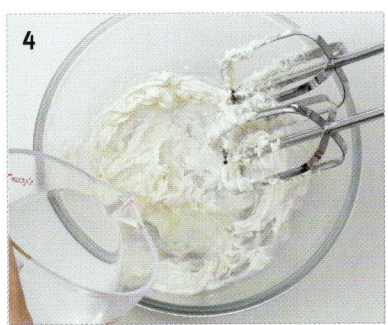

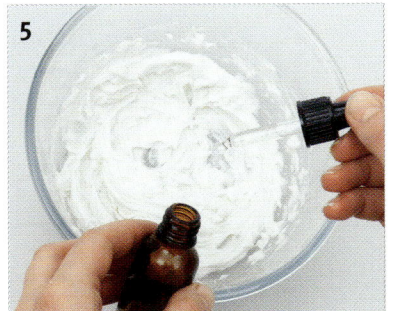

4. Die Öl-Wachs-Mischung in eine Rührschüssel geben und mit einem Handrührgerät auf der kleinsten Stufe vermischen. Dann das Wasser auf der kleinsten Stufe in die Öl-Wachs-Mischung einarbeiten. Mit der höchsten Stufe 5 Minuten lang vermischen oder bis die Temperatur weniger als 38° C beträgt.

5. Das ätherische Lavendelöl hinzugeben und erneut auf der höchsten Stufe für weitere 5 Minuten mischen. Die Mischung in eine geeignete saubere Flasche umfüllen. Im Kühlschrank aufbewahren und innerhalb von zwei Wochen verbrauchen.

Anwendung: Nach der Haarwäsche einwirken lassen und mit warmem Wasser gut ausspülen.

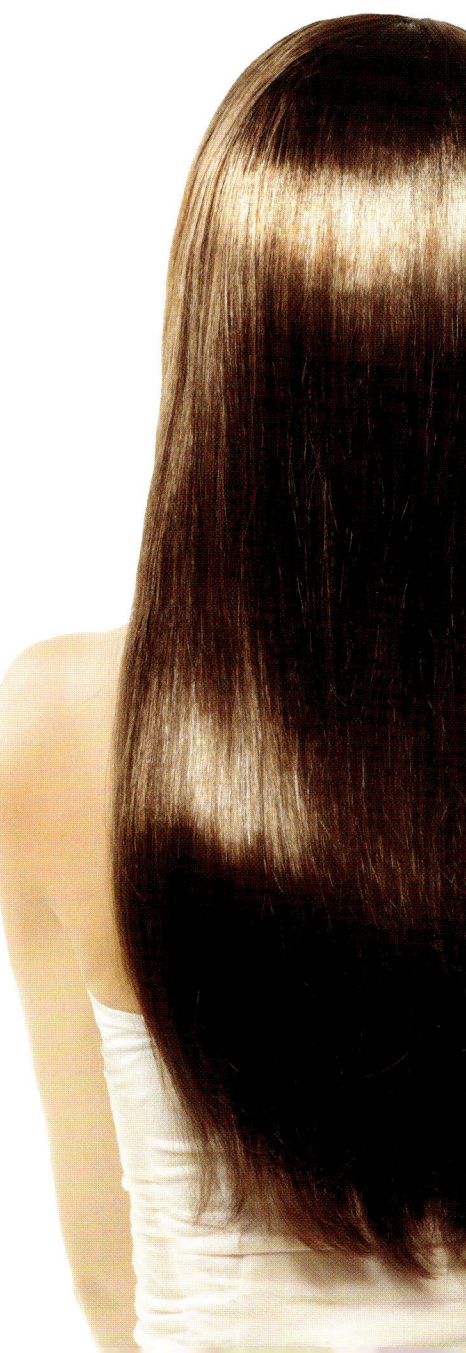

Rezepte:
Zwölf der besten Conditioner, Kuren & Co.

Honig- & Salbei-Conditioner

Ergibt etwa 175 ml
Für jedes Haar

Kräftigen Sie Ihr Haar mit diesem Honig- & Salbei-Conditioner. Mandelöl schützt und pflegt die Haarfollikel und Salbei sorgt für einen frischen Duft.

2 Esslöffel Mandelöl
2 Teelöffel Emulgierwachs NF
½ Teelöffel Stearinsäure
½ Teelöffel flüssiges Lecithin
120 ml destilliertes Wasser
1 Esslöffel Honig
⅛ Teelöffel Xanthangummi-Pulver
30 Tropfen ätherisches Salbeiöl

1. Das Mandelöl, das Emulgierwachs, die Stearinsäure und das flüssige Lecithin in einen hitzebeständigen Messbecher geben.
2. Den Messbecher in ein heißes Wasserbad stellen.
3. Das destillierte Wasser mit Honig und Xanthangummi in einen weiteren hitzebeständigen Messbecher geben und in ein heißes Wasserbad stellen.
4. Beide Mischungen auf eine Temperatur von 71º C erhitzen, bis Öl und Wachs verschmolzen sind. Beide Messbecher vorsichtig aus dem Wasserbad nehmen.
5. Die Öl-Wachs-Mischung in eine Rührschüssel geben und mit einem Handrührgerät auf der kleinsten Stufe vermischen. Die Wassermischung auf der kleinsten Stufe 1 Minute lang in die Öl-Wachs-Mischung einarbeiten.
6. Dann auf der höchsten Stufe 5 Minuten vermischen oder bis die Temperatur weniger als 38º C beträgt.
7. Das ätherische Salbeiöl hinzugeben und auf der höchsten Stufe für weitere 5 Minuten mischen.
8. Die Mischung in eine geeignete gereinigte Flasche umfüllen. Im Kühlschrank aufbewahren und innerhalb von zwei Wochen verbrauchen.

Anwendung: Nach der Haarwäsche den Conditioner großzügig von den Wurzeln bis zu den Spitzen ins Haar geben und für 2-5 Minuten einwirken lassen. Mit warmem Wasser gut ausspülen.

Sonnenblumen- & Majoran-Maske für weiches Haar

Ergibt etwa 200 ml
Für trockenes, beschädigtes Haar

Diese pflegende Haarmaske macht Ihr Haar weicher und verleiht ihm jugendlichen Glanz. Verwöhnen Sie Ihr Haar mit diesen nährenden Pflanzenölen und genießen Sie den beruhigenden Duft von Majoran.

60 ml Sonnenblumenöl
3 Teelöffel Emulgierwachs NF
½ Teelöffel Stearinsäure
½ Teelöffel flüssiges Lecithin
120 ml destilliertes Wasser
⅛ Teelöffel Xanthangummi-Pulver
30 Tropfen ätherisches Majoranöl
1 Teelöffel Vitamin-E-Öl

1. Sonnenblumenöl, Emulgierwachs, Stearinsäure und das flüssige Lecithin in einen hitzebeständigen Messbecher geben.
2. Den Messbecher in ein heißes Wasserbad stellen.
3. Destilliertes Wasser und Xanthangummi ebenfalls im Wasserbad erhitzen.
4. Beide Mischungen auf eine Temperatur von 71º C erhitzen, bis Öl und Wachs zusammengeschmolzen sind. Beide Messbecher vorsichtig aus dem Wasserbad nehmen.
5. Die Öl-Wachs-Mischung in eine Rührschüssel geben und mit einem Handrührgerät auf der kleinsten Stufe vermischen. Die Wassermischung auf der kleinsten Stufe 1 Minute lang in die Öl-Wachs-Mischung einarbeiten.
6. Dann auf der höchsten Stufe weiter 5 Minuten mischen oder bis die Temperatur weniger als 38º C beträgt.
7. Das ätherische Majoranöl und das Vitamin-E-Öl hinzugeben und erneut auf der höchsten Stufe für weitere 5 Minuten mischen.
8. Die Mischung in eine geeignete gereinigte Flasche umfüllen. Im Kühlschrank aufbewahren und innerhalb von zwei Wochen verbrauchen.

Anwendung: Nach der Haarwäsche die Haarmaske von den Wurzeln bis zu den Spitzen ins Haar geben, 20-30 Minuten einwirken lassen und mit warmem Wasser ausspülen.

79

Pfefferminz- & Teebaumöl-Conditioner ohne Ausspülen

Ergibt etwa 300 ml
Für jedes Haar

Dieser belebende, prickelnde Conditioner verwandelt sogar die widerspenstigsten Haare in glänzendes, wunderschönes Haar. Sehr ergiebig!

2 Esslöffel Kokosöl
2 Esslöffel Jojobaöl
3 Teelöffel Emulgierwachs NF
½ Teelöffel Stearinsäure
½ Teelöffel flüssiges Lecithin
240 ml Pfefferminz-Blütenwasser
⅛ Teelöffel Xanthangummi-Pulver
20 Tropfen ätherisches Teebaumöl
5 Tropfen ätherisches Pfefferminzöl

1. Kokosöl, Jojobaöl, Emulgierwachs, Stearinsäure und flüssiges Lecithin in einen hitzebeständigen Messbecher geben.
2. Den Messbecher in ein heißes Wasserbad stellen.
3. Das Pfefferminz-Blütenwasser und Xanthangummi in einen weiteren hitzebeständigen Messbecher geben und in ein heißes Wasserbad stellen.
4. Beide Mischungen auf eine Temperatur von 71° C erhitzen, bis Öl und Wachs verschmolzen sind. Beide Messbecher vorsichtig aus dem Wasserbad nehmen.
5. Die Öl-Wachs-Mischung in eine Rührschüssel geben und mit einem Handrührgerät auf der kleinsten Stufe vermischen. Die Wassermischung auf der kleinsten Stufe 1 Minute lang in die Öl-Wachs-Mischung einarbeiten.
6. Dann auf der höchsten Stufe weiter 5 Minuten mischen oder bis die Temperatur weniger als 38° C beträgt.
7. Teebaumöl und Pfefferminzöl hinzugeben und erneut auf der höchsten Stufe für weitere 5 Minuten mischen.
8. Die Mischung in eine geeignete, gereinigte Flasche umfüllen. Im Kühlschrank aufbewahren und innerhalb von zwei Wochen verbrauchen.

Anwendung: Die Flasche gut schütteln. Nach der Haarwäsche eine kleine Menge des Conditioners ins handtuchtrockene Haar geben und einmassieren. Wie gewohnt stylen.

80

Feuchtigkeitsspendende Sirup-Maske

Ergibt eine Anwendung
Für trockenes Haar

Diese feuchtigkeitsspendende Haarmaske pflegt und beruhigt strapaziertes Haar.

120 g Rübensirup
1 Eigelb
60 g Avocado

1. Alle Zutaten zu einer dicken Paste vermischen.

Anwendung: Von den Wurzeln bis zu den Spitzen in das feuchte Haar massieren. Mit einer Duschhaube bedecken und 30 Minuten bis 1 Stunde einwirken lassen. Mit warmem Wasser und nach Wunsch mit Shampoo auswaschen.

81

Pflegende Haarspülung für Glanz und Spannkraft

Ergibt eine Anwendung
Für feines Haar

Diese einfache Haarspülung aus warmem Bier und Rum mit ein wenig Limettensaft verleiht Ihrem Haar Glanz und Spannkraft.

240 ml warmes Bier
2 Esslöffel Rum
1 Esslöffel Limettensaft

1. Alle Zutaten in einem Glas oder Becher gut vermischen.

Anwendung: Nach der Haarwäsche die Spülung langsam in Ihr Haar geben und von den Wurzeln bis zu den Spitzen einmassieren. 2 Minuten einwirken lassen und mit warmem Wasser ausspülen.

82

Pflegendes Öl für hungriges Haar

Ergibt etwa 60 ml
Für trockenes, beschädigtes, strapaziertes und krauses Haar

Dieses wunderbare und pflegende Haaröl enthält die Vitamine A, D und E und wird Ihr Haar jugendlich und gesund erhalten. Dieses Rezept enthält kein Wasser und ist sehr ergiebig.

1 Esslöffel Avocadoöl
1 Esslöffel Aprikosenkernöl
1 Esslöffel Weizenkeimöl
1 Esslöffel Olivenöl
10 Tropfen ätherisches Ylang-Ylang-Öl
10 Tropfen ätherisches Petitgrain-Öl
5 Tropfen ätherisches Neroli-Öl

1. Alle Zutaten in eine Tropfflasche geben. Die Flasche gut schütteln.

Anwendung: Mehrere Teelöffel in Ihr Haar massieren. Das Haar kämmen und 15 Minuten einwirken lassen. Wie gewohnt waschen und pflegen.

Meersalz-Spray für Struktur und Volumen

Ergibt etwa 200 ml
Für lockiges oder gewelltes Haar

Verleihen Sie Ihren wunderbaren Locken den ultimativen Beach Look. Dieses Spray verstärkt Struktur und Volumen natürlicher Locken und Wellen. Das verführerische Aroma von Jasmin und Rose verleiht Ihrem Haar einen sanften Duft.

180 ml Rosen-Blütenwasser
2 Esslöffel Epsomsalz
1 Esslöffel Wodka
6 Tropfen Jasmin, Absolue

1. Blütenwasser und Epsomsalz in einen kleinen Topf geben.
2. Auf sehr niedriger Flamme erhitzen, bis das Salz sich aufgelöst hat.
3. Auf Raumtemperatur abkühlen lassen.
4. Den Wodka in einen Zerstäuber füllen und das Jasminöl hinzugeben. Die Flasche schütteln, um alles zu vermischen.
5. Die Salzmischung in die Flasche dazugeben und gut schütteln. Im Kühlschrank aufbewahren und innerhalb von zwei Wochen verbrauchen.

Anwendung: Das Spray auf das saubere, handtuchtrockene Haar geben und dann an der Luft trocknen lassen. Bei häufiger Anwendung sollten Sie Ihr Haar regelmäßig mit einer Kur pflegen, damit das Salz es nicht austrocknet.

Heilendes und glättendes Serum für trockenes Haar

Ergibt etwa 30 ml
Für trockenes, beschädigtes und krauses Haar

Dieses Serum wirkt gegen Spliss, bringt abstehende, krause Haare unter Kontrolle und sorgt mit nur einer Anwendung für weiches, seidiges Haar.

3 Teelöffel Jojobaöl
1 Teelöffel Olivenöl
1 Teelöffel Nachtkerzenöl
½ Teelöffel Leinsamenöl
¼ Teelöffel Rizinusöl
2 Tropfen ätherisches Lavendelöl
2 Tropfen ätherisches Zedernholzöl
2 Tropfen ätherisches Rosmarinöl

1. Alle Zutaten in eine Tropfflasche geben. Die Flasche gut schütteln.

Anwendung: Ein paar Tropfen des Serums in den Handflächen anwärmen und in das feuchte oder trockene Haar massieren. Einen oder zwei Tropfen bei Bedarf in die Haarspitzen geben. Wie gewohnt stylen.

Harmonisierendes Haartonikum mit Neem und Ringelblume

Ergibt etwa 150 ml
Für normales, trockenes und beschädigtes Haar

Dieses wunderbare Tonikum ohne Ausspülen bringt die Kopfhaut ins Gleichgewicht und fördert das gesunde Haarwachstum. Neem ist ein häufig verwendeter Inhaltsstoff in indischen Haarpflegeprodukten.

60 ml destilliertes Wasser
1 Teelöffel Neemblattpulver
60 ml Ringelblumentinktur
2 Tropfen Rosmarintinktur
10 Tropfen ätherisches Myrrheöl
5 Tropfen ätherisches Ylang-Ylang-Öl

1. Das destillierte Wasser zum Kochen bringen und das Neemblattpulver hinzugeben. Den Topf mit einem gut schließenden Deckel bedecken.
2. Die Flüssigkeit auf Raumtemperatur abkühlen lassen und dann in eine bernsteinfarbene Glasflasche mit Deckel filtern.
3. Ringelblumentinktur, Rosmarintinktur und die ätherischen Öle hinzufügen. Gut schütteln. Im Kühlschrank aufbewahren und innerhalb von zwei Wochen verbrauchen.

Anwendung: Einige Tropfen des Haartonikums direkt auf die Kopfhaut geben und sanft einmassieren oder durchkämmen. 3–4 Mal pro Woche anwenden.

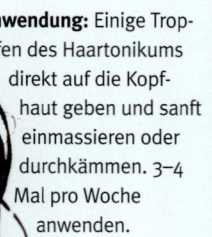

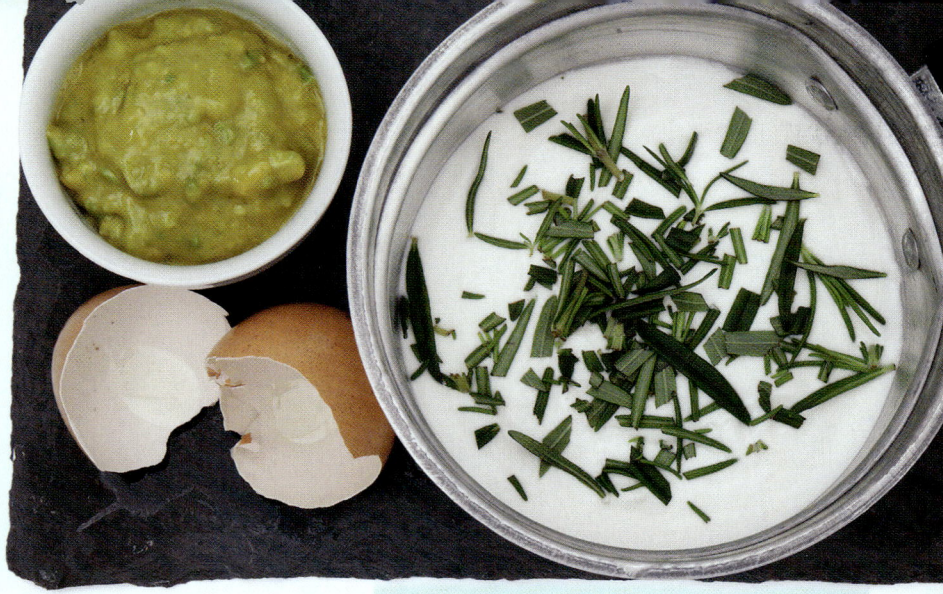

86

Haarbalsam mit Neroli & Zitrone

Ergibt etwa 60 ml
Für gesplisstes und statisch aufgeladenes Haar

Stehen Ihre Haare ab? Leiden Sie unter Spliss? Dann gönnen Sie sich diesen feuchtigkeitsspendenden und glättenden Haarbalsam mit dem verführerischen Duft von Orangenblüten und Zitronen. Schon mit einer geringen Menge können Sie Ihr widerspenstiges Haar eine lange Zeit bändigen!

2 Teelöffel geriebenes Bienenwachs
1 Esslöffel Kokosöl
2 Teelöffel Sheabutter
2 Teelöffel Mandelöl
2 Teelöffel Weizenkeimöl
¼ Teelöffel Vitamin-E-Öl
30 Tropfen ätherisches Orangenöl
10 Tropfen ätherisches Orangenblütenöl

1. Bienenwachs, Kokosöl, Sheabutter, Mandelöl und Weizenkeimöl in einen kleinen, hitzebeständigen Messbecher geben. Den Messbecher in ein heißes Wasserbad stellen.
2. Die Inhaltsstoffe auf kleiner Flamme schmelzen lassen. Von der Flamme nehmen, das Vitamin-E-Öl und die ätherischen Öle hineinrühren.
3. Die Mischung in einen hitzebeständigen Behälter mit Deckel umfüllen.

Für Glanz und Geschmeidigkeit: Eine kleine Menge des Balsams in die Handflächen massieren und sanft auf das trockene Haar geben.

Als Haarkur: Einige Teelöffel ins Haar massieren. Durchkämmen und 15 Minuten lang einwirken lassen. Wie gewohnt waschen und pflegen.

▲ Feuchtigkeitsspendende Avocado-Haarmaske für strahlenden Glanz und Kokosmilch- & Rosmarin-Haarmaske

87

Feuchtigkeitsspendende Avocado-Maske für strahlenden Glanz

Ergibt eine Anwendung
Für trockenes und geschädigtes Haar

Eine sehr intensive Feuchtigkeitspflege zur Regeneration trockener und geschädigter Haare.

2 Teelöffel Avocadoöl
60 g zerdrückte Avocado
2 Eigelb
20 Tropfen ätherisches Zitronenöl

1. Alle Inhaltsstoffe in einer kleinen Rührschüssel vermischen.

Anwendung: Auf das feuchte Haar geben und von den Wurzeln in die Spitzen massieren. Eine Duschhaube aufsetzen und die Maske 1 Stunde einwirken lassen. Wie gewohnt schamponieren.

88

Kokosmilch- & Rosmarin-Haarmaske

Ergibt etwa 180 ml
Für jedes Haar

Diese wunderbare Maske wirkt kräftigend mit pflegender Kokosmilch & Rosmarin.

180 ml ungesüßte Kokosmilch aus der Dose
3 Esslöffel frisch gehackte Rosmarinzweige
1 Teelöffel Vitamin-E-Öl

1. Kokosmilch und Rosmarinzweige in einen kleinen Topf mit Deckel geben. Bei niedriger Hitze 25 Minuten köcheln lassen, dabei häufig rühren, damit die Kokosmilch nicht anbrennt.
2. Die Kokosmilch in einen kleinen Glasbehälter filtern.
3. Das Vitamin-E-Öl einrühren.
4. Auf Raumtemperatur abkühlen lassen. Im Kühlschrank aufbewahren und innerhalb von zehn Tagen verbrauchen.

Anwendung: Das Haar normal waschen und mit dem Handtuch trocknen. Die Hälfte der Haarmaske einmassieren und ins Haar kämmen. Eine Duschhaube aufsetzen und die Maske mindestens 1 Stunde, idealerweise aber über Nacht einwirken lassen. Die Haare einige Minuten lang mit warmem Wasser auswaschen und dann wie üblich stylen.

Kräuter-Haarspülungen

Kräuterspülungen haben eine kräftigende Wirkung, werden meist aus Kräuteraufgüssen und -extrakten hergestellt und enthalten den Saft von Zitrusfrüchten oder Apfelessig, um den natürlichen pH-Wert auszugleichen. Sie enthalten keine Tenside, bilden keinen Schaum und eignen sich großartig, um stumpfes Haar von Ablagerungen, überschüssigem Öl und Gerüchen zu befreien. Einige Kräuterspülungen verstärken die natürliche Farbe Ihres Haars. Sie können mehrmals pro Woche angewendet werden und sind besonders bei Menschen beliebt, die kein Shampoo verwenden.

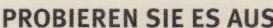

Kräuterspülungen lassen sich am besten mit einer Sprühflasche aufbringen. So können Sie Haar und Kopfhaut vollständig benetzen und die Spülung dann einmassieren. Kräuterspülungen müssen nicht ausgespült werden, außer sie enthalten den Saft von Zitrusfrüchten oder Essig.

89

Eine einfache Essig-Haarspülung herstellen

Inhaltsstoffe:
• *160 ml Wasser*
• *1 Esslöffel Apfelessig*
Ergibt 1 Anwendung

1. Beide Inhaltsstoffe in eine Sprühflasche geben.

Anwendung: Nach der Haarwäsche die Haarspülung auf das gesamte Haar aufsprühen und von den Wurzeln bis zu den Spitzen einmassieren. Einige Minuten einwirken lassen, dann auswaschen und wie gewohnt stylen.

90

Eine einfache Kräuter-Haarspülung herstellen

Inhaltsstoffe:
• *120 ml kochendes Wasser*
• *1 Esslöffel getrocknete Kräuter (in der Tabelle auf der gegenüberliegenden Seite finden Sie Vorschläge für die passenden Kräuter)*
Ergibt 1 Anwendung

1. Die Kräuter in einen Topf mit heißem Wasser geben. Die Flamme abstellen und einen Kräuteraufguss herstellen.
2. Auf Raumtemperatur abkühlen lassen, bevor Sie diesen in eine Sprühflasche umfüllen. Bitte beachten Sie, dass Wurzeln wie Beinwurz und Klettenwurzel länger ziehen müssen, am besten über Nacht.

Anwendung: Nach der Haarwäsche die Haarspülung auf das gesamte Haar aufsprühen und einmassieren. Einige Minuten einwirken lassen und dann nach Wunsch auswaschen oder im Haar belassen und wie gewohnt stylen.

PROBIEREN SIE ES AUS

• Fügen Sie Ihren Haarspülungen einige Tropfen ätherisches Öl hinzu. Teebaumöl eignet sich gut für eine schuppige Kopfhaut, Strohblume für trockenes Haar und schwarzer Pfeffer für fettiges Haar.

• Bei trockenem Haar oder trockener Kopfhaut können Sie einen Teelöffel Öl in Ihre Haarspülung geben und diese vor dem Ausspülen in die Kopfhaut massieren.

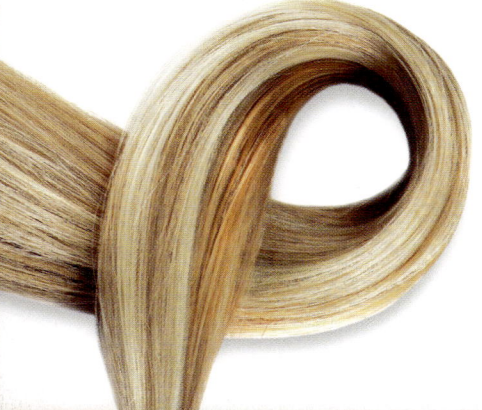
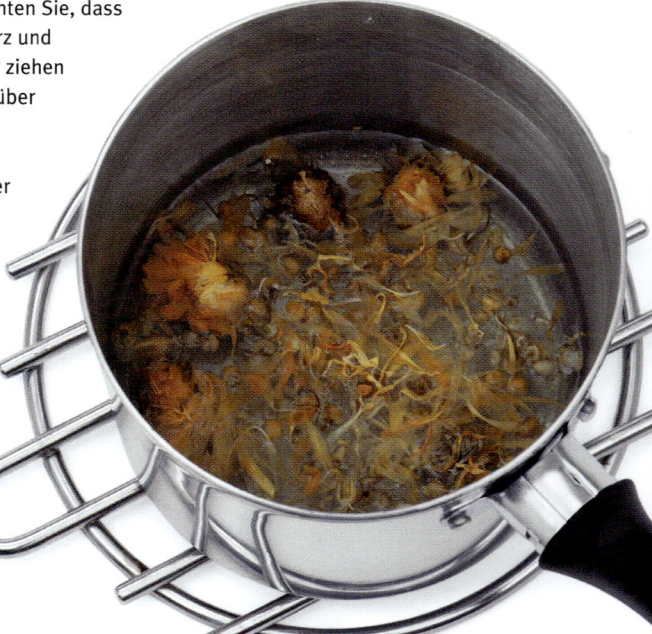

91

Kräuter für die Farbverstärkung auswählen

Eine Kombination dieser für Ihre Haarfarbe empfohlenen Kräuter
bewirkt eine dezente und pflegende Farbverstärkung.

Haarfarbe	Empfohlene Kräuter
Rot	Alkanna, Ringelblume, Zimt, Hibiskus, Wiesenklee, Hagebutte, Kurkuma
Braun	Schwarzer Tee, Schwarznussschalen, Nelken, Beinwurz, Brennnessel, Rosmarin, Salbei
Blond	Ringelblume, Kamille, Grapefruitschale, Zitronenschale, Königskerze, Haferstroh, Rhabarberwurzel

92

Die passenden Kräuter für Problemhaar auswählen

Behandeln und unterstützen Sie Problemhaar und empfindliche
Kopfhaut mit einer Kombination der folgenden Kräuter. So bekommen Sie eine gesunde Kopfhaut und gut frisierbare Haare.

Haarproblem	Recommended Herbs
Schuppige Kopfhaut	Klettenwurzel, Kamille, grüner Tee, Lavendel, Beifuß, Brennnessel, Oregano, Pfefferminze, Rosmarin, grüne Minze, Thymian
Dünner werdendes Haar	Basilikum, Beinwurz, Hopfen, Schachtelhalm, Lavendel, Brennnessel, Minze
Fettiges Haar & fettige Kopfhaut	Ringelblume, Schachtelhalm, Lavendel, Zitronenmelisse, Zitronenschale, Rosmarin, Hamamelis

93

Haarspülungen aufwerten

Ersetzen Sie das Wasser in einer Kräuterspülung mit der gleichen
Menge an pflegendem Blütenwasser (Hydrosol).

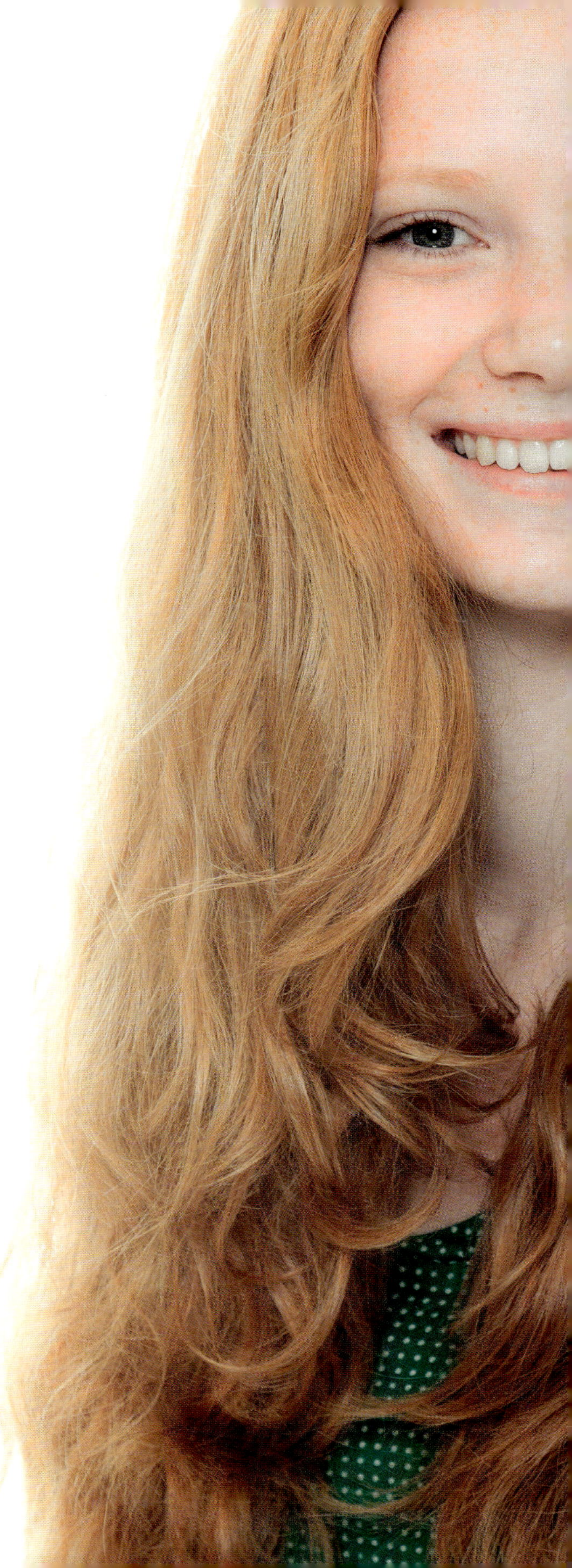

Rezepte:
Acht der besten Kräuter-Haarspülungen

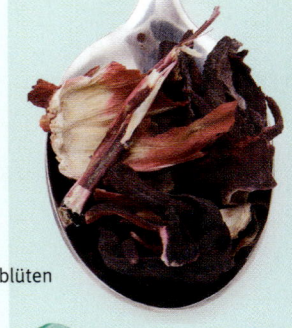

▶ Getrocknete Hibiskusblüten

 94

Limetten- & Kamillen-Haarspülung

Ergibt eine Anwendung
Für jedes Haar

Mit dieser frischen Haarspülung aus Limettensaft und Kamille verleihen Sie Ihrem Haar Glanz und Schwung.

*1 Esslöffel getrocknete
Kamillenblüten*
*1 Esslöffel getrockneter
Schachtelhalm*
*1 Esslöffel getrocknetes
Haferstroh*
240 ml kochendes Wasser
Saft einer frischen Limette

1. Die Kräuter in einen kleinen Topf geben und das kochende Wasser hinzugeben.
2. Den Topf mit einem Deckel bedecken und die Kräuter ziehen lassen. Auf Raumtemperatur abkühlen lassen.
3. Die Flüssigkeit aus dem Kräuteraufguss filtern und mit dem Limettensaft in eine Sprühflasche füllen.

Anwendung: Die gesamte Haarspülung nach dem Waschen ins Haar sprühen und einmassieren. Einwirken lassen und mit warmem Wasser ausspülen oder im Haar lassen und wie üblich stylen.

 95

Haarspülung für dunkles Haar mit Earl Grey & Espresso

Ergibt eine Anwendung
Für dunkles Haar

Diese wunderbare, farbunterstützende Haarspülung betont die natürlichen Highlights dunkler Haare.

240 ml kochendes Wasser
1 Teelöffel Schwarznussschalen
1 Teebeutel Earl Grey
2 Teelöffel Instant-Espresso-Pulver

1. Die Kräuter, den Teebeutel und das Espressopulver in das kochende Wasser geben und ziehen lassen, bis es Raumtemperatur erreicht hat.
2. Den Teebeutel entnehmen und die Haarspülung in eine Sprühflasche füllen.

Anwendung: Die gesamte Haarspülung nach dem Waschen ins Haar sprühen und bis auf die Kopfhaut einmassieren. 5 Minuten einwirken lassen, mit warmem Wasser ausspülen und wie üblich stylen.

 96

Haarspülung für blondes Haar mit Ringelblume & Kamille

Ergibt eine Anwendung
Für blondes Haar

Blondinen haben mit dieser farbverstärkenden Haarspülung jede Menge Spaß, da sie die natürlichen, goldenen Highlights betont.

240 ml kochendes Wasser
2 Esslöffel getrocknete Kamillenblüten
2 Esslöffel getrocknete Ringelblumenblüten
1 Teelöffel frisch geriebene Zitronenschale

1. Die Kräuter und die Zitronenschale in das kochende Wasser geben und ziehen lassen, bis die Mischung Raumtemperatur erreicht hat.
2. Die Flüssigkeit aus dem Kräuteraufguss filtern.
3. Die Haarspülung in eine Sprühflasche füllen.

Anwendung: Die gesamte Haarspülung nach dem Waschen ins Haar sprühen und einmassieren. Einwirken lassen und mit warmem Wasser ausspülen oder im Haar belassen und wie üblich stylen.

 97

Haarspülung für rotes Haar mit Hibiskus & Zimt

Ergibt eine Anwendung
Für rotes Haar

Ihr natürliches Rot wird mit dieser farbverstärkenden Haarspülung strahlen, denn sie hebt die natürliche Lieblichkeit von rotem Haar hervor.

240 ml kochendes Wasser
2 Esslöffel getrocknete Hibiskusblüten
1 Teelöffel getrocknete Ringelblumenblüten
2 Teelöffel getrocknete Hagebutten
1 Teelöffel gemahlene Zimtrinde

1. Die Kräuter und die Zimtrinde in das kochende Wasser geben und ziehen lassen, bis die Mischung Raumtemperatur erreicht hat.
2. Die Flüssigkeit aus dem Kräuteraufguss filtern.
3. Die Haarspülung in eine Sprühflasche füllen.

Anwendung: Die gesamte Haarspülung nach dem Waschen ins Haar sprühen und bis auf die Kopfhaut einmassieren. 5 Minuten einwirken lassen und mit warmem Wasser ausspülen oder im Haar belassen und wie üblich stylen.

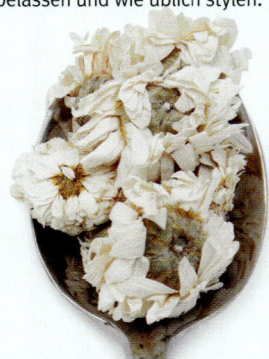

◀ Getrocknete Kamillenblüten

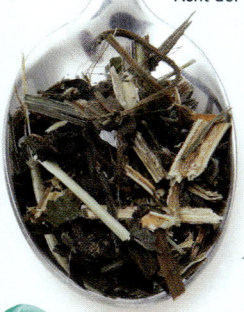

◄ Getrocknete Klettenwurzel

98

Kräuterspülung für normales Haar

Ergibt eine Anwendung
Für normal hair

Erhalten Sie Gesundheit Ihres Haars mit der Kraft von Apfelessig und Kräutern.

480 ml kochendes Wasser
3 Esslöffel Apfelessig
1 Teelöffel getrocknete Petersilie
1 Teelöffel getrockneter Rosmarin
1 Teelöffel getrockneter Schachtelhalm
1 Teelöffel getrocknetes Haferstroh

1. Das Wasser in einem kleinen Topf zum Kochen bringen. Essig und Kräuter hinzugeben, mit einem Deckel bedecken und die Flamme abstellen.
2. Den Kräuteraufguss ziehen lassen, bis er auf Raumtemperatur abgekühlt ist.
3. Die Flüssigkeit aus dem Kräuteraufguss filtern.
4. Die Haarspülung in eine Sprühflasche füllen.

Anwendung: Die gesamte Spülung in das gewaschene Haar einmassieren. Nach Belieben ausspülen oder im Haar belassen. Nicht trinken!

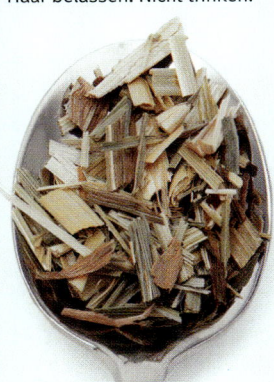

◄ Getrocknetes Haferstroh

99

Kräuterspülung für fettiges Haar

Ergibt eine Anwendung
Für fettiges Haar

Die Kombination aus Hamamelis und Apfelessig reinigt Haar und Kopfhaut und bringt die Ölproduktion unter Kontrolle.

480 ml kochendes Wasser
3 Esslöffel Apfelessig
1 Teelöffel getrocknete Zitronenmelisse
1 Teelöffel getrocknete Hamamelis
1 Teelöffel getrockneter Lavendel
1 Teelöffel getrocknete, gehackte Grapefruitschale
1 Teelöffel getrockneter Rosmarin

1. Das Wasser in einem kleinen Topf zum Kochen bringen. Essig und Kräuter hinzugeben, mit einem Deckel bedecken und die Flamme abstellen.
2. Den Kräuteraufguss ziehen lassen, bis er auf Raumtemperatur abgekühlt ist.
3. Die Flüssigkeit aus dem Kräuteraufguss filtern.
4. Die Haarspülung in eine Sprühflasche füllen.

Anwendung: Die gesamte Spülung in das gewaschene Haar einmassieren. Nach Belieben ausspülen oder im Haar belassen. Nicht trinken!

100

Kräuterspülung für trockenes Haar

Ergibt eine Anwendung
Für trockenes oder krauses Haar

Die beruhigenden Kräuter pflegen Kopfhaut und Haar.

480 ml kochendes Wasser
2 Esslöffel Apfelessig
1 Teelöffel getrocknete Ringelblume
1 Teelöffel getrocknete Kamille
1 Teelöffel getrockneter Klettenwurzel
1 Teelöffel getrockneter Salbei
1 Teelöffel getrocknete Königskerze
1 Teelöffel getrocknete Brennnessel
2 Teelöffel pflanzliches Glycerin

1. Das Wasser in einem kleinen Topf zum Kochen bringen. Essig und Kräuter hinzugeben, mit einem Deckel bedecken und die Flamme abstellen.
2. Den Kräuteraufguss ziehen lassen, bis er auf Raumtemperatur abgekühlt ist.
3. Die Flüssigkeit aus dem Kräuteraufguss filtern. Das pflanzliche Glycerin untermischen.
4. Die Haarspülung in eine Sprühflasche füllen.

Anwendung: Die gesamte Spülung in das gewaschene Haar einmassieren. Nach Belieben ausspülen oder im Haar belassen. Nicht trinken!

101

Kräuterspülung für strapaziertes, geschädigtes Haar

Ergibt eine Anwendung
Für strapaziertes oder geschädigtes Haar

Regenerieren Sie Ihr geschädigtes Haar mit dieser Haarspülung voller pflegender Kräuter.

480 ml kochendes Wasser
2 Esslöffel Apfelessig
1 Teelöffel getrocknete Ringelblume
1 Teelöffel getrocknete Eibischwurzel
1 Teelöffel getrockneter Klettenwurzel
1 Teelöffel getrocknete Königskerze
1 Teelöffel getrocknete Chiasamen
2 Teelöffel Rizinusöl

1. Das Wasser in einem kleinen Topf zum Kochen bringen. Essig und Kräuter hinzugeben, mit einem Deckel bedecken und die Flamme abstellen.
2. Den Kräuteraufguss ziehen lassen, bis er auf Raumtemperatur abgekühlt ist.
3. Die Flüssigkeit aus dem Kräuteraufguss filtern. Das Rizinusöl untermischen
4. Die Haarspülung in eine Sprühflasche füllen.

Anwendung: Die gesamte Spülung in das gewaschene Haar einmassieren. Nach Belieben ausspülen oder im Haar belassen. Nicht trinken!

4 Großartige Gesichtspflege

Natürliche Gesichtspflege auf pflanzlicher Basis kann dazu beitragen, Ihren perfekten Teint zu erhalten. Sie bietet allerdings auch eine exzellente und effektive natürliche Lösung für kleine Schönheitsfehler. Mit der Hilfe korrigierender Kräuter, wertvoller Öle und pflegender Pflanzenextrakte können Sie individuelle Produkte erschaffen, die gegen Zeichen der Hautalterung wirken, lästige Schönheitsfehler mildern, Poren tiefenreinigen und peelen oder gestresste und trockene Haut beruhigen, indem sie den Feuchtigkeitshaushalt regulieren.

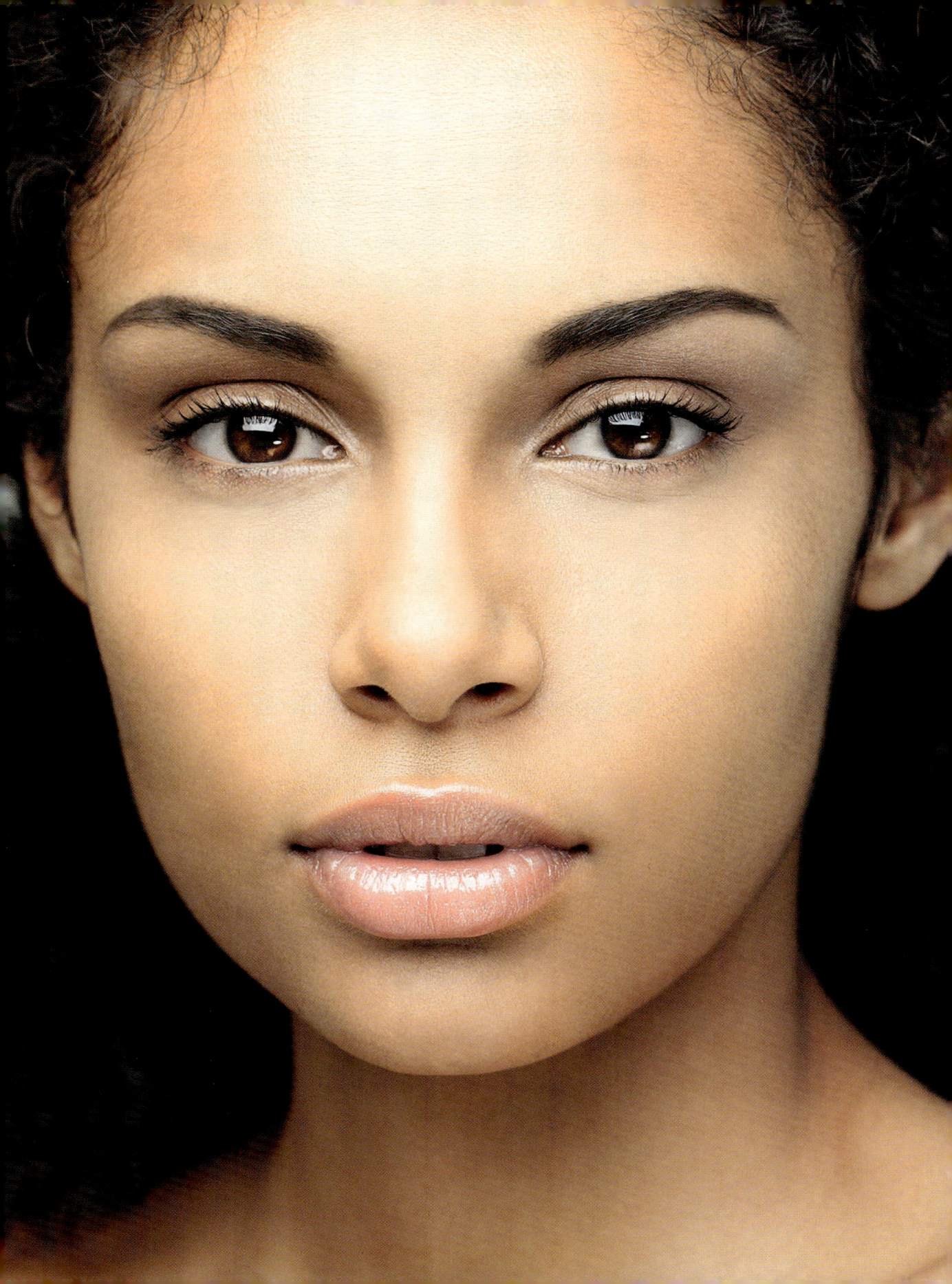

Gesichtsreinigung

Mit einer sanften Reinigung aus natürlichen pflanzlichen Bestandteilen lassen sich Make-up, Ablagerungen und Unreinheiten von der Haut entfernen. Mit der gesammelten Pflanzenkraft reinigen Sie Ihre Haut mild und pflegend und können so ihren natürlichen Glanz und die Vitalität erhalten.

102

Einen Gesichtsreiniger auswählen

Reiniger auf Wasserbasis: Diese milden Kräuterreiniger auf Wasserbasis befeuchten und erfrischen die Haut und hinterlassen sie strahlend sauber. Reiniger auf Wasserbasis entfernen Make-up vielleicht nicht so gut wie Reiniger auf Seifen- oder Ölbasis, sind aber perfekt für trockene oder empfindliche Hauttypen geeignet, die einfach eine besonders milde Reinigung brauchen. Sie können Ihren Rezepturen pflegende und milde Pflanzeninhaltsstoffe wie Blütenwasser, Kräuter, Tinkturen, Fruchtsäfte, Apfelessig und sogar Honig hinzugeben.

> **GUT ZU WISSEN**
>
> Da die Rezepturen keinerlei Konservierungsstoffe enthalten, bewahren Sie diese am besten im Kühlschrank auf oder achten Sie zumindest darauf, dass Sie die Produkte nicht mit den Fingern oder verschmutzten Utensilien berühren. Am besten funktioniert eine desinfizierte Flasche, mit gut schließendem Deckel.

Reiniger auf Seifenbasis: Mit den enthaltenen natürlichen Tensiden, meist flüssige Kastilien-Seife, befreien diese Reiniger die Haut von porenverstopfenden Unreinheiten, Make-up und fettigen Talgablagerungen. Reiniger auf Seifenbasis lassen sich problemlos an die Bedürfnisse jeden Hauttyps anpassen. Sie können bestimmte Inhaltsstoffe wie Tonerde für eine Tiefenreinigung hinzugeben, Zucker oder Mandelkleie als Peeling, entgiftende ätherische Öle für zu Unreinheiten neigende Haut oder Aloe Vera für trockene Haut. Pflanzenöle wie Jojobaöl können für die trockene Haut zusätzlich hinzugegeben werden.

Reiniger auf Ölbasis: Sie werden aus pflegenden Pflanzenölen und wertvollen ätherischen Ölen hergestellt. Reiniger auf Ölbasis sind konzentriert und enthalten kein Wasser. Sie sind großartig zur Entfernung von hartnäckigem Make-up geeignet – sogar Augen-Make-up! Sie verwandeln ausgetrocknete, reife und empfindliche Haut in sanft gereinigte, geschmeidige Haut. Reiniger auf Ölbasis können auch bei fettiger Haut für perfekte Resultate sorgen.

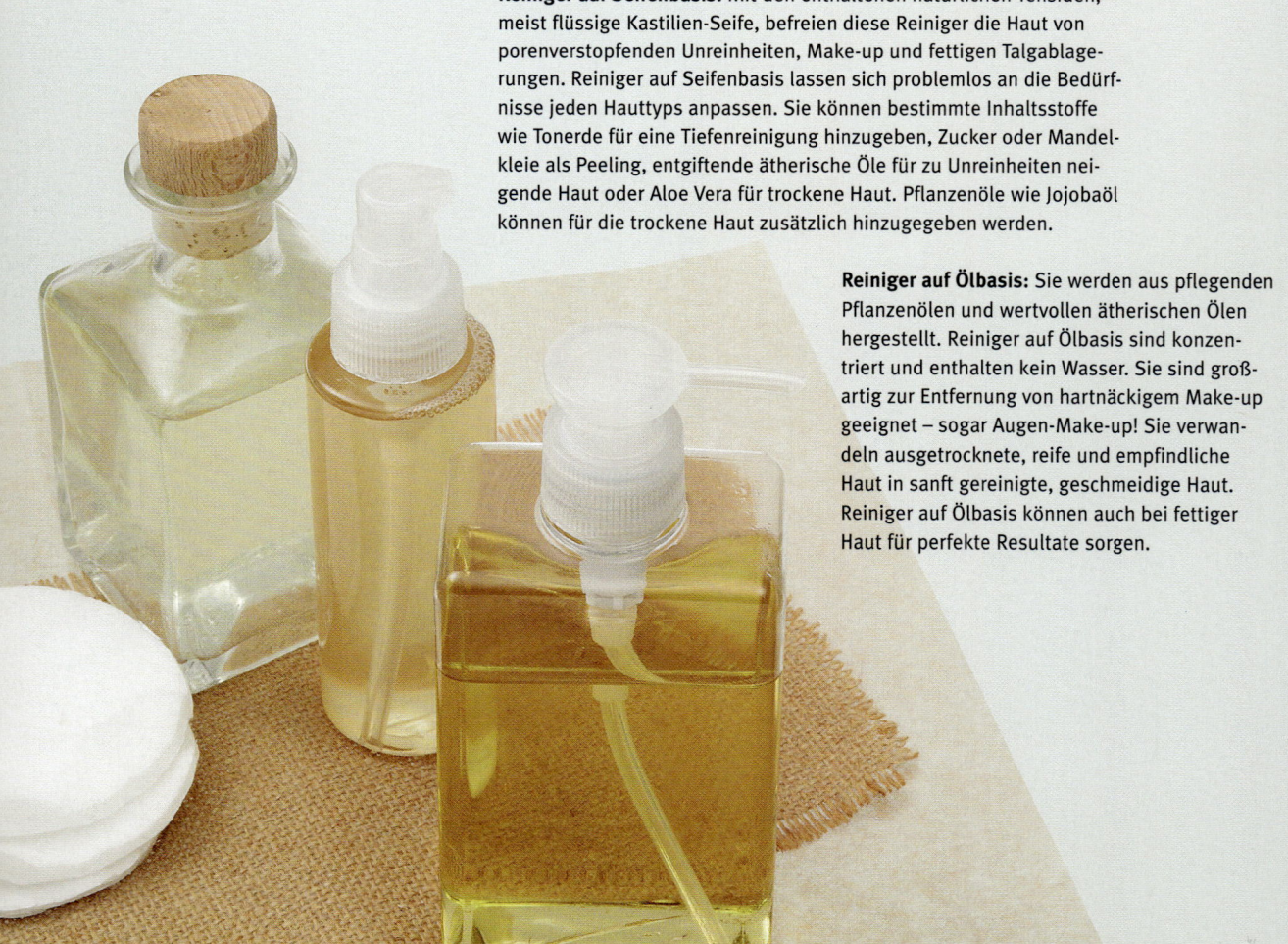

103

Reinigung auf Ölbasis

Einen Gesichtsreiniger auf Ölbasis geben Sie am besten großzügig auf die trockene Haut, massieren ihn ein und entfernen ihn mit einem weichen Tuch. Sie können ihn bei Bedarf auch mit warmem Wasser abwaschen.

104

Reinigung auf Wasserbasis

Einen Reiniger auf Wasserbasis können Sie entweder großzügig auf das Gesicht sprühen oder die gewünschte Menge auf ein Baumwollpad geben und damit die Lösung sanft auf der Haut verteilen, um sie zu erfrischen.

105

Reinigung auf Seifenbasis

Geben Sie eine kleine Menge des Reinigers auf Seifenbasis auf die feuchte Haut, massieren Sie ihn mit kreisenden Bewegungen ein und waschen Sie ihn sorgfältig ab. Dabei den Augenbereich aussparen.

106

Mischen erlaubt

Bei empfindlicher oder trockener Haut verwenden Sie vor dem Schlafengehen einen Reiniger auf Seifenbasis und wechseln morgens zu einem Reiniger auf Wasserbasis.

107

Doppelte Kraft

Wenn Sie viel Make-up tragen, müssen Sie Ihre Haut mit einem natürlichen Gesichtsreiniger möglicherweise zweimal reinigen. Verwenden Sie erst einen Reiniger auf Ölbasis, um das Make-up zu entfernen und reinigen Sie mit einem Reiniger auf Seifenbasis nach.

PROBIEREN SIE ES AUS

Bei ungeschminkter Haut, die nur leicht gereinigt werden muss, geben Sie ein wenig warmes Blütenwasser auf einen Waschlappen. Massieren Sie Ihre Haut sanft aber mit Nachdruck mit dem Waschlappen, um die Haut leicht zu peelen und porenverstopfende Ablagerungen zu lösen.

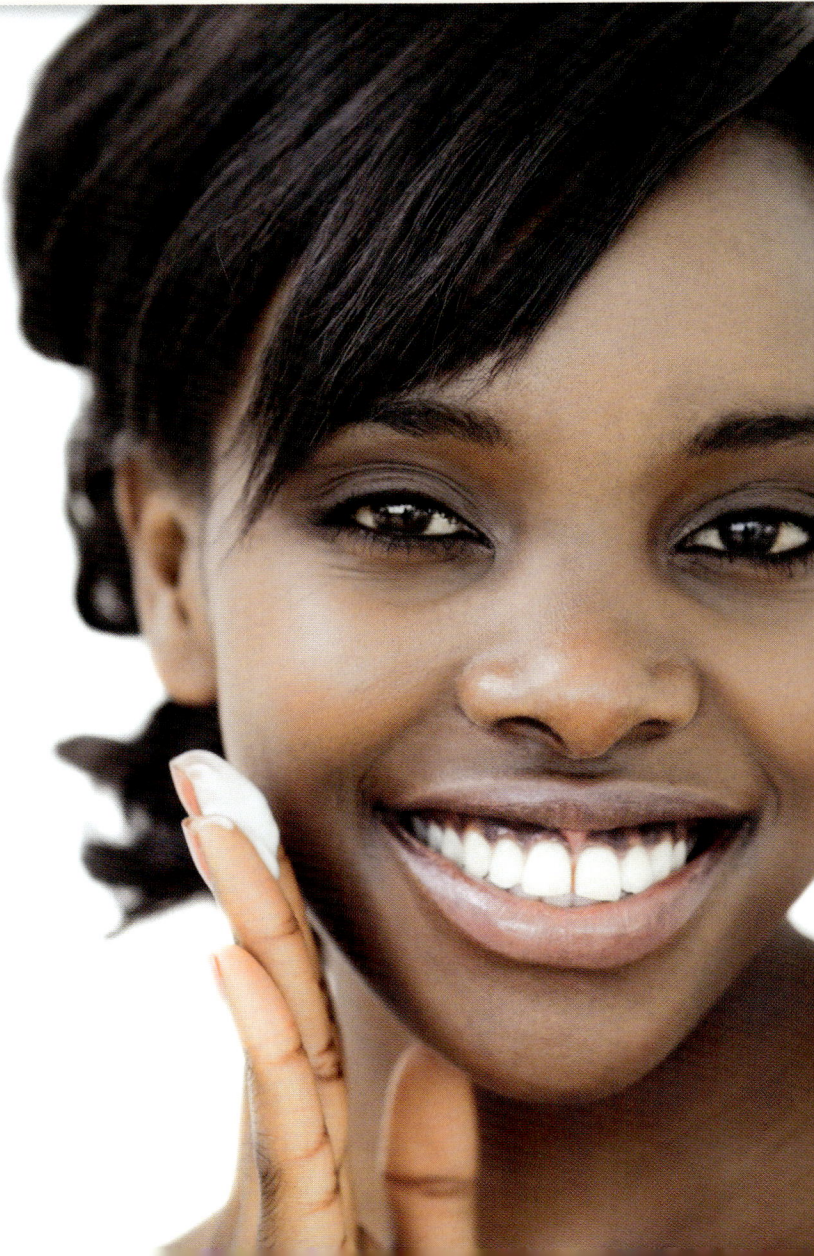

12 Rezepte:
Zwölf der besten Gesichtsreiniger

 108

Einfacher Reiniger auf Wasserbasis

Ergibt etwa 200 ml
Für normale, trockene, empfindliche oder reife Haut

Ein Reiniger auf Wasserbasis wischt Unreinheiten weg, ohne unverzichtbare Feuchtigkeit zu entziehen.

60 ml Kamillenblüten-
wasser
60 ml Aloe-Vera-Gel
60 ml pflanzliches
Glycerin
2 Esslöffel Hamamelis-
extrakt

1. Alle Inhaltsstoffe in eine gereinigte Flasche geben. Die Flasche gut schütteln. Im Kühlschrank aufbewahren und innerhalb von 2 Wochen aufbrauchen.

Anwendung: Eine großzügige Menge des Reinigers mit einer Sprühflasche oder einem Baumwollpad auf die Haut geben, mit den Fingerspitzen einmassieren und mit einem Tuch abnehmen oder mit warmem Wasser abwaschen.

 109

Einfacher Reiniger auf Seifenbasis

Ergibt etwa 75 ml
Für normale, fettige, unreine Haut oder Mischhaut

Dieser Reiniger löst Ablagerungen, Talg und Make-up und hinterlässt Ihre Haut sauber und erfrischt.

3 Esslöffel kochendes Wasser
2 Teelöffel einfaches Tafelsalz
4 Esslöffel flüssige Kastilien-Seife

1. Das kochende Wasser in einen kleinen hitzebeständigen Messbecher gießen. Das Salz hinzugeben und unter Rühren auflösen. Zur Seite stellen.
2. Die flüssige Kastilien-Seife in eine desinfizierte Flasche mit Deckel oder Pumpverschluss geben.
3. Einen Esslöffel der Salzlösung mit einem Trichter zur flüssigen Pflanzenseife dazugeben. Etwaige Reste der Salzlösung wegwerfen.
4. Den Deckel auf die Flasche geben und gut schütteln, um die Mischung zu verdicken. Im Kühlschrank aufbewahren und innerhalb von 2 Wochen verbrauchen.

Anwendung: Die Flasche gut schütteln und eine erbsengroße Menge auf die feuchte Haut geben, einmassieren und mit warmem Wasser abwaschen.

 110

Einfacher Reiniger auf Ölbasis

Ergibt etwa 250 ml
Für jede Haut

Dieser Reiniger entfernt Make-up, Ablagerungen und Hautunreinheiten und wirkt gleichzeitig feuchtigkeitsregulierend und beruhigend für jeden Hauttyp.

240 ml Olivenöl extra virgine
2 Esslöffel Jojobaöl

1. Die beiden Inhaltsstoffe in eine kleine, trockene, gereinigte Flasche geben. Die Flasche gut schütteln.

Anwendung: Eine kleine Menge auf die trockene Haut geben und 2 Minuten einmassieren. Mit einem Tuch abnehmen. Nach Wunsch mit warmem Wasser abwaschen.

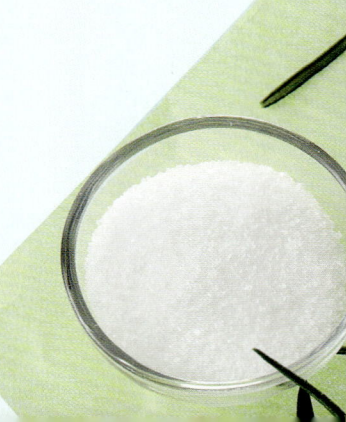

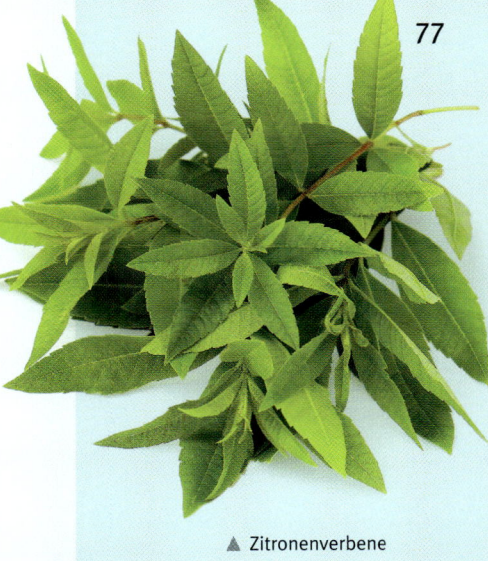

111

Erfrischender Lavendel- & Rosmarin-Reiniger

Reiniger auf Seifenbasis
Ergibt etwa 75 ml
Für normale, fettige, unreine Haut oder Mischhaut

Ätherisches Rosmarinöl ist antiseptisch und adstringierend: eine gute Wahl für unreine Haut.

3 Esslöffel kochendes Wasser
2 Teelöffel einfaches Tafelsalz
4 Esslöffel flüssige Lavendel-
  Kastilien-Seife
10 Tropfen ätherisches Rosmarinöl

1. Das kochende Wasser in einen kleinen hitzebeständigen Messbecher gießen. Das Salz hinzugeben und unter Rühren auflösen. Zur Seite stellen.
2. Die flüssige Lavendelseife und das ätherische Öl in eine desinfizierte Flasche mit Deckel oder Pumpverschluss geben.
3. Einen Esslöffel der Salzlösung mit einem Trichter zur flüssigen Pflanzenseife dazugeben. Etwaige Reste der Salzlösung wegwerfen.
4. Den Deckel auf die Flasche geben und gut schütteln, um die Mischung zu verdicken. Im Kühlschrank aufbewahren, innerhalb von 2 Wochen verbrauchen.

Anwendung: Die Flasche gut schütteln und eine erbsengroße Menge auf die feuchte Haut geben, einmassieren und mit warmem Wasser abwaschen.

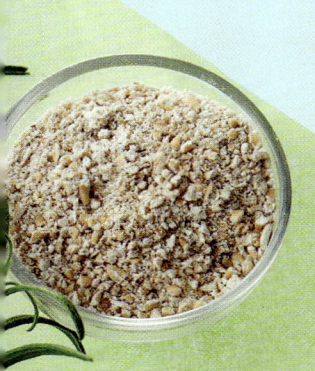

112

Arganöl- & Hafer-Gesichtsreiniger

Reiniger auf Seifenbasis
Ergibt etwa 100 ml
Für jede Haut

Arganöl enthält viel Vitamin E, Phenole, Karotine und essentielle Fettsäuren, dadurch ist es das perfekte Öl für alle Hauttypen. Ätherisches Strohblumenöl hat entzündungshemmende Eigenschaften, die die Haut beruhigen und schützen.

2 Esslöffel flüssige Kastilien-Seife
2 Esslöffel Aloe-Vera-Gel
1 Esslöffel fein gemahlener Hafer
1 Esslöffel Arganöl
1 Esslöffel pflanzliches Glycerin
5 Tropfen ätherisches Rosenöl
5 Tropfen ätherisches Strohblumenöl

1. Alle Inhaltsstoffe in eine gereinigte Flasche geben. Die Flasche gut schütteln. Im Kühlschrank aufbewahren und innerhalb von 2 Wochen verbrauchen.

Anwendung: Die Flasche gut schütteln und eine großzügige Menge auf die feuchte Haut geben, einmassieren und mit warmem Wasser abwaschen.

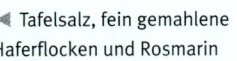

◀ Tafelsalz, fein gemahlene Haferflocken und Rosmarin

 ▲ Zitronenverbene

113

Zitronenverbene-Reinigungsmilch

Reiniger auf Wasserbasis
Ergibt etwa 160 ml
Für fettige und normale Haut oder Mischhaut

Zitronenverbene-Blütenwasser regt sanft die Sinne an und hat adstringierende und hautreinigende Eigenschaften.

120 ml Zitronenverbene-Blütenwasser
2 Esslöffel Vollmilch
1 Esslöffel pflanzliches Glycerin
¼ Teelöffel flüssiges Lecithin
10 Tropfen ätherische Zitronenöl

1. Blütenwasser, Milch, pflanzliches Glycerin und flüssiges Lecithin in eine kleine Rührschüssel geben.
2. Mit einem Handrührgerät die Inhaltsstoffe auf mittlerer Stufe vermischen, bis sie die Konsistenz von Gel haben.
3. Das ätherische Öl hinzugeben und verrühren. Im Kühlschrank aufbewahren und innerhalb von 1 Woche aufbrauchen.

Anwendung: Eine großzügige Menge auf die Haut geben, mit den Fingerspitzen einmassieren und mit einem Tuch abnehmen oder mit warmem Wasser abwaschen.

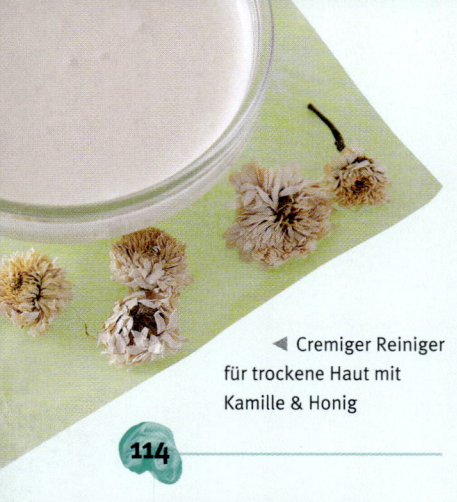

◀ Cremiger Reiniger
für trockene Haut mit
Kamille & Honig

Cremiger Reiniger für trockene Haut mit Kamille & Honig

Reiniger auf Wasserbasis
Ergibt etwa 100 ml
Für trockene, empfindliche oder normale Haut

Kamille ist bekannt für seine haut-beruhigende Wirkung. Diese Rezeptur enthält eine doppelte Dosis Kamille.

60 ml Wasser
1 Esslöffel getrocknete Kamillen-blüten
2 Esslöffel Sahne
1 Esslöffel Honig
5 Tropfen ätherische Kamillenöl

1. Das Wasser in einem kleinen Topf aufkochen und die getrockneten Kamillenblüten hinzugeben.
2. Die Flamme abstellen und den Topf mit einem Deckel abdecken, bis die Flüssigkeit auf Raumtemperatur abgekühlt ist.
3. Die Flüssigkeit aus dem Kräuteraufguss filtern und in eine gereinigte Flasche geben.
4. Sahne, Honig und ätherisches Öl hinzugeben. Gut schütteln, damit es sich vermischt. Im Kühlschrank aufbewahren und innerhalb einer Woche verbrauchen.

Anwendung: Eine großzügige Menge auf die Haut geben, mit den Fingerspitzen einmassieren und mit einem Tuch abnehmen oder mit warmem Wasser abwaschen.

Reichhaltiger Reiniger mit Mandeln & Karotten

Reiniger auf Ölbasis
Ergibt etwa 150 ml
Für normale, trockene oder empfindliche Haut

Das ätherische Karottensamenöl in diesem Reiniger pflegt reife und gereizte Haut und kann sogar Falten bekämpfen.

60 ml Mandelöl
2 Teelöffel fein geriebenes Bienenwachs
¼ Teelöffel flüssiges Lecithin
2 Teelöffel pflanzliches Glycerin
70 ml Rosenwasser
15 Tropfen ätherisches Karottensamenöl

1. Mandelöl, Bienenwachs, flüssiges Lecithin und pflanzliches Glycerin in einen hitzebeständigen Messbecher abmessen, der in einem heißen Wasserbad steht.
2. Das Wachs vollständig mit den anderen Inhaltsstoffen verschmelzen lassen.
3. Den Messbecher aus dem Wasserbad nehmen und die Mischung in eine hitzebeständige Rührschüssel geben. Auf 20-24 °C abkühlen.
4. Das Rosenwasser auf 20-24 °C erwärmen.
5. Sobald die ölige und die wässrige Phase die gleiche Temperatur haben, die Mischung aus Öl, Wachs, Lecithin und Glycerin mit einem Handrührgerät auf mittlerer Stufe schlagen. Das warme Rosenwasser tröpfchenweise hinzugeben. Etwa 5 Minuten lang verrühren oder bis die Flüssigkeit eindickt und emulgiert.
6. Das ätherische Karottensamenöl unterrühren. Die Mischung in eine trockene, gereinigte Flasche geben und abkühlen lassen. Im Kühlschrank aufbewahren und innerhalb von zwei Wochen verbrauchen.

Anwendung: Eine großzügige Menge auf die Haut geben, mit den Fingerspitzen einmassieren und mit einem Tuch abnehmen oder mit warmem Wasser abwaschen.

Grandioser Reiniger & Make-up-Entferner mit drei Ölen

Reiniger auf Ölbasis
Ergibt etwa 90 ml
Für jede Haut

Mit diesem Reiniger können Sie Ihre Haut tiefenreinigen, hartnäckiges Make-up entfernen und gleichzeitig Unreinheiten auflösen.

2 Esslöffel Olivenöl extra virgine
2 Esslöffel Haselnussöl
2 Esslöffel Kukuinussöl
2 Tropfen ätherisches Neroliöl
2 Tropfen ätherisches Weihrauchöl

1. Alle Inhaltsstoffe in eine kleine, trockene, gereinigte Flasche geben. Die Flasche gut schütteln, um alles zu vermischen.

Anwendung: Eine kleine Menge auf die trockene Haut geben und 2 Minuten einmassieren. Mit einem Tuch abnehmen. Nach Wunsch mit warmem Wasser abwaschen.

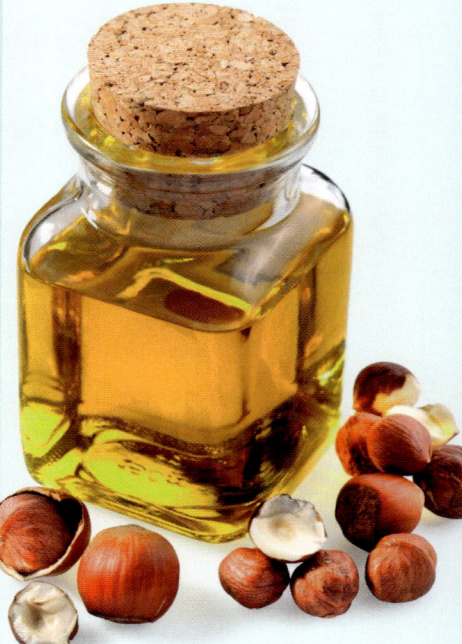

▶ Haselnussöl

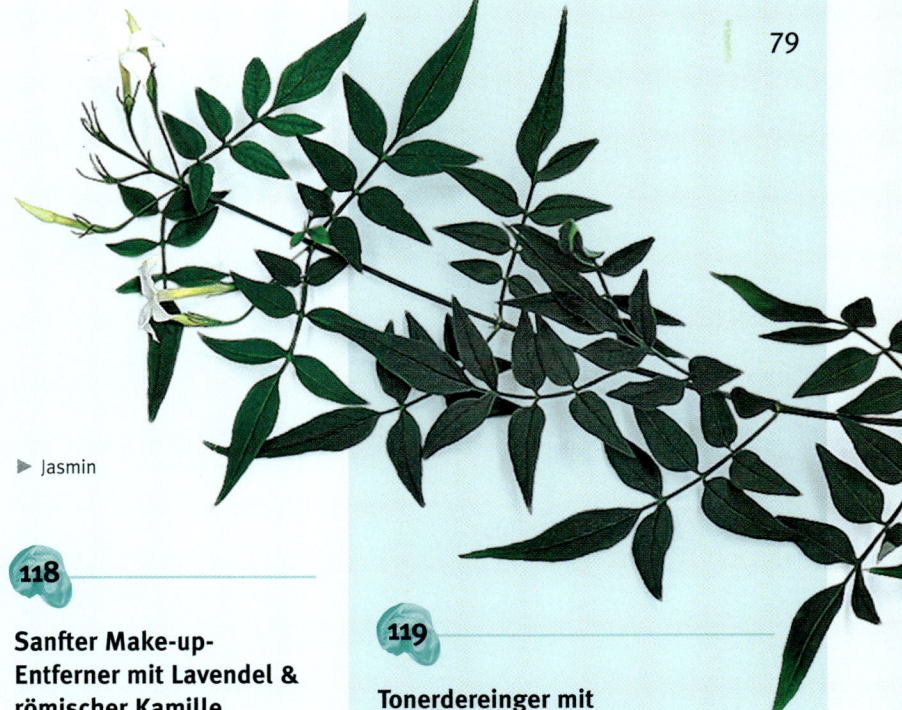

▶ Jasmin

117

Tonerdereiniger mit Hamamelis & Grünem Tee

Reiniger auf Wasserbasis
Ergibt etwa 100 ml
Für fettige und unreine Haut

Die perfekte Mischung, um die Haut zu reinigen, verstopfte Poren zu öffnen und hartnäckige Kalkablagerungen zu entfernen. Matchatee verfügt über wunderbare antioxidative Eigenschaften.

60 ml Hamamelisextrakt
2 Esslöffel pflanzliches Glycerin
1 Esslöffel grüne Tonerde, nach Bedarf
    mehr
1 Teelöffel Matchapulver
10 Tropfen ätherische Teebaumöl

1. Hamamelisextrakt und pflanzliches Glycerin vermischen.
2. Die grüne Tonerde dazugeben und unter Rühren vermischen.
3. Matchapulver und ätherisches Öl dazu geben – es sollte sich eine dicke Paste bilden. Wenn die Paste zu dünn sein sollte, etwas zusätzliche Tonerde hinzugeben. Im Kühlschrank aufbewahren und innerhalb von 2 Wochen verbrauchen.

Anwendung: Eine kleine Menge auf das feuchte Gesicht geben. 2 Minuten einwirken lassen und mit warmem Wasser abwaschen.

118

Sanfter Make-up-Entferner mit Lavendel & römischer Kamille

Reiniger auf Ölbasis
Ergibt etwa 115 ml
Für jede Haut

Sanfte Reinigung und Make-up-Entfernung leicht gemacht. Mit diesem Reiniger verwöhnen Sie Ihre Haut und versorgen sie mit Feuchtigkeit.

80 g Kokosöl
2 Esslöffel Jojobaöl
2 Tropfen ätherisches Lavendelöl
2 Tropfen ätherisches Öl der
    römischen Kamille

1. Alle Inhaltsstoffe in eine kleine Rührschüssel geben. Mit einer Gabel vermengen. Die Mischung in einen trockenen, gereinigten Behälter geben.

Anwendung: Eine kleine Menge auf das Gesicht geben, mit den Fingerspitzen einmassieren. Mit einem Tuch abnehmen.

119

Tonerdereinger mit Sheabutter & Jasmin

Reiniger auf Ölbasis
Ergibt etwa 120 ml
Für trockene Haut

Jasminöl Absolue verwöhnt Ihre Sinne. Der Duft ist unglaublich! Für eine geschmeidige und weiche Haut.

110 g Sheabutter
2 Teelöffel Lavaerde
5 Tropfen Jasminöl Absolue

1. Die Sheabutter in einen kleinen hitzebeständigen Messbecher geben, der im heißen Wasserbad steht. Die Sheabutter vollständig schmelzen lassen.
2. Die Lavaerde auf die Buttermischung streuen und verrühren.
3. Den Messbecher zum Abkühlen 30 Minuten in den Kühlschrank stellen.
4. Die Mischung mit einem Handrührgerät 10 Minuten verrühren.
5. Das Jasminöl hinzugeben. Für weitere 10 Minuten vermischen oder bis die Sheabutter die Konsistenz geschlagener Sahne hat. In einen trockenen, gereinigten Behälter umfüllen.

Anwendung: Eine kleine Menge in die trockene Haut massieren. Mit einem Tuch abnehmen.

Hinweis: Die Mischung bei unter 24° C aufbewahren, sonst kann sie schmelzen.

Gesichtspeelings

Peelings dienen der Glättung und Perfektionierung der Haut und werden aus sanften, natürlichen Inhaltsstoffen wie Zucker, feinem Salz, zerkleinerten Heilkräutern, gemahlenen Nüssen und pulverisierten Aprikosenkernen hergestellt. Peelings entfernen sanft abgestorbene Hautzellen und legen innerhalb weniger Minuten eine strahlende, gesund aussehende Haut frei.

> **PROBIEREN SIE ES AUS**
>
> Eine einfache Paste aus Natron und warmem Wasser kostet nur ein paar Cent, kann aber Wunder wirken – sie glättet die Haut und entfernt trockene Stellen.

120

Unterschiedliche Peelings auswählen und anwenden

Zuckerpeelings: Hierbei ist Streuzucker das peelende Element. Meist kombiniert mit einem pflegenden Öl, dienen diese Rezepturen der Erhaltung eines strahlenden Teints und erzeugen eine sichtbar verbesserte Hautoberfläche für alle Hauttypen.

Salzpeelings: Verwenden Sie hierfür extra fein gemahlenes Meersalz, z. B. graues Meersalz in Kombination mit einem verwöhnenden Trägeröl. Am besten geeignet für normale, fettige und zu Unreinheiten neigende Hauttypen.

◀ Gesichtspeelings können aus Zucker, Salz, Natron, Blüten oder Kräutern bestehen.

Kräuter- und Blüten-Peelings: Verwenden Sie gemahlene Kräuter und Blüten, z. B. Rosenblüten, Maismehl, gemahlene Grapefruit-Schale und sogar zerriebenen Thymian, um Ihre Haut sanft zu glätten und zu kräftigen. Wunderbar für alle Hauttypen geeignet, insbesondere für trockene, empfindliche und reife Haut.

Peelings aus Natron, Tonerde u. a.: Hierbei werden oft natürliche Inhaltsstoffe wie Natron, Tonerde, gemahlene Mandeln, zerriebene Walnussschalen und Aprikosenkerne kombiniert, um trockene, glanzlose Haut zu entfernen und die Durchblutung anzuregen. In Kombination mit einem Trägeröl oder Butter spenden sie der Haut gleichzeitig Feuchtigkeit.

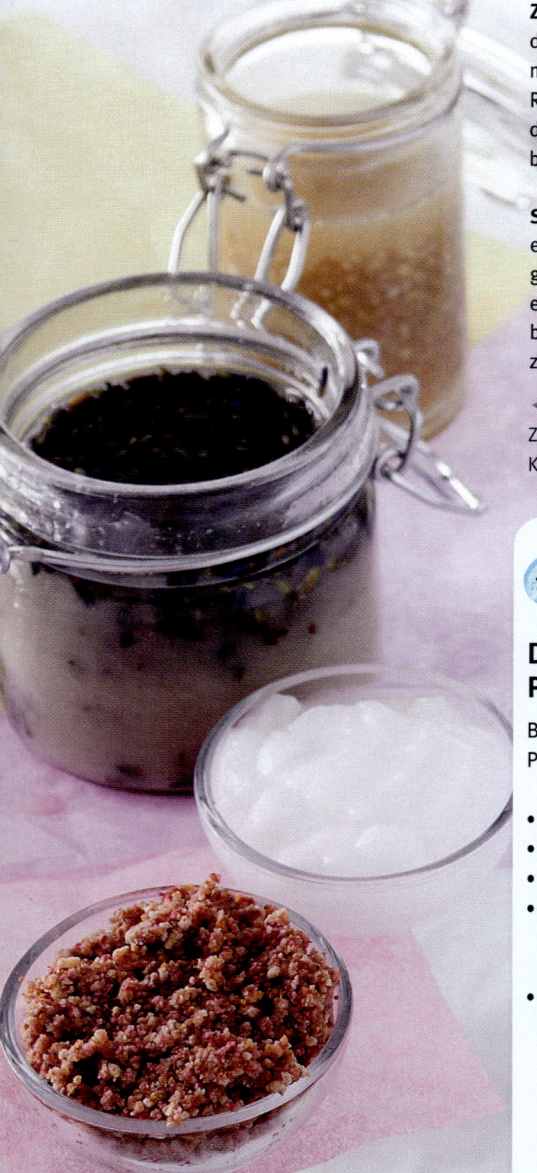

121

Der Nutzen regelmäßiger Peelings

Bei regelmäßiger Anwendung haben Peelings folgenden Nutzen:

- Sie entfernen abgestorbene Hautzellen.
- Sie bekämpfen Unreinheiten.
- Sie reduzieren Hautverfärbungen.
- Sie glätten ungleichmäßige, trockene Hautstellen und fördern einen perfekten, gleichmäßigen Teint.
- Sie wirken gegen vergrößerte Poren, Fältchen und Falten.

122

Eine Extraportion Feuchtigkeit

Bei der Wahl der Flüssigkeit zur Zubereitung einer Paste, können Sie Wasser durch Milch ersetzen, wenn Ihre Haut zusätzliche Feuchtigkeit benötigt.

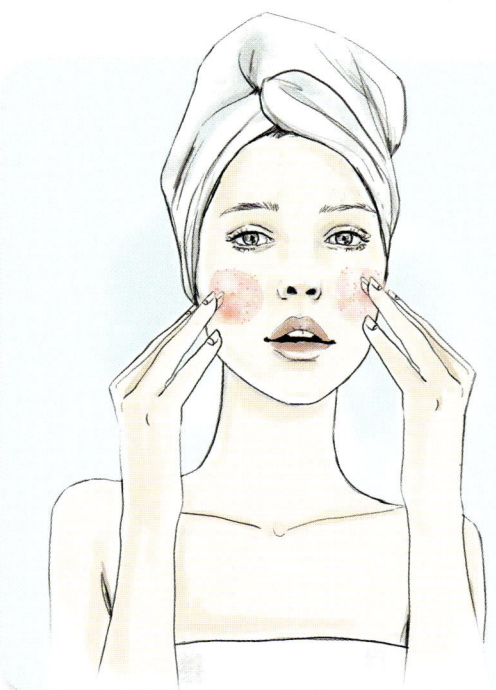

123

Die Anwendung

Machen Sie ein Gesichtspeeling zu einem regelmä-
ßigen Bestandteil Ihrer wöchentlichen Hautpflege-
Routine.

1. Die gereinigte Haut mit ein wenig warmem
Wasser anfeuchten.

2. Eine kleine Menge des Peelings auf die Haut
geben und sanft und langsam mit kreisenden
Bewegungen 1-2 Minuten einmassieren, den
Augenbereich dabei aussparen.

3. Das Peeling 3-5 Minuten einwirken lassen, dann
mit warmem Wasser abwaschen und das Gesicht
sanft trockentupfen.

124

Achtung Rutschgefahr

Wenn Sie ein Peeling, das Öl enthält, in der Badewanne oder
Dusche anwenden, kann der Boden sehr rutschig werden. Achten
Sie besonders darauf, nicht auszurutschen.

125

Häufigkeit der Anwendung

Verwenden Sie Peelings immer mit einigen Tagen Pause zwischen den
Anwendungen und üben Sie nur leichten Druck auf Ihre Haut aus.
Orientieren Sie sich für ein optimales Ergebnis an dieser Tabelle.

Hauttyp	Peelings pro Woche
Normale Haut	Zwei- bis dreimal pro Woche
Fettige/zu Unreinheiten neigende Haut	Zwei- bis dreimal pro Woche
Mischhaut	Ein- oder zweimal pro Woche
Empfindliche Haut	Einmal pro Woche
Reife und trockene Haut	Ein- oder zweimal pro Woche, mit jeweils drei Tagen zwischen jeder Behandlung

GUT ZU WISSEN

Dringt Wasser oder Feuchtigkeit in ein
Gefäß ein, kann sich Schimmel bilden,
der das Produkt ruiniert. Verwenden Sie
daher immer einen sauberen, trockenen
Löffel, um das Peeling aus dem Behälter
zu nehmen.

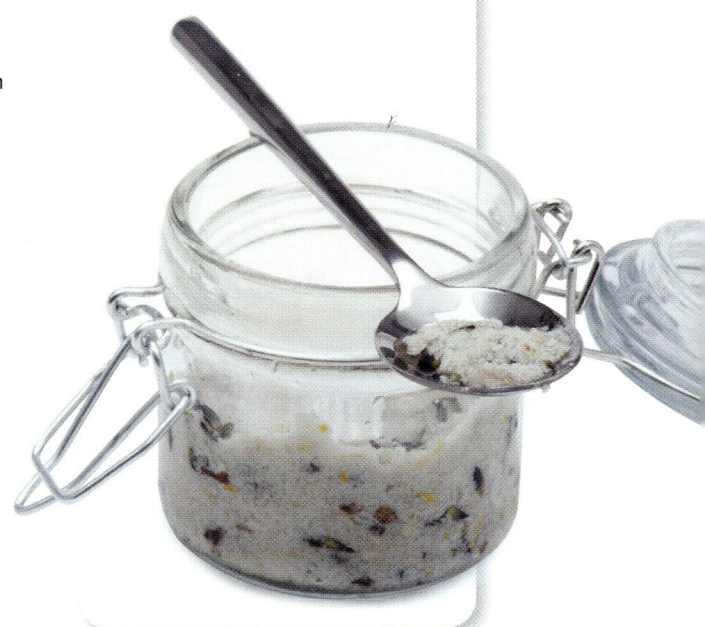

Rezepte:
Sechs der besten Gesichtspeelings

126

Reinigendes Lavendel-Gesichtspeeling

Ergibt genug für 2 Anwendungen
Für jede Haut

Verschönern Sie Ihren Teint, indem Sie trockene Schüppchen und abgestorbene Hautzellen mit diesem wunderbaren Peeling entfernen.

2 Teelöffel Lavaerde
2 Teelöffel fein gemahlener Hafer
1 Teelöffel Mandelkleie
1 Teelöffel Maismehl
1 Teelöffel Lavendelblüten
¼ Teelöffel gemahlenes Neemblatt
Warmes Wasser (genug für eine Paste)
10 Tropfen ätherisches Lavendelöl

1. Lavaerde, Hafer, Mandelkleie, Maismehl, Lavendelblüten und Neemblatt in eine kleine Schüssel geben und durch Rühren vermischen.
2. Warmes Wasser teelöffelweise dazugeben, bis sich eine feine Paste bildet.
3. Das ätherische Lavendelöl einrühren. In einem Behälter mit dichtschließendem Deckel aufbewahren und innerhalb von sieben Tagen verbrauchen.

Anwendung: Das Gesicht anfeuchten und die Hälfte der Paste auftragen. Die Haut unter sanftem Druck mit kreisenden Bewegungen 1-2 Minuten massieren. Die Maske 5 Minuten einwirken lassen und mit warmem Wasser abspülen.

127

Oh ja! Hafer-Gesichtspeeling

Ergibt genug für 2-3 Anwendungen
Für jede Haut

Dieses Peeling verhilft Ihnen zu einer frischeren und ebenmäßigeren Haut.

2 Esslöffel Mandelöl
2 Esslöffel Hanfsamenöl
1 Esslöffel pflanzliches Glycerin
1 Esslöffel fein gemahlener Hafer
1 Esslöffel Streuzucker
5 Tropfen ätherisches Ylang-Ylang-Öl

1. Alle Inhaltsstoffe in eine kleine Schüssel geben und gut vermischen. In einem dicht schließenden Behältnis aufbewahren.

Anwendung: Das Gesicht mit etwas warmem Wasser anfeuchten. Eine großzügige Menge des Peelings auf die Handfläche geben und ein wenig warmes Wasser dazu geben, um eine feuchte Paste zu bilden. Mit sanften kreisenden Bewegungen 1-2 Minuten in die Haut einmassieren (den Augenbereich aussparen). 5 Minuten einwirken lassen und mit warmem Wasser abspülen.

128

Gesichtspeeling mit Blaubeeren & Manuka-Honig für strahlende Haut

Ergibt genug für 5 Anwendungen
Für jede Haut

Ein süßes, glättendes Peeling, bestehend aus Blaubeeren voller Antioxidantien und hautglättendem Manuka-Honig. Zeigen Sie Ihre strahlende Haut!

1 Esslöffel gemahlene, gefriergetrocknete Blaubeeren
4 Esslöffel Streuzucker
2 Teelöffel weißer Kaolin
½ Teelöffel gemahlener Zimt
2 Esslöffel Mandelöl
2 Esslöffel Rizinusöl
1 Esslöffel Manuka-Honig
20 Tropfen ätherisches Karottensamenöl
5 Tropfen ätherisches Weihrauchöl

1. Alle Inhaltsstoffe in eine kleine Schüssel geben und gut vermischen. In einem dicht schließenden Behältnis aufbewahren.

Anwendung: Das Gesicht mit etwas warmem Wasser anfeuchten. Eine großzügige Menge des Peelings auf die Handfläche geben und ein wenig warmes Wasser dazu geben, um eine feuchte Paste zu bilden. Mit sanften kreisenden Bewegungen 1-2 Minuten in die Haut einmassieren (den Augenbereich aussparen). 5 Minuten einwirken lassen und mit warmem Wasser abspülen.

▶ Gesichtspeeling mit Blaubeeren & Manuka-Honig für strahlende Haut

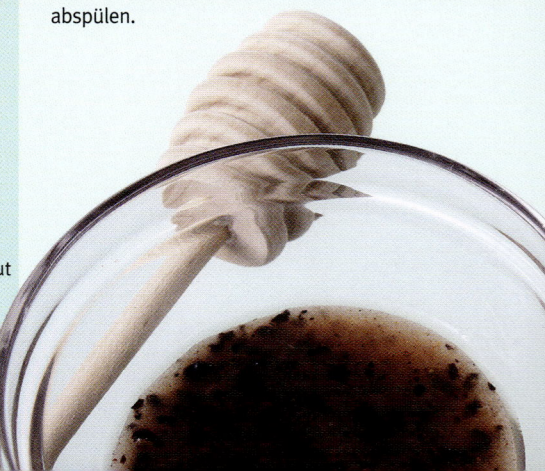

129

Zitronen- & Lavendel-Gesichtspeeling

Ergibt genug für 2-3 Anwendungen
Für normale, fettige, unreine Haut und Mischhaut

Ein anregendes Peeling, dass Talgablagerungen entfernt und porenverstopfende Unreinheiten löst.

1 Esslöffel Haselnussöl
1 Esslöffel Jojobaöl
2 Esslöffel extra feines Meersalz
2 Teelöffel fein geriebene frische
   Zitronenschale
2 Teelöffel fein gemahlene getrocknete
   Lavendelblüten
1 Teelöffel weißer Kaolin
10 Tropfen ätherisches Lavendelöl
5 Tropfen ätherisches Zitronenöl

1. Alle Inhaltsstoffe in eine kleine Schüssel geben und gut vermischen. In einem dicht schließenden Behältnis aufbewahren.

Anwendung: Das Gesicht mit etwas warmem Wasser anfeuchten. Eine großzügige Menge des Peelings auf die Handfläche geben und ein wenig warmes Wasser dazu geben, um eine feuchte Paste zu bilden. Mit sanften kreisenden Bewegungen 1-2 Minuten in die Haut einmassieren (den Augenbereich aussparen). 5 Minuten einwirken lassen und mit warmem Wasser abspülen.

▼ Zitrone- & Lavendel-Gesichtspeeling

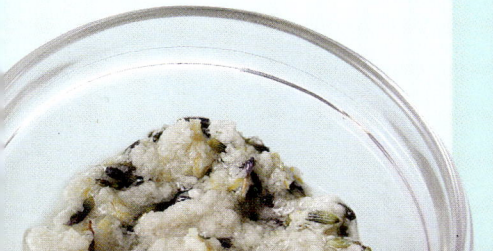

130

Teebaumöl-, Thymian- & Natron-Gesichtspeeling

Ergibt genug für 2 Anwendungen
Für fettige und unreine Haut

Eine Gesichtsmaske für fettige und unreine Haut, die Unreinheiten reduziert und die Haut entgiftet.

2 Esslöffel Natron
Warmes Wasser (genug für eine Paste)
1 Teelöffel Jojobaöl
6 Tropfen ätherisches Teebaumöl
5 Tropfen ätherisches Thymianöl
   (Typ Linalool)

1. Bilden Sie aus Natron und warmem Wasser eine Paste.
2. Das Jojobaöl sowie die ätherischen Öle hineinrühren. In einem dicht schließenden Gefäß aufbewahren und innerhalb von sieben Tagen verbrauchen.

Anwendung: Das Gesicht mit etwas warmem Wasser anfeuchten. Eine großzügige Menge des Peelings auf die Handfläche geben und mit sanften kreisenden Bewegungen 1-2 Minuten in die Haut einmassieren (den Augenbereich aussparen). 5 Minuten einwirken lassen und mit warmem Wasser abspülen.

131

Rosenblüten- & Grapefruit-Gesichtspeeling für einen strahlenden Teint

Ergibt genug für 2 Anwendungen
Für jede Haut

Ein sehr sanftes aber gleichzeitig wirkungsvolles Peeling, das für jede Haut geeignet ist.

1 Teelöffel gemahlene getrocknete
   Rosenblüten
1 Teelöffel gemahlene getrocknete
   Grapefruit-Schale
1 Teelöffel Rosenwasser
1 Teelöffel pflanzliches Glycerin
2 Tropfen ätherisches Rosenöl
   (optional)

1. Alle Inhaltsstoffe in eine kleine Schüssel geben und gut vermischen. In einem dicht schließenden Behältnis aufbewahren und innerhalb von sieben Tagen verbrauchen.

Anwendung: Das Gesicht mit etwas warmem Wasser anfeuchten. Eine großzügige Menge des Peelings auf die Handfläche geben und ein wenig warmes Wasser dazu geben, um eine feuchte Paste zu bilden. Mit sanften kreisenden Bewegungen 1-2 Minuten in die Haut einmassieren (den Augenbereich aussparen). 5 Minuten einwirken lassen und mit warmem Wasser abspülen.

Gesichtsmasken

Gesichtsmasken sind ein besonderer Bestandteil der Gesichtspflege und bieten zahlreiche Vorzüge, abhängig von den Bedürfnissen Ihrer Haut. So können Gesichtsmasken z. B. unreine Haut klären, bei fettiger Haut die Poren verkleinern, empfindliche Haut beruhigen, trockene Haut revitalisieren und sogar gealterte Haut verjüngen. Viele Gesichtsmasken bestehen aus Tonerden und Ölen und entfalten ihre beachtliche Wirkung nach bis zu einer Stunde Einwirkzeit.

GUT ZU WISSEN

Klumpige Gesichtsmaske? Mischen Sie Gesichtsmasken, die Tonerden enthalten, mit einer Gabel statt mit einem Löffel, um Klumpen zu vermeiden.

Die richtige Gesichtsmaske für Ihre Haut

Masken für stumpfe Haut: Sie eignen sich perfekt für müde und stumpf aussehende Haut und enthalten oft wirkungsvolle, hautpflegende Inhaltsstoffe wie Honig, Sheabutter, Kakaobutter, Hagebuttenkernöl, ätherisches Strohblumenöl, ätherisches Rosenöl, sowie sanfte Tonerden wie Lavaerde und Kaolin, Aloe-Vera-Gel und Blütenwasser.

Masken für fettige und zu Akne neigende Haut: Sie werden aus tiefenreinigenden Inhaltsstoffen hergestellt wie Bleicherde, Bentonit, Aktivkohle, Neemblattpulver, ätherischem Pfefferminzöl, ätherischem Teebaumöl, Thymiantinktur und Hamamelisextrakt.

Masken für trockene Haut: Sie spenden viel Feuchtigkeit und beruhigen die empfindliche, trockene oder reife Haut. Diese Masken enthalten häufig reichhaltige Butter, pflegende Öle, sanfte Tonerden, ätherisches Kamillenöl, ätherisches Lavendelöl, Honig, Joghurt, frische Sahne und Haferflocken.

Erstaunliche Tonerden

Nutzen Sie die Saugfähigkeit von Tonerde, um überschüssiges Fett und Talg aufzunehmen, wodurch die Haut glatter, geschmeidiger und strahlender wird. Tonerde-Gesichtsmasken wirken kurzzeitig gegen sichtbare Poren. Sie können bis zu 1 Stunde lang einwirken. Sie lassen sich auch gut mit Zutaten wie Honig, Joghurt, Blütenwasser, Klee und sogar Fruchtsäften vermischen.

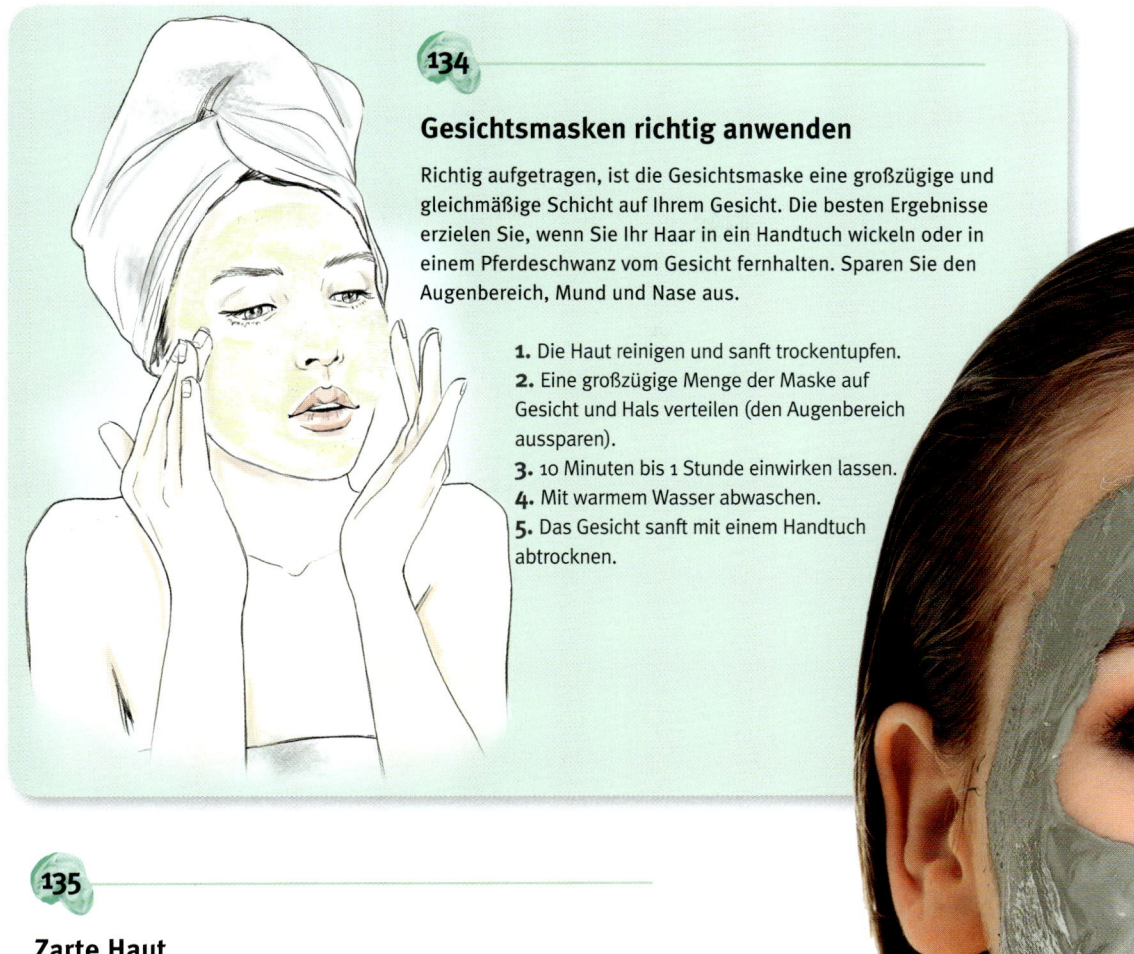

134

Gesichtsmasken richtig anwenden

Richtig aufgetragen, ist die Gesichtsmaske eine großzügige und gleichmäßige Schicht auf Ihrem Gesicht. Die besten Ergebnisse erzielen Sie, wenn Sie Ihr Haar in ein Handtuch wickeln oder in einem Pferdeschwanz vom Gesicht fernhalten. Sparen Sie den Augenbereich, Mund und Nase aus.

1. Die Haut reinigen und sanft trockentupfen.
2. Eine großzügige Menge der Maske auf Gesicht und Hals verteilen (den Augenbereich aussparen).
3. 10 Minuten bis 1 Stunde einwirken lassen.
4. Mit warmem Wasser abwaschen.
5. Das Gesicht sanft mit einem Handtuch abtrocknen.

135

Zarte Haut

Gesichtsmasken sind nicht für die zarte Haut im Augenbereich geeignet. Sparen Sie diesen Bereich aus, um die Haut nicht auszutrocknen.

PROBIEREN SIE ES AUS

• Schnelle Lösung für Hautunreinheiten. Geben Sie einen Klecks Tonerde-Gesichtsmaske auf die Unreinheit, lassen Sie diese an der Luft trocknen und entfernen Sie diese anschließend mit warmem Wasser.

• Sie haben es eilig und keine Zeit, die Maske lufttrocknen zu lassen? Stellen Sie den Föhn auf Kalt und trocknen sie die Maske in nur wenigen Minuten.

Rezepte:
Sechs der besten Gesichtsmasken

136

Frische Hafer- & Bananen-Gesichtsmaske

Ergibt genug für 2 Masken
Für empfindliche, trockene oder reife Haut

Dies ist eine feuchtigkeitsspendende und beruhigende Gesichtsmaske für empfindliche Haut. Der Zusatz von Glycerin hilft Ihrer Haut, wichtige Feuchtigkeit zu speichern.

2 Esslöffel feingemahlener Hafer
2 Esslöffel gemahlene Mandelkleie
1 mittelgroße Banane, geschält
1 Esslöffel pflanzliches Glycerin
2 Teelöffel Jojobaöl
20 Tropfen Vitamin-E-Öl

1. Alle Inhaltsstoffe in eine Küchenmaschine geben und zu einer glatten Paste verarbeiten. Im Kühlschrank aufbewahren und innerhalb von 5 Tagen verbrauchen.

Anwendung: Die Hälfte der Maske auf die saubere Haut geben (den Augenbereich aussparen). 15-20 Minuten einwirken lassen und mit warmem Wasser abspülen.

137

„Unreinheiten ade!" Knoblauch- & Rosen-Gesichtsmaske

Ergibt genug für 3 Masken
Für fettige und unreine Haut

Diese Maske duftet nicht so wie manch andere, aber die Mischung aus Knoblauch, Hamamelis und Thymian wirkt Wunder gegen Unreinheiten!

1 Esslöffel + 1 Teelöffel Bleicherde
1 Esslöffel Hamamelisextrakt
1 Teelöffel Thymiantinktur
1 kleines Eigelb
2 Teelöffel Honig
½ Teelöffel mit Neem versetztes Öl
2 große frische Knoblauchzehen
20 Tropfen ätherisches Teebaumöl
5 Tropfen ätherisches Rosenöl

1. Alle Inhaltsstoffe in eine Küchenmaschine geben und zu einer glatten Paste verarbeiten. Im Kühlschrank aufbewahren und innerhalb von 5 Tagen verbrauchen.

Anwendung: Eine großzügige Menge auf die saubere Haut geben (den Augenbereich aussparen). 15-20 Minuten einwirken lassen und mit warmem Wasser abspülen.

138

Schokoladenüberzogene Erdbeer-Gesichtsmaske

Ergibt genug für 2 Masken
Für jede Haut

Diese leckere Gesichtsmaske ist das perfekte Verwöhnprogramm, mit Schokolade aber ohne die Kalorien! Das Rezept reicht für Sie und einen besonderen Menschen, mit dem Sie dieses Erlebnis teilen möchten.

4 große frische Erdbeeren
1 Teelöffel Kakaopulver
2 Teelöffel Lavaerde
½ Teelöffel zerdrückte getrocknete Rosenblüten
1 Esslöffel Aloe-Vera-Gel
1 Teelöffel pflanzliches Glycerin
10 Tropfen Vanille Absolue

1. Alle Inhaltsstoffe in eine Küchenmaschine geben und zu einer glatten Paste verarbeiten. Im Kühlschrank aufbewahren und innerhalb von 5 Tagen verbrauchen.

Anwendung: Die Hälfte der Maske auf die saubere Haut geben (den Augenbereich aussparen). 15-20 Minuten einwirken lassen und mit warmem Wasser abspülen.

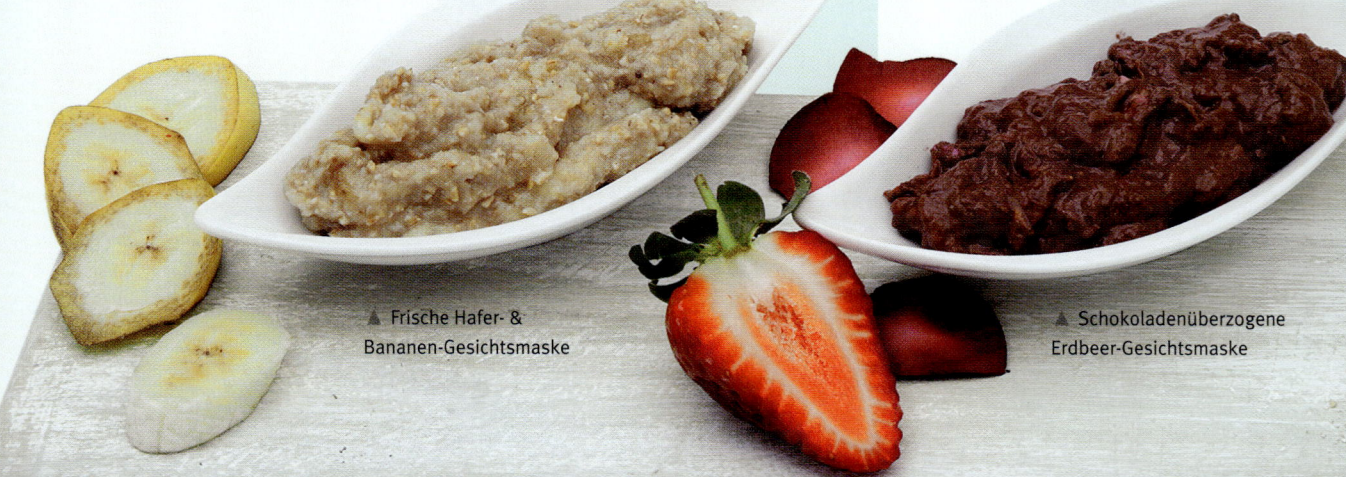

▲ Frische Hafer- & Bananen-Gesichtsmaske

▲ Schokoladenüberzogene Erdbeer-Gesichtsmaske

139

Milchmaske für samtweiche Haut

Ergibt genug für 2 Masken
Für normale, trockene, empfindliche und reife Haut

Diese wunderbare Maske macht Ihre Haut weich, geschmeidig und strahlend.

60 ml Sahne
1 Teelöffel Haferflocken
2 Teelöffel weißer Kaolin
5 Tropfen ätherisches Palmarosaöl

1. Alle Inhaltsstoffe in eine kleine Rührschüssel abmessen und vermischen. Im Kühlschrank aufbewahren und innerhalb von 5 Tagen verbrauchen.

Anwendung: Die Hälfte der Maske auf die saubere Haut geben (den Augenbereich aussparen). 15-20 Minuten einwirken lassen und mit warmem Wasser abspülen.

140

Porenverfeinernde Tonerdemaske mit griechischem Joghurt & Seetang

Ergibt eine Maske
Für jede Haut

Der griechische Joghurt verleiht Ihrer Haut Geschmeidigkeit, während Tonerde, Seetang und Spirolina-Pulver die Poren verfeinern.

1 Esslöffel griechischer Joghurt
¼ Teelöffel Seetang-Pulver
¼ Teelöffel Spirolina-Pulver
¼ Teelöffel grüne Tonerde

1. Alle Inhaltsstoffe in einer kleinen Schüssel zu einer Paste vermischen.

Anwendung: Die Maske auf die saubere Haut geben (den Augenbereich aussparen). 15-20 Minuten einwirken lassen und mit warmem Wasser abspülen.

◀ Milchmaske für weiche Haut

141

Gesichtsmaske für einen strahlenden Teint mit Tonerde & Aktivkohle

Ergibt genug für 2 Masken
Für normale, unreine, fettige Haut und Mischhaut

Dies ist eine sehr wirksame hautreinigende Maske, nach deren Anwendung Ihre Haut rein, gesund und strahlend aussieht und sich auch so anfühlt.

1 Esslöffel grüne Tonerde
½ Teelöffel Aktivkohle
½ Teelöffel Matchapulver
1 Esslöffel Aloe-Vera-Gel
2 Teelöffel Hamamelisextrakt,
*   evtl. mehr, um die Mischung*
*   zu verdünnen*
1 Teelöffel pflanzliches Glycerin
10 Tropfen ätherisches Eukalyptusöl
5 Tropfen ätherisches Rosenholzöl
8 Tropfen ätherisches Zypressenöl

1. Alle Inhaltsstoffe zu einer Paste vermischen (sollte die Mischung zu dick sein, geben Sie Hamamelisextrakt ¼-teelöffelweise zum Verdünnen hinzu). Im Kühlschrank aufbewahren und innerhalb von 5 Tagen verbrauchen.

Anwendung: Die Hälfte der Maske auf die saubere Haut geben (den Augenbereich aussparen). 15-20 Minuten einwirken lassen und mit warmem Wasser abspülen.

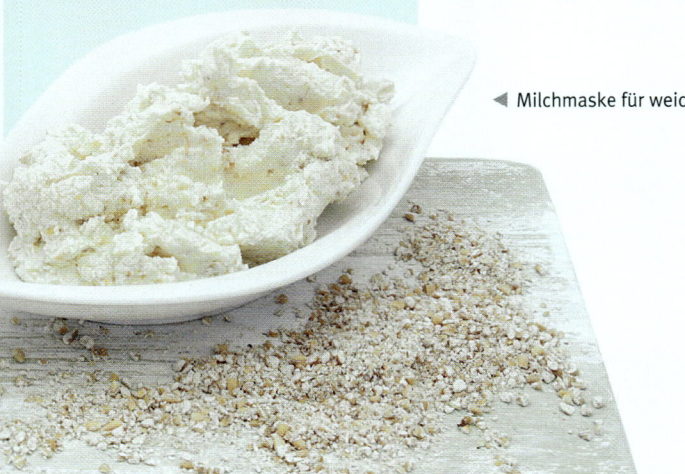

Dampfbäder für das Gesicht

Dampfbäder mit Kräutern oder Blüten sollen die Poren Ihrer Haut öffnen, um sie zu reinigen, zu glätten und ihren Feuchtigkeitsgehalt zu erhöhen. Nach einem Kräuter-Dampfbad ist ein stumpfer Teint wieder strahlend rein. Dampfbäder sind für normale, fettige, trockene und reife Haut sowie für Mischhaut geeignet. Bei empfindlicher, unreiner und gereizter Haut sind Dampfbäder nicht zu empfehlen.

TIPP

Statt Überreste eines Kräuteraufgusses wegzuwerfen, verwenden Sie diese doch als Haarspülung (siehe Seite 68-71).

142

Dampfbäder herstellen und anwenden

Sie sollten Dampfbäder höchstens einmal pro Woche anwenden. Bei gesundheitlichen Problemen, z. B. Diabetes, Ekzemen oder Augenproblemen, sollten Sie vor Durchführung eines Dampfbads einen Arzt hinzuziehen.

1. Etwa 2 l Wasser in einem Topf zum Kochen bringen.
2. 4-6 Esslöffel der Kräuter-/Blütenmischung in das kochende Wasser geben. (In der Tabelle gegenüber finden Sie nach Hauttyp geordnete Rezepte.) Den Topf mit einem Deckel verschließen und 10 Minuten ziehen lassen.
3. Die Kräuter/ Blüten zusammen mit dem heißen Wasser in eine große, hitzebeständige Schüssel gießen, die bereits auf dem Tisch steht, an dem Sie das Dampfbad genießen möchten.
4. Das Gesicht etwa 20-25 cm über der Schüssel platzieren und ein großes Handtuch oder einen Kissenbezug über den Kopf ziehen, um ein Dampfzelt zu bilden.
5. Das Dampfbad sollte 10 Minuten nicht überschreiten. (Beenden Sie es sofort, wenn Ihnen zu heiß ist oder Sie sich nicht wohlfühlen.)

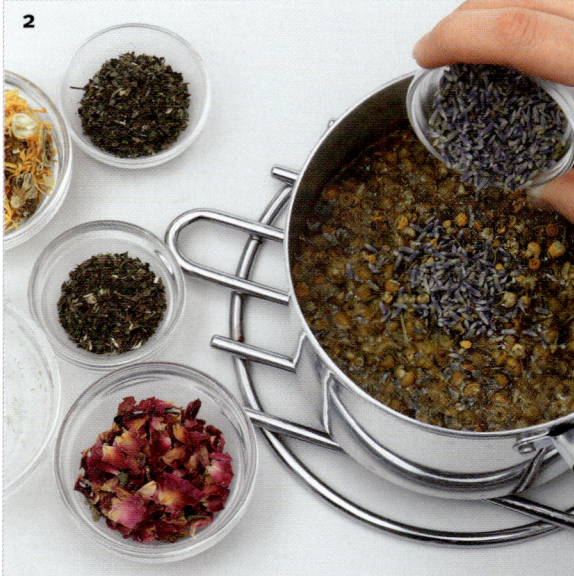

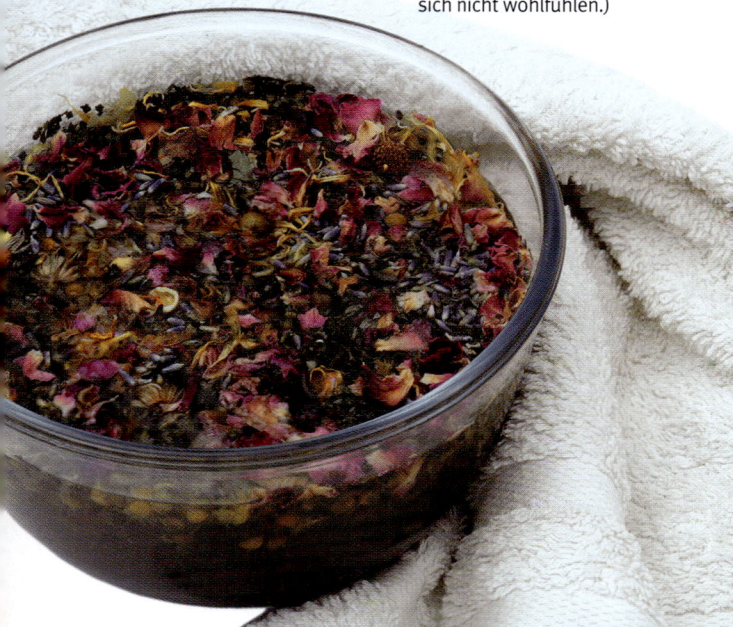

6. Die Flüssigkeit aus den Kräutern filtern, das Gesicht damit bespritzen und dann trocken tupfen.
7. Flüssigkeitsreste können bis zu 3 Tage im Kühlschrank aufbewahrt und z. B. als Gesichtswasser verwendet werden.

143

Die Vorteile von Dampfbädern

Regelmäßige Dampfbäder können die folgenden Effekte haben:

- Sie öffnen die Hautporen.
- Sie erhöhen den Feuchtigkeitsgehalt der Haut.
- Sie regen die Durchblutung an.
- Sie wirken entspannend.
- Sie helfen, abgestorbene Hautzellen zu entfernen.

144

Vertrauen Sie Ihrer Haut

Hören Sie auf Ihren Körper: Fühlt sich Ihr Gesicht zu heiß oder unangenehm an, BEENDEN Sie das Dampfbad sofort und spülen Sie die Haut mit kaltem Wasser.

145

So sparen Sie Zeit

Dampfbäder ohne viel Vorlauf? Frieren Sie den flüssigen Kräuteraufguss als Eiswürfel ein. Für das Dampfbad müssen Sie die Eiswürfel dann nur noch in einer mikrowellenfesten Schüssel zum Kochen bringen. Folgen Sie dann den Anweisungen für Dampfbäder.

146

Kräuter- und Blütenmischungen für Dampfbäder

Revitalisieren Sie Ihre Haut mit einem dieser porenverfeinernden und regenerierenden Dampfbäder.

Hauttyp	Mischung (Ergibt genug für ein Dampfbad)
Fettige Haut	1 EL getrockneter Basilikum 1 EL getrocknete Zitronenmelisse 1 EL getrocknete Hamamelis 1 EL getrockneter Salbei 1 EL getrockneter Lavendel
Verstopfte Poren und zu Mitessern neigende Haut	1 EL getrocknete Holunderblüten 1 EL getrocknetes Neemblatt 2 EL getrockneter Thymian 1 TL getrocknete kanadische Orangenwurzel 1 TL getrocknete Mahonie 1 EL getrockneter Lavendel
Normale und Mischhaut	1 EL getrocknete Rosenblütenblätter 1 EL getrocknete Ringelblumenblüten 1 EL getrocknete Kamillenblüten 1 EL getrocknete Zitronenmelisse 1 EL getrockneter Lavendel 1 TL getrocknete Pfefferminze
Trockene und reife Haut	1 EL getrocknete Rosenblütenblätter 1 EL getrocknete Kamillenblüten 1 TL getrocknete Pfefferminze 1 TL getrocknete Fenchelsamen 1 EL getrocknete Holunderblüten 2 TL getrocknete Strohblumenblüten

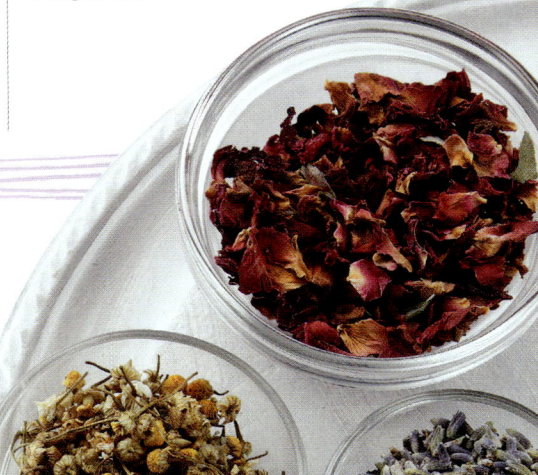

▶ Kamillenblüten, Lavendelknospen und Rosenblütenblätter sind fantastisch für Mischhaut geeignet.

Gesichtswasser

Gesichtswasser werden meist nach Reinigung, Peelings und Masken angewandt, um die Haut ins Gleichgewicht zu bringen, zu beruhigen und zu reinigen. Sie werden vor Seren und Feuchtigkeitscremes mit einem Baumwollpad oder einer Sprühflasche aufgetragen und bestehen aus Blütenwasser, Kräuteraufgüssen, Apfelessig oder sogar Wodka. Sie können sie auch mehrmals täglich auf das Gesicht sprühen, zur Erfrischung oder um die Haut sanft mit Feuchtigkeit zu versorgen.

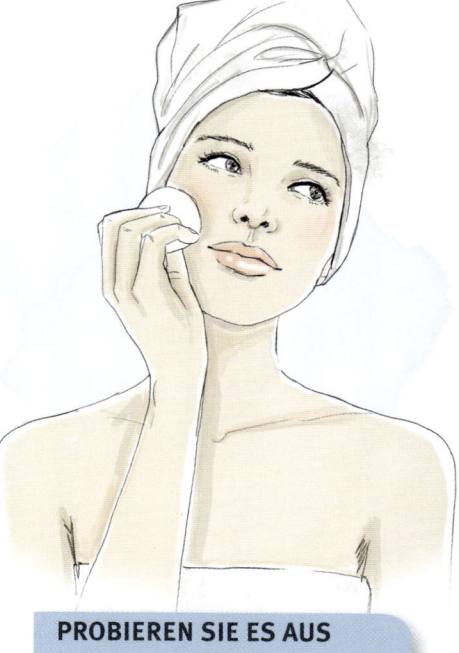

 147

Das richtige Gesichtswasser auswählen und anwenden

 ▼ Orangenblüten

Blütenwasser: Dabei handelt es sich um sehr sanfte Gesichtswasser auf der Basis von Blütenwasser, die besonders gut für die empfindliche, trockene und reife Haut geeignet sind. Der Hauptbestandteil ist ein Blütenwasser wie Rosenwasser oder Orangenblütenwasser.

Kräuteraufgüsse: Hamamelis ist ein beliebtes Gesichtswasser auf Kräuterbasis, welches adstringierend wirkt. Gesichtswasser auf Kräuterbasis lassen sich sehr leicht herstellen. Frische Kräuter, getrocknete Kräuter und sogar Tinkturen können verwendet werden, um passende Rezepte für jeden Hauttyp herzustellen.

Essig-Gesichtswasser: Dies sind Gesichtswasser, die den pH-Wert ausgleichen, und für jede Haut geeignet sind.

PROBIEREN SIE ES AUS

Geben Sie das Gesichtswasser auf einen sauberen, weichen Waschlappen und massieren Sie die Haut in sanften kreisenden Bewegungen, um abgestorbene Hautzellen zu entfernen.

GUT ZU WISSEN

Schütteln Sie Ihr Gesichtswasser vor der Anwendung gut, um alle Inhaltsstoffe gleichmäßig zu verteilen.

148

Nicht spicken!

Achten Sie darauf, die Augen fest geschlossen zu halten, bevor Sie ein Gesichtswasser aufsprühen. Gesichtswasser auf Essigbasis und adstringierende Gesichtswässer brennen und beißen, wenn sie in die Augen geraten.

149

Chill out

Bewahren Sie Gesichtswasser an heißen Sonnentagen im Kühlschrank auf. Besprühen Sie Ihre Haut den Tag über mit einem kühlen und erfrischenden Gesichtswasser, um sie zu beruhigen und auszugleichen.

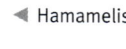
◄ Hamamelis

3 Rezepte:
Drei der besten Gesichtswasser

150

Beruhigendes Gesichtswasser mit Rosengeranie & Kamille

Ergibt etwa 120 ml
Für jede Haut

Dieses angenehme Gesichtswasser erhöht den Feuchtigkeitsgehalt der Haut und verleiht ihr jugendliche Spannkraft.

60 ml Rosengeranien-Blütenwasser
2 Esslöffel getrocknete Kamillenblüten
2 Esslöffel Aloe-Vera-Gel
2 Esslöffel Wodka
20 Tropfen ätherisches Öl der römischen Kamille
8 Tropfen ätherisches Rosengeranienöl

1. Das Rosengeranien-Blütenwasser in einen kleinen Topf geben und auf mittlerer Hitze zum Köcheln bringen.
2. Die Flamme ausdrehen und die getrockneten Kamillenblüten dazugeben. Mit einem Deckel verschließen und auf Raumtemperatur abkühlen lassen.
3. Die Flüssigkeit aus den Kräutern filtern.
4. In eine gereinigte Flasche mit Deckel füllen.
5. Das Aloe-Vera-Gel, den Wodka und die ätherischen Öle hinzugeben. Gut schütteln. Am besten kühl und dunkel lagern und innerhalb von 60 Tagen verbrauchen.

Anwendung: Das Gesichtswasser mit sauberen Baumwollpads auf das gereinigte Gesicht und den Hals geben, den Augenbereich aussparen.

151

Gesichtswasser für unreine Haut

Ergibt etwa 120 ml
Für fettige, unreine und normale Haut

Ein reinigendes und adstringierendes Gesichtswasser zur Reinigung unreiner Haut.

1 Esslöffel Lavendel-Blütenwasser
1 Esslöffel Rosenwasser
3 Esslöffel Hamamelisextrakt
1 Esslöffel Aloe-Vera-Gel
1 Esslöffel Ringelblumentinktur
1 Esslöffel Thymiantinktur
10 Tropfen ätherisches Palmarosaöl
10 Tropfen ätherisches Karottensamenöl
5 Tropfen ätherisches Myrrheöl
5 Tropfen ätherisches Öl der echten Kamille

1. Alle Inhaltsstoffe in eine gereinigte Flasche mit Deckel geben. Gut schütteln. Am besten kühl und dunkel lagern und innerhalb von 60 Tagen verbrauchen.

Anwendung: Das Gesichtswasser mit sauberen Baumwollpads auf das gereinigte Gesicht, Hals und Dekolletee geben, den Augenbereich aussparen.

152

Gesichtswasser für empfindliche oder trockene Haut

Ergibt etwa 120 ml
Für empfindliche und trockene Haut

Ein wirksames Gesichtswasser aus einer wunderbaren Auswahl an Blütenwässern, mit dem Sie Ihre Haut ausgleichen und das Hautbild trockener und empfindlicher Haut verbessern können.

2 Esslöffel Rosenwasser
1 Esslöffel Ringelblumen-Blütenwasser
1 Esslöffel Orangenblütenwasser
1 Esslöffel Kamille-Blütenwasser
1 Esslöffel Lavendel-Blütenwasser
2 Teelöffel Apfelessig
2 Teelöffel pflanzliches Glycerin
5 Tropfen ätherisches Rosenholzöl
2 Tropfen ätherisches Rosenöl
2 Tropfen ätherisches Neroliöl
2 Tropfen ätherisches Öl der römischen Kamille

1. Alle Inhaltsstoffe in eine gereinigte Flasche mit Deckel geben. Gut schütteln. Am besten kühl und dunkel lagern und innerhalb von 60 Tagen verbrauchen.

Anwendung: Das Gesichtswasser mit sauberen Baumwollpads auf das gereinigte Gesicht, Hals und Dekolletee geben, den Augenbereich aussparen.

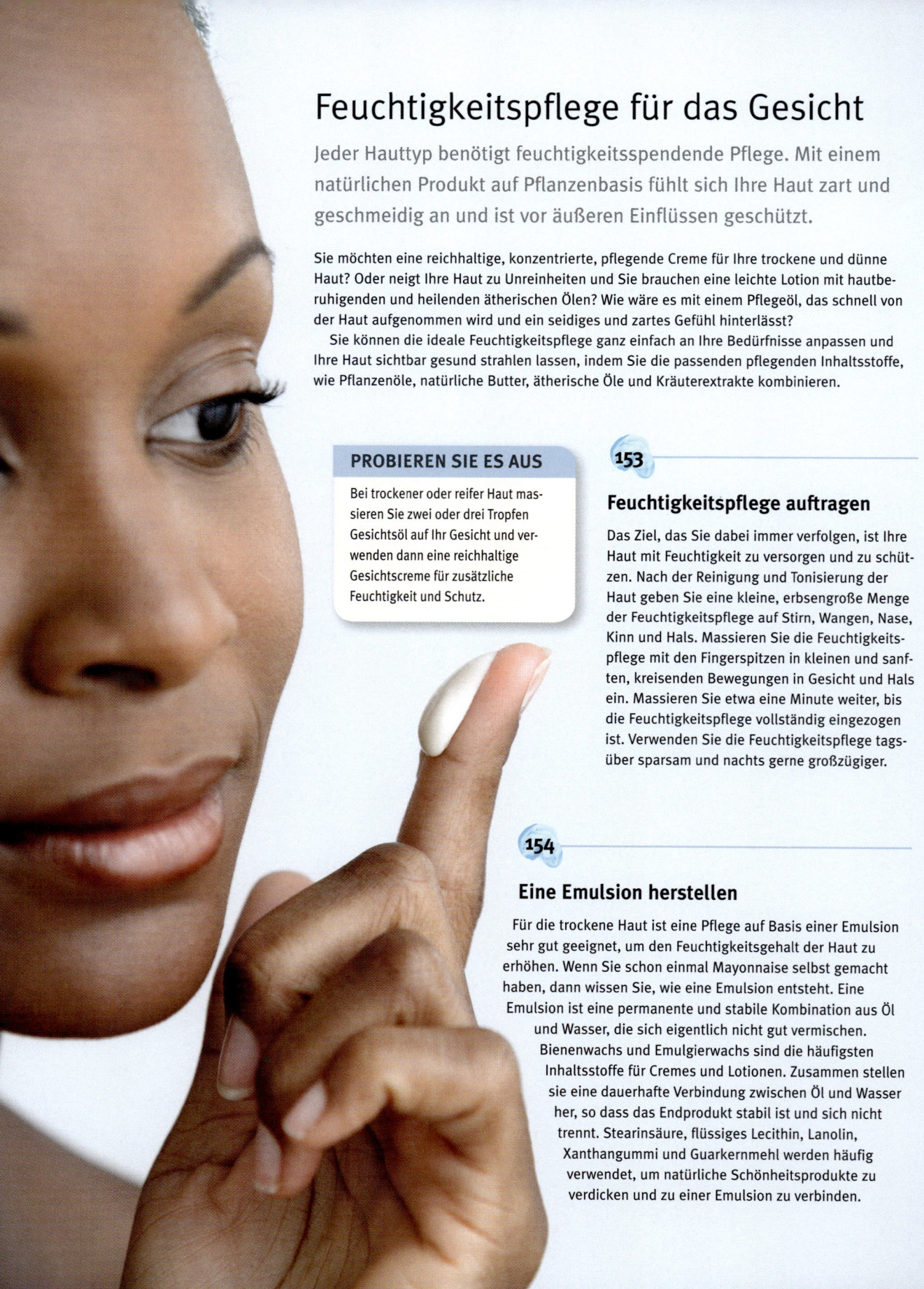

Feuchtigkeitspflege für das Gesicht

Jeder Hauttyp benötigt feuchtigkeitsspendende Pflege. Mit einem natürlichen Produkt auf Pflanzenbasis fühlt sich Ihre Haut zart und geschmeidig an und ist vor äußeren Einflüssen geschützt.

Sie möchten eine reichhaltige, konzentrierte, pflegende Creme für Ihre trockene und dünne Haut? Oder neigt Ihre Haut zu Unreinheiten und Sie brauchen eine leichte Lotion mit hautberuhigenden und heilenden ätherischen Ölen? Wie wäre es mit einem Pflegeöl, das schnell von der Haut aufgenommen wird und ein seidiges und zartes Gefühl hinterlässt?

Sie können die ideale Feuchtigkeitspflege ganz einfach an Ihre Bedürfnisse anpassen und Ihre Haut sichtbar gesund strahlen lassen, indem Sie die passenden pflegenden Inhaltsstoffe, wie Pflanzenöle, natürliche Butter, ätherische Öle und Kräuterextrakte kombinieren.

PROBIEREN SIE ES AUS

Bei trockener oder reifer Haut massieren Sie zwei oder drei Tropfen Gesichtsöl auf Ihr Gesicht und verwenden dann eine reichhaltige Gesichtscreme für zusätzliche Feuchtigkeit und Schutz.

153

Feuchtigkeitspflege auftragen

Das Ziel, das Sie dabei immer verfolgen, ist Ihre Haut mit Feuchtigkeit zu versorgen und zu schützen. Nach der Reinigung und Tonisierung der Haut geben Sie eine kleine, erbsengroße Menge der Feuchtigkeitspflege auf Stirn, Wangen, Nase, Kinn und Hals. Massieren Sie die Feuchtigkeitspflege mit den Fingerspitzen in kleinen und sanften, kreisenden Bewegungen in Gesicht und Hals ein. Massieren Sie etwa eine Minute weiter, bis die Feuchtigkeitspflege vollständig eingezogen ist. Verwenden Sie die Feuchtigkeitspflege tagsüber sparsam und nachts gerne großzügiger.

154

Eine Emulsion herstellen

Für die trockene Haut ist eine Pflege auf Basis einer Emulsion sehr gut geeignet, um den Feuchtigkeitsgehalt der Haut zu erhöhen. Wenn Sie schon einmal Mayonnaise selbst gemacht haben, dann wissen Sie, wie eine Emulsion entsteht. Eine Emulsion ist eine permanente und stabile Kombination aus Öl und Wasser, die sich eigentlich nicht gut vermischen. Bienenwachs und Emulgierwachs sind die häufigsten Inhaltsstoffe für Cremes und Lotionen. Zusammen stellen sie eine dauerhafte Verbindung zwischen Öl und Wasser her, so dass das Endprodukt stabil ist und sich nicht trennt. Stearinsäure, flüssiges Lecithin, Lanolin, Xanthangummi und Guarkernmehl werden häufig verwendet, um natürliche Schönheitsprodukte zu verdicken und zu einer Emulsion zu verbinden.

TIPP

Massieren Sie vor dem Schlafengehen einige Tropfen Gesichtsöl (siehe Seite 94) in die trockene, brüchige Nagelhaut ein.

155

Die richtige Feuchtigkeitspflege auswählen

Feuchtigkeitspflege gibt es grob in zwei Kategorien: auf Ölbasis und auf Öl-und Wasserbasis. In jeder dieser Kategorien gibt es besondere Feuchtigkeitscremes. In der untenstehenden Tabelle werden die verschiedenen Cremes vorgestellt. Erfahren Sie, welche Feuchtigkeitspflege sich für welche Haut am besten eignet.

Feuchtigkeitspflege auf Ölbasis	Feuchtigkeitspflege auf Öl- und Wasserbasis
Balsam: Hergestellt aus Trägerölen, natürlicher Butter, Wachs und ätherischen Ölen. Kann für das gesamte Gesicht verwendet werden, bietet hochwertigen Schutz und spendet Feuchtigkeit. **Geeignet für** reife, trockene, normale und empfindliche Haut.	**Lotion:** Wird hergestellt, indem eine wässrige Phase und eine ölige Phase zu einer Emulsion verbunden werden. Lotionen sind nicht so dick wie Cremes und werden leichter von der Haut aufgenommen. Lotionen enthalten mehr wässrige als ölige Inhaltsstoffe. **Geeignet für** normale, fettige, unreine Haut und Mischhaut.
Salbe: Hergestellt aus mit Kräutern versetzten Trägerölen, Wachs und ätherischen Ölen. Reichhaltige Rezepturen, die sofort schützen und den Feuchtigkeitsgehalt der Haut erhöhen. Werden häufig verwendet, um leichte Hautreizungen zu lindern. **Geeignet für** reife, trockene, normale und empfindliche Haut.	**Creme:** Wird hergestellt, indem eine wässrige Phase und eine ölige Phase zu einer Emulsion verbunden werden. Cremes sind dickflüssiger als Lotionen und enthalten meist mehr ölige als wässrige Inhaltsstoffe. **Geeignet für** trockene, reife, normale und empfindliche Haut.
Öl: Hergestellt aus mit Kräutern versetzten Trägerölen, Trägerölen und ätherischen Ölen. Ist sehr ergiebig und sollte sparsam angewendet werden. **Geeignet für** jede Haut, wirkt ausgleichend, beruhigend, verleiht Feuchtigkeit und Geschmeidigkeit.	

156

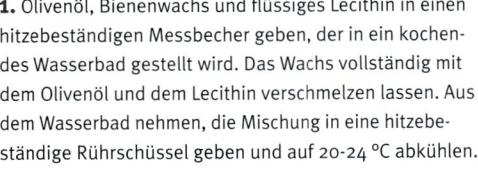

Die beste einfache Basiscreme aus Bienenwachs

Inhaltsstoffe:
- *65 ml Olivenöl*
- *2 Teelöffel Bienenwachs, fein gerieben*
- *1 Teelöffel flüssiges Lecithin*
- *60 ml destilliertes Wasser*
- **Ergibt** etwa 150 ml

1. Olivenöl, Bienenwachs und flüssiges Lecithin in einen hitzebeständigen Messbecher geben, der in ein kochendes Wasserbad gestellt wird. Das Wachs vollständig mit dem Olivenöl und dem Lecithin verschmelzen lassen. Aus dem Wasserbad nehmen, die Mischung in eine hitzebeständige Rührschüssel geben und auf 20-24 °C abkühlen.
2. Das destillierte Wasser auf 20-23° erhitzen.
3. Sobald beide Phasen die gleiche Temperatur haben, die Mischung aus Öl, Wachs und Lecithin mit einem Handrührgerät auf mittlerer Stufe schlagen. Sehr langsam das destillierte Wasser hineintropfen lassen. Etwa 5 Minuten weiter rühren oder bis die Flüssigkeit verdickt und emulgiert.
4. In ein steriles Gefäß umfüllen und abkühlen lassen. Im Kühlschrank aufbewahren und innerhalb von 2 Wochen verbrauchen.

◄ Nicht vergessen: Bienenwachs muss fein gerieben sein, damit es leichter schmilzt.

GUT ZU WISSEN

Die meisten handgemachten Gesichtspflegeprodukte können auch zu anderen Zwecken verwendet werden:
- Gesichtsöl für die Nagelhaut
- Gesichtssalben zum Glätten von Spliss, und um fliegende Haare in den Griff zu bekommen
- Gesichtscremes als beruhigende Fußcreme
- Gesichtslotion als besonders feuchtigkeitsspendende Körperlotion

Rezepte:
Fünf der besten Feuchtigkeitsspender

▶ Sheabutter

157

Nährendes Gesichtsöl

Ergibt etwa 60 ml
Für trockene, reife und normale Haut und Mischhaut

Ein luxuriöses Rezept, das Ihre Haut mit Hagebuttenkernöl, Jojobaöl und hautverjüngendem Karottensamenöl beruhigt und ihr Geschmeidigkeit verleiht.

2 Esslöffel Jojobaöl
1 Esslöffel + 1 Teelöffel Hagebuttenkernöl
1¼ Teelöffel Vitamin E
7 Tropfen ätherisches Karottensamenöl
2 Tropfen ätherisches Rosenöl
3 Tropfen ätherisches Öl der römischen Kamille

1. Alle Inhaltsstoffe in eine kleine, bernsteinfarbene Tropfflasche geben. Vor dem Gebrauch gut schütteln.

Anwendung: Bis zu fünf Tropfen auf das gereinigte und tonisierte Gesicht geben.

158

Intensive Nachtcreme

Ergibt etwa 60 ml
Für trockene, reife, normale und empfindliche Haut und Mischhaut

Dies ist eine sehr dickflüssige und reichhaltige Gesichtscreme, in der drei feuchtigkeitsspendende Trägeröle, besonders reichhaltige Sheabutter und Vitamin E sowie die ätherischen Öle von Sandel- und Rosenholz kombiniert werden, um Ihre Haut im Schlaf zu pflegen und mit Feuchtigkeit zu versorgen.

2 Esslöffel Orangenblütenwasser
½ Teelöffel pflanzliches Glycerin
¾ Teelöffel Avocadoöl
¾ Teelöffel Olivenöl
½ Teelöffel Jojobaöl
1½ Teelöffel Sheabutter
½ Teelöffel Stearinsäure
1 gehäufter Teelöffel Emulgierwachs NF
⅛ Teelöffel Vitamin E
8 Tropfen ätherisches Sandelholzöl, australisch
5 Tropfen ätherisches Rosenholzöl

1. Orangenblütenwasser und pflanzliches Glycerin in einen hitzebeständigen Messbecher geben und diesen in ein Wasserbad mit siedendem Wasser stellen.
2. Avocadoöl, Olivenöl, Jojobaöl, Sheabutter, Stearinsäure und Emulgierwachs in einen hitzebeständigen Messbecher geben und diesen in ein Wasserbad mit siedendem Wasser stellen.
3. Wenn beide Mischungen 66° C erreicht haben, aus dem Wasserbad nehmen.
4. Die Ölmischung vorsichtig in eine hitzebeständige Rührschüssel geben und mit einem Handrührgerät auf mittlerer Hitze verrühren. Die Mischung aus Orangenblüten und Glycerin dazu geben und weitere 5 Minuten rühren.
5. Sobald die Mischung auf unter 38° C abgekühlt ist, das Vitamin E und die ätherischen Öle untermischen. Die Creme in ein steriles Gefäß geben und vollständig abkühlen lassen. Im Kühlschrank aufbewahren und innerhalb von zwei Wochen verbrauchen.

Anwendung: Nach Reinigung und Tonisierung eine großzügige Menge vor dem Schlafengehen auf Gesicht und Dekolletee aufbringen und sanft in kleinen, kreisenden Bewegungen einmassieren.

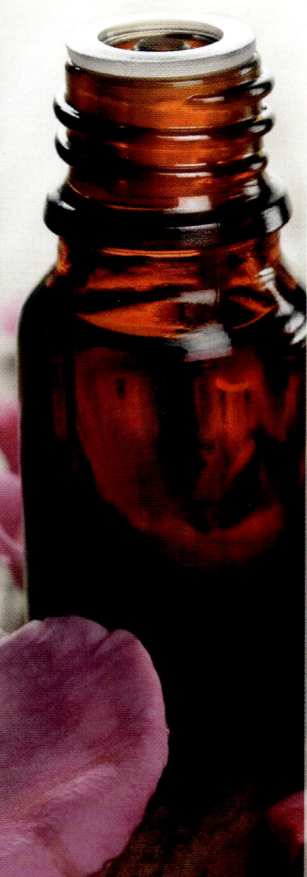

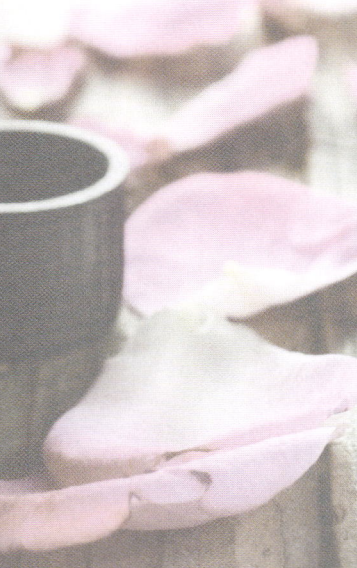

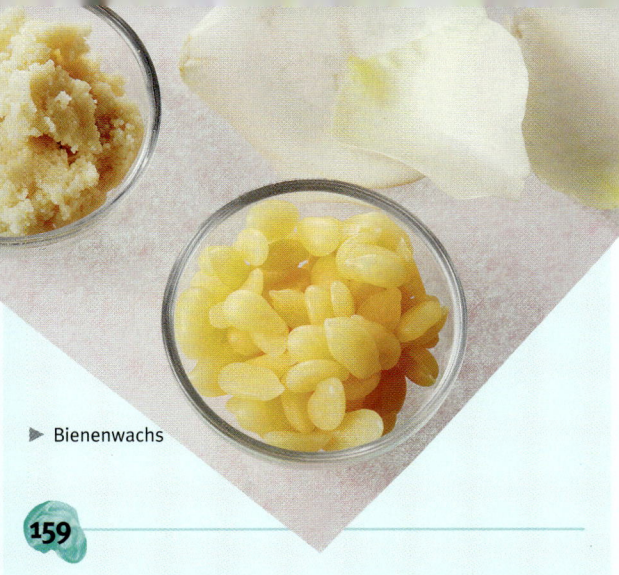

▶ Bienenwachs

159

Ausgleichende Tageslotion mit Teebaumöl & Gurke

Ergibt etwa 60 ml
Für normale, fettige, zu Akne neigende Haut und Mischhaut

Eine leichte, erfrischende und reinigende Lotion, die besonders gut für fettige und unreine Haut geeignet ist.

2 Esslöffel Gurken-Hydrosol
2 Teelöffel Hamamelisextrakt
1¼ Teelöffel Jojobaöl
1 Teelöffel Haselnussöl
1 gehäufter Teelöffel Emulgierwachs NF
½ Teelöffel Stearinsäure
⅛ Teelöffel Vitamin E
5 Tropfen ätherisches Teebaumöl

1. Gurken-Hydrosol und Hamamelis in einen hitzebeständigen Messbecher geben und diesen in ein Wasserbad mit siedendem Wasser stellen.
2. Jojobaöl, Haselnussöl, Stearinsäure und Emulgierwachs in einen hitzebeständigen Messbecher geben und diesen in ein Wasserbad mit siedendem Wasser stellen.
3. Wenn beide Mischungen 66° C erreicht haben, aus dem Wasserbad nehmen.
4. Die Ölmischung in eine hitzebeständige Rührschüssel geben und mit einem Handrührgerät auf mittlerer Hitze verrühren. Vorsichtig die Mischung aus Gurken-Hydrosol und Hamamelis dazu geben und weitere 5 Minuten rühren.
5. Sobald die Mischung auf unter 38° C abgekühlt ist, Vitamin E und Teebaumöl untermischen.
6. Die Creme in ein steriles Gefäß geben und vollständig abkühlen lassen. Im Kühlschrank aufbewahren und innerhalb von zwei Wochen verbrauchen.

Anwendung: Nach der Reinigung und Tonisierung kleine, erbsengroße Kleckse der Lotion auf Gesicht, Hals und Dekolletee auftragen und sanft einmassieren, bis sie vollständig eingezogen ist.

160

Verjüngender Balsam mit Arganöl & Rose

Ergibt etwa 60 ml
Für jede Haut

Für alle Hauttypen geeignet. Dieser feuchtigkeitsspendende Balsam wird schnell von der Haut aufgenommen und verleiht ein samtweiches, seidiges Gefühl.

2 Teelöffel Traubenkernöl
2 Teelöffel Sheabutter
2 Teelöffel Mangobutter
1½ Teelöffel geriebenes Bienenwachs
4 Teelöffel Arganöl
½ Teelöffel Vitamin-E-Öl
7 Tropfen ätherisches Rosenöl

1. Traubenkernöl, Sheabutter, Mangobutter und Bienenwachs in einen kleinen, hitzebeständigen Messbecher geben und diesen in ein Wasserbad mit siedendem Wasser stellen, bis alles vollständig geschmolzen ist. Die Hitze abdrehen, den Messbecher aber noch im heißen Wasserbad stehen lassen.
2. Arganöl, Vitamin-E-Öl und ätherisches Rosenöl hineinrühren. Schnell in das gewählte hitzebeständige Gefäß geben und vollständig abkühlen lassen.

Anwendung: Kleine, erbsengroße Kleckse auf die gereinigte und tonisierte Haut auftragen. Sanft mit kleinen, kreisenden Bewegungen in Gesicht, Hals und Dekolletee einmassieren.

161

Heilende Allzwecksalbe

Ergibt etwa 60 ml
Für trockene, reife, normale und empfindliche Haut

Olivenöl wird mit heilenden Ringelblumenblüten versetzt und mit Bienenwachs zu einer wachsweichen Salbe verdickt, die Ihre trockene, durstige Haut beruhigt und wiederherstellt.

2 Esslöffel mit Ringelblumenblüten versetztes Olivenöl
2 Teelöffel Rizinusöl
2 gehäufte Teelöffel geriebenes Bienenwachs
1 Teelöffel Vitamin-E-Öl
5 Tropfen ätherisches Karottensamenöl
5 Tropfen ätherisches Strohblumenöl

1. Das Ringelblumenöl, Rizinusöl und Bienenwachs in einen kleinen hitzebeständigen Messbecher geben und diesen in ein Wasserbad mit siedendem Wasser stellen, bis alles vollständig geschmolzen ist. Den Messbecher aus dem Wasserbad nehmen.
2. Das Vitamin-E-Öl und die ätherischen Öle dazugeben. Schnell in das gewählte hitzebeständige Gefäß geben und vollständig abkühlen lassen.

Anwendung: Kleine, erbsengroße Kleckse auf die gereinigte und tonisierte Haut auftragen. Sanft mit kleinen, kreisenden Bewegungen in Gesicht, Hals und Dekolletee einmassieren.

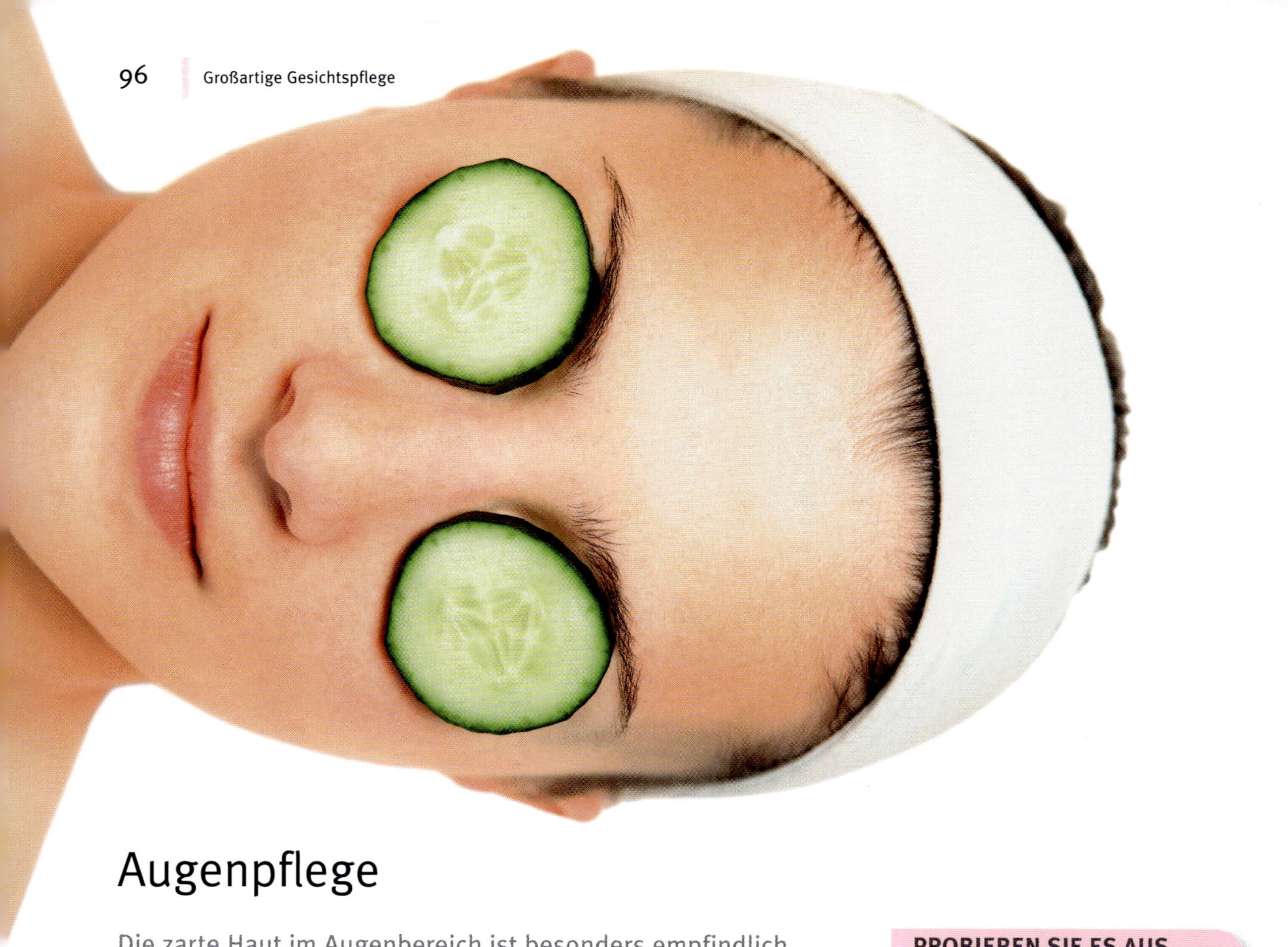

Augenpflege

Die zarte Haut im Augenbereich ist besonders empfindlich und dünn. Pflegen Sie diesen Bereich sorgfältig mit sanften Pflanzenölen. Viele natürliche Inhaltsstoffe lindern Schwellungen und helfen gegen dunkle Ringe um die Augen. Nutzen Sie die Kraft von Ölen mit einem hohen Anteil an Antioxidantien, um den Augenbereich mit Feuchtigkeit zu versorgen und gleichzeitig Fältchen und Falten zu reduzieren.

PROBIEREN SIE ES AUS

Tauchen Sie zwei saubere Baumwollpads in etwas Rosenwasser und legen Sie diese in einen kleinen Netzbeutel. Legen Sie diesen für 10 Minuten ins Tiefkühlfach. Legen Sie die gefrorenen Beutel 5 Minuten auf die geschlossenen Augen, um Schwellungen zu lindern.

162

Die richtige Augenpflege auswählen und anwenden

Augencremes: Sie sind dickflüssig und reichhaltig und bestehen aus Emulsionen von Blütenwässern, Ölen und Wachsen. Pflanzliche Inhaltsstoffe wie Tinkturen, Extrakte und ätherische Öle werden häufig hinzugefügt, um den Feuchtigkeitsgehalt der Haut zu erhöhen, sie zu beruhigen und zu straffen sowie die Zeichen der Hautalterung im zarten Augenbereich zu reduzieren.

Augenseren: Diese Rezepturen auf Ölbasis werden aus Pflanzenölen hergestellt, die reich an Antioxidantien sind und leicht von der Haut aufgenommen werden. Ätherische Öle sollen abschwellend wirken, die Mikrozirkulation anregen und Zeichen der Hautalterung vorbeugen.

Augenbalsam: Diese wasserfreien Rezepturen enthalten reichhaltige Pflanzenöle, Bienenwachs und ätherische Öle. Geben Sie vor dem Schlafengehen und vor dem Auftragen von Make-up eine kleine Menge sanft auf den Augenbereich. Augenbalsam schützt den Säureschutzmantel der Haut und reduziert das Auftreten von Fältchen und Falten. Ätherische Öle werden meist in einer Konzentration von etwa 0,5 % beigefügt.

163

Hilfe bei dunklen Ringen und Schwellungen

Probieren Sie die unten aufgelisteten Ideen aus, um lästige Augenringe und geschwollene Lider los zu werden.

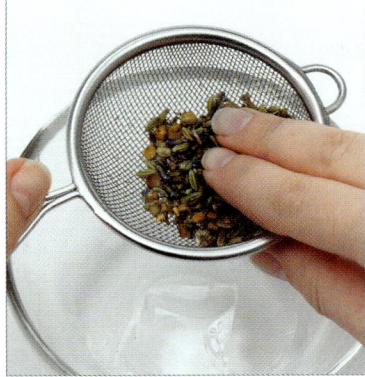

- Stellen Sie einen Kräuteraufguss aus zwei Esslöffeln kochendem Wasser mit je einem Teelöffel getrockneten Kamillenblüten, Fenchelsamen und Lavendelknospen her. Nachdem die Flüssigkeit auf Raumtemperatur abgekühlt ist, drücken Sie die Flüssigkeit aus den Kräutern und kühlen das Ganze mit einem Eiswürfel ab. Tauchen Sie ein Baumwollpad in den abgekühlten Kräuteraufguss und legen Sie diesen für 10 Minuten auf den Augenbereich. Nach Wunsch wiederholen.
- Ja, gekühlte Gurkenscheiben wirken wirklich gegen geschwollene Lider! Legen Sie diese für bis zu 10 Minuten auf die Augen.
- Frieren Sie eine Mischung aus Rosenwasser und Aloe-Vera-Gel in einem Eiswürfelbehälter ein. Geben Sie den Eiswürfel in einen weichen Waschlappen und legen Sie diesen für ein paar Minuten auf den Augenbereich.

GUT ZU WISSEN

Wenn Sie Produkte mit den Fingern berühren, geraten schnell Bakterien und Keime hinein. Verwenden Sie stattdessen ein sauberes Baumwollpad.

164

Wie Sie Ihre Augenpflege am besten auftragen

Die Haut um die Augen ist einer der empfindlichsten und dünnsten Bereiche des Körpers. Vermeiden Sie daher Reizungen.

1. Reinigen und tonisieren Sie Ihre Haut.

2. Nehmen Sie mit einem sauberen Baumwollpad eine kleine Menge des Produkts aus dem Gefäß und geben Sie es auf Ihren Ringfinger. Verteilen Sie es sanft auf der Haut im Augenbereich.

3. Massieren Sie das Produkt nun mit sehr sanftem Druck ein, bis es eingezogen ist.

4. Achten Sie darauf, dass es nicht in Ihre Augen gerät.

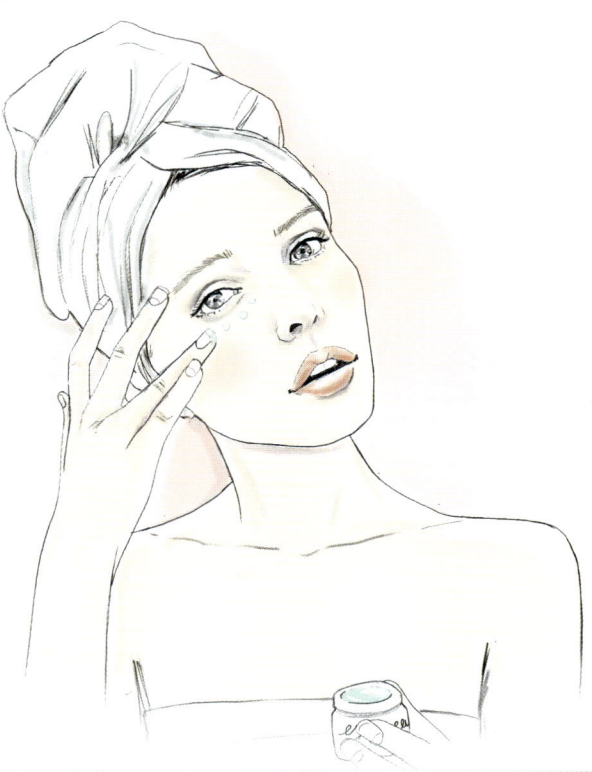

165

Schöne Augenbrauen

Wenn Sie Augenpflege auftragen, vergessen Sie Ihre Augenbrauen nicht. Genau wie Ihr Haar, profitieren auch die Augenbrauen von ein wenig Pflege.

166

Cool bleiben

Bewahren Sie Ihre Augenpflegeprodukte im Kühlschrank auf, so halten sie sich am längsten. Zusätzlich wirkt das Auftragen eines gekühlten Produkts im Augenbereich beruhigend und abschwellend.

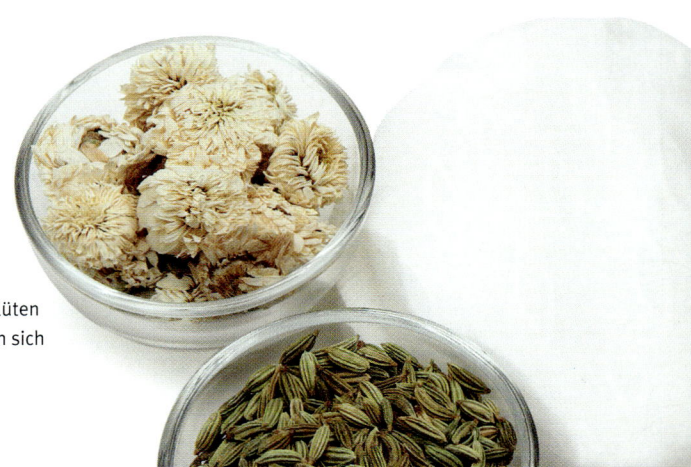

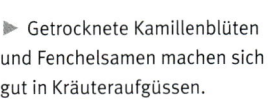 Getrocknete Kamillenblüten und Fenchelsamen machen sich gut in Kräuteraufgüssen.

Rezepte:
Sechs der besten Augenpflege-Produkte

167

Einfache Augencreme

Ergibt etwa 30 ml
Für jede Haut

Diese schnell einziehende Creme enthält feuchtigkeitsspendende Inhaltsstoffe wie Olivenöl und Sheabutter und versorgt die zarte Haut um die Augen mit Feuchtigkeit.

1 Esslöffel destilliertes Wasser
2 Teelöffel pflanzliches Glycerin
¾ Teelöffel Olivenöl extra vergine
1 Teelöffel Sheabutter
1 Teelöffel flüssiges Lecithin
½ Teelöffel Emulgierwachs NF

1. Das destillierte Wasser und das pflanzliche Glycerin in einen hitzebeständigen Messbecher geben und diesen in ein Wasserbad mit siedendem Wasser stellen.
2. Olivenöl, Sheabutter, flüssiges Lecithin und Emulgierwachs in einen anderen hitzebeständigen Messbecher geben und diesen in ein zweites Wasserbad mit siedendem Wasser stellen.
3. Wenn beide Mischungen eine Temperatur von 71° C erreicht haben, aus dem Wasserbad nehmen.
4. Die Ölmischung vorsichtig in eine hitzebeständige Rührschüssel gießen und mit einem Handrührgerät auf mittlerer Stufe verrühren. Vorsichtig die Mischung aus destilliertem Wasser und Glycerin hinzugeben und weitere 5 Minuten vermischen.
5. Die Augencreme in ein kleines, desinfiziertes Gefäß geben und vollständig abkühlen lassen. Im Kühlschrank aufbewahren und innerhalb von 15 Tagen verbrauchen.

Anwendung: Wie auf Seite 97 beschrieben anwenden.

168

Einfaches Augenserum

Ergibt etwa 15 ml
Für jede Haut

Granatapfelkernöl ist ein herrliches und tiefenwirksames Öl, das auf der Haut Wunder wirkt. Es pflegt die äußere Epidermis intensiv und ist voller wirksamer Antioxidantien.

2 Teelöffel Granatapfelkernöl
1 Teelöffel Jojobaöl
2 Tropfen ätherisches Strohblumenöl

1. Alle Inhaltsstoffe in eine kleine Tropfflasche füllen. Die Flasche gut schütteln.

Anwendung: Wie auf Seite 97 beschrieben anwenden.

169

Einfaches Augenbalsam

Ergibt etwa 30 ml
Für jede Haut

Ein beruhigendes Augenbalsam, das die sichtbaren Zeichen der Hautalterung im Augenbereich mildern kann. Mit Ringelblumen versetztes Öl wirkt Wunder bei trockener und geschädigter Haut.

5 Teelöffel mit Ringelblumen versetztes
*   Hanfsamenöl*
1 Teelöffel fein geriebenes Bienenwachs
10 Tropfen Vitamin-E-Öl
2 Tropfen ätherisches Rosenöl

1. Das Hanfsamenöl und das Bienenwachs in einen hitzebeständigen Messbecher geben und diesen in ein Wasserbad mit siedendem Wasser stellen, bis das Wachs vollständig geschmolzen ist. Aus dem Wasserbad nehmen.
2. Vitamin-E-Öl und ätherisches Rosenöl hinzugeben. Den Balsam schnell in das gewählte hitzebeständige Gefäß gießen und vollständig abkühlen lassen. Innerhalb von 3 Monaten verbrauchen.

Anwendung: Wie auf Seite 97 beschrieben anwenden.

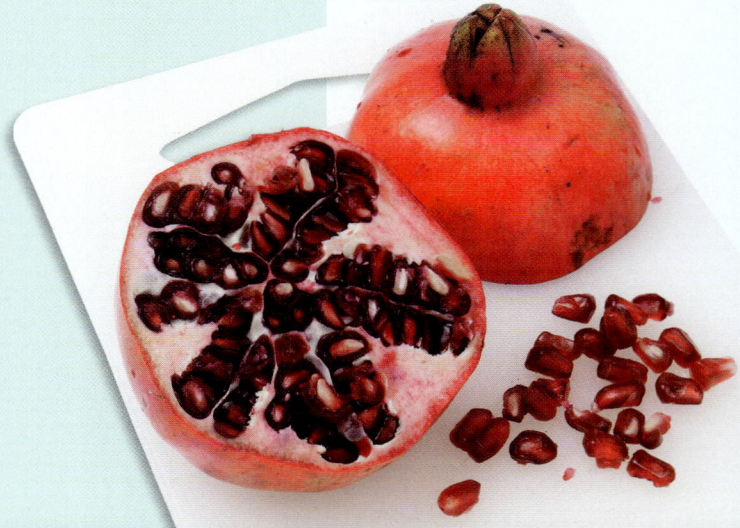

170

Revitalisierende Augencreme für jeden Tag

Ergibt etwa 30 ml
Für jede Haut

Die tägliche Anwendung dieser Augencreme kann das Auftreten von Fältchen und Falten sichtbar reduzieren. Dieses Produkt enthält Avocadoöl, das besonders reich ist an den Vitaminen A, B1, B2, D und E.

1 Esslöffel Rosenblütenwasser
2 Teelöffel pflanzliches Glycerin
½ Teelöffel Avocadoöl
½ Teelöffel Nachtkerzenöl
1 Teelöffel Kakaobutter
1 Teelöffel flüssiges Lecithin
½ Teelöffel Emulgierwachs NF

1. Das Rosenwasser und das pflanzliche Glycerin in einen hitzebeständigen Messbecher geben und diesen in ein Wasserbad mit siedendem Wasser stellen.
2. Avocadoöl, Nachtkerzenöl, Kakaobutter, flüssiges Lecithin und Emulgierwachs in einen anderen hitzebeständigen Messbecher geben und diesen in ein zweites Wasserbad mit siedendem Wasser stellen.
3. Wenn beide Mischungen eine Temperatur von 71° C erreicht haben, aus dem Wasserbad nehmen.
4. Die Ölmischung vorsichtig in eine hitzebeständige Rührschüssel gießen und mit einem Handrührgerät auf mittlerer Stufe verrühren. Vorsichtig die Mischung aus destilliertem Wasser und Glycerin hinzugeben und weitere 5 Minuten vermischen.
5. Die Augencreme in ein kleines, desinfiziertes Gefäß geben und vollständig abkühlen lassen. Im Kühlschrank aufbewahren und innerhalb von 15 Tagen verbrauchen.

Anwendung: Wie auf Seite 97 beschrieben anwenden.

171

Reichhaltiger Anti-Age-Augenbalsam

Ergibt etwa 30 ml
Für jede Haut

Das Trio aus wirkungsvollen Trägerölen in diesem Augenbalsam hilft Ihnen dabei, den empfindlichen Augenbereich mit Feuchtigkeit zu versorgen und zu schützen.

1 Teelöffel mit Ringelblumen versetztes Trägeröl
1 Teelöffel mit Wegerich versetztes Trägeröl
3 Teelöffel mit Eibisch versetztes Trägeröl
1 Teelöffel fein geriebenes Bienenwachs
10 Tropfen Vitamin-E-Öl
2 Tropfen ätherisches Rosenöl
1 Tropfen ätherisches Strohblumenöl
1 Tropfen ätherisches Karottensamenöl

1. Die Trägeröle und das Bienenwachs in einen hitzebeständigen Messbecher geben und diesen in ein Wasserbad mit siedendem Wasser stellen, bis das Wachs vollständig geschmolzen ist. Aus dem Wasserbad nehmen.
2. Vitamin-E-Öl und die ätherischen Öle hinzugeben. Den Balsam schnell in das gewählte hitzebeständige Gefäß gießen und vollständig abkühlen lassen. Innerhalb von 3 Monaten verbrauchen.

Anwendung: Wie auf Seite 97 beschrieben anwenden.

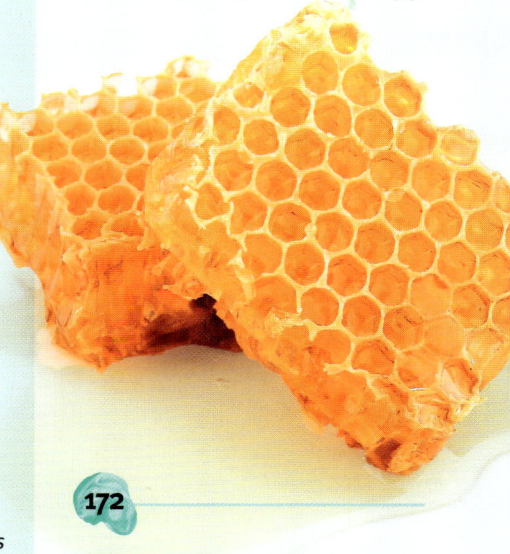

172

Kräftigendes & linderndes Augenserum

Ergibt etwa 15 ml
Für jede Haut

Diese Rezeptur enthält eine Fülle luxuriöser Öle. Das Sanddornöl allein ist schon ein sehr wertvolles Öl, das die Haut schützt und Faltenbildung vorbeugt.

¼ Teelöffel Aprikosenkernöl
¼ Teelöffel Rizinussamenöl
½ Teelöffel Jojobasamenöl
¾ Teelöffel Arganöl
¾ Teelöffel Granatapfelkernöl
⅛ Teelöffel Sanddornöl
2 Tropfen ätherisches Strohblumenöl
1 Tropfen ätherisches Sandelholzöl, australisch
1 Tropfen ätherisches Patschuliöl

1. Alle Inhaltsstoffe in eine kleine Tropfflasche füllen. Die Flasche gut schütteln.

Anwendung: Wie auf Seite 97 beschrieben anwenden.

Lippenpflege

Sagen Sie auf Wiedersehen zu trockenen, spröden und aufgesprungenen Lippen – auf Nimmerwiedersehen! Verwöhnen Sie Ihre Lippen und verleihen Sie ihnen Feuchtigkeit mit Pflanzenölen, natürlicher Butter und ätherischen Ölen. Für samtweiche und gepflegte Lippen.

173

Die richtige Lippenpflege auswählen und anwenden

Lippenbalsam: Diese Rezepturen basieren auf Pflanzenölen und Wachsen und können verwendet werden, um Ihre Lippen zu heilen, ihnen Feuchtigkeit und Geschmeidigkeit zu verleihen und sie zu schützen. Lippenbalsam gibt es in Form von Pflegestiften oder in kleinen Tiegeln.

Getöntes Lipgloss: Seidiger als Lippenbalsam gleitet Lipgloss scheinbar von selbst auf Ihre Lippen. Ihre natürliche Tönung verdanken selbst gemachte Lipglosse Pflanzen wie Alkanna, Rote Bete, Kakao und Hibiskus. Natürlich getöntes Lipgloss pflegt und schützt Ihre Lippen und verleiht einen dezenten Glanz.

Lippenpeeling: Dabei handelt es sich um dickflüssige und reichhaltige Rezepturen, die Ihre Lippen peelen und erneuern. Sie bestehen aus natürlicher Butter und sanft peelenden Zuckern und Salzen, die Ihre Lippen samtweich und glänzend machen. Sie können Lippenpeelings ein bis zweimal pro Woche anwenden.

174

Vegane Alternative

Wenn Sie auf Bienenwachs in Ihren Rezepten verzichten möchten, können Sie stattdessen Sojawachs, Karnaubawachs oder Candelillawachs verwenden. Damit können Sie sogar ein veganes Produkt herstellen.

GUT ZU WISSEN

Bei der Herstellung von Lippenbalsam fällt Ihnen vielleicht ein kleines Loch in der Mitte Ihres abgekühlten Produkts auf. Das ist normal und hat keinerlei Einfluss auf das Produkt. Sie können die Oberfläche des Balsams mit einem Föhn erwärmen, um den Lippenbalsam zu schmelzen und das Loch aufzufüllen.

175

Eine besonders pflegende und schützende Lippenpflege

Inhaltsstoffe:
- *¼ Teelöffel Kokosöl*
- *¼ Teelöffel Olivenöl*
- *¼ Teelöffel Mangobutter*
- *½ Teelöffel Bienenwachs*
- *10 Tropfen Vitamin-E-Öl*
- *1 Tropfen ätherisches Lavendelöl*
- *1 Tropfen ätherisches Zitronengrasöl*

Ergibt genug für eine 4-ml-Lippenstifthülse

1. Kokosöl, Olivenöl, Mangobutter und Bienenwachs in einen kleinen hitzebeständigen Messbecher geben und in ein kochendes Wasserbad stellen, bis die Mangobutter und das Bienenwachs vollständig geschmolzen sind. Aus dem Wasserbad nehmen.

2. Das Vitamin-E-Öl und die ätherischen Öle hinzugeben. Die Mischung vorsichtig bis oben hin in die Lippenstifthülse füllen. Ist Ihre Hand nicht ruhig genug, den geschmolzenen Lippenbalsam in die kleinen Hülsen zu füllen, verwenden Sie dazu eine Plastikpipette.

3. Aushärten und auf Raumtemperatur abkühlen lassen.

176

Gefäße für die Lippenpflege

Lippenstifthülsen: Dies sind zylindrische Plastikhülsen mit einem drehbaren Sockel, der den Lippenbalsam nach oben drückt. In die kleinen Hülsen passen etwa 4 ml Lippenpflegeprodukt. Die Hülsen sind durchsichtig, weiß, schwarz und in weiteren Farben erhältlich. Darüber sind sie rund oder oval erhältlich. Wenn Sie größere Mengen Lippenbalsam herstellen wollen, gibt es auch größere Hülsen, die bis zu 15 ml Lippenbalsam aufnehmen können. Einige Unternehmen verkaufen sogar umweltfreundliche Lippenstifthülsen aus Papier.

Gläser und Tiegel: Dies sind kleine Gefäße aus Glas oder Kunststoff mit einem Deckel aus Kunststoff oder Metall, die 7-15 ml eines Lippenpflegeproduktes aufnehmen können.

Dosen: Die kleinen Metalldosen gibt es in verschiedenen Formen, rund oder rechteckig. Die runden Gefäße haben entweder einen Drehverschluss oder einen Stülpdeckel. Die rechteckigen Dosen verfügen meist über einen Schiebedeckel.

Rezepte:
Drei der besten Lippenpflegeprodukte

177

Pfefferminz-Kakao-Lippenbalsam

Ergibt genug für drei 15-ml-Gefäße

Ein wunderbar prickelndes Erlebnis, das Ihre Lippen repariert und pflegt.

1 Esslöffel + zwei Teelöffel Mandelöl
1 gehäufter Esslöffel geriebene Kakaobutter
1 Esslöffel geriebenes Bienenwachs
10 Tropfen Vitamin-E-Öl
15 Tropfen ätherisches Pfefferminzöl

1. Mandelöl, Kakaobutter und Bienenwachs in einen kleinen, hitzebeständigen Messbecher geben und in ein kochendes Wasserbad stellen, bis die Kakaobutter und das Bienenwachs vollständig geschmolzen sind. Aus dem Wasserbad nehmen.
2. Das Vitamin-E-Öl und das Pfefferminzöl hinzugeben. Die Mischung vorsichtig bis oben hin in das Gefäß füllen. Aushärten und auf Raumtemperatur abkühlen lassen.

Anwendung: Die gewünschte Menge auf Ihre Lippen auftragen.

178

Fruchtiges Lippenpeeling

Ergibt etwa 30 ml

Ein süßes Erdbeer-Peeling, das glättet und schützt.

½ Teelöffel Bienenwachs
2 Teelöffel Mandelöl
1 Teelöffel Mangobutter
1¼ Teelöffel fein gemahlene, gefriergetrocknete Erdbeeren
2 Teelöffel Streuzucker
40 Tropfen Vitamin-E-Öl

1. Bienenwachs, Mandelöl und Mangobutter in einen kleinen, hitzebeständigen Messbecher geben und in ein kochendes Wasserbad stellen, bis das Bienenwachs und die Mangobutter vollständig geschmolzen sind.
2. Aus dem Wasserbad nehmen und schnell die gemahlenen Erdbeeren, den Zucker und das Vitamin-E-Öl einrühren. Wenn die Mischung beginnt auszuhärten, einfach mit einem Löffel in ein Gefäß mit Deckel umfüllen und auf Raumtemperatur abkühlen lassen.

Anwendung: Eine kleine Menge des Peelings in die feuchten Lippen massieren. Mit einem Tuch oder Wasser abnehmen.

179

Getöntes Lipgloss

Ergibt etwa 90 ml Lippenbalsam, der auf Gefäße in unterschiedlicher Größe aufgeteilt werden kann (runde Metall- oder Glasgefäße sind am besten geeignet)

Dieser reichhaltige und pflegende Lippenbalsam verleiht Ihren Lippen einen verführerischen Farbglanz.

2 Esslöffel Mandelöl
1 Esslöffel Kokosöl
1 Esslöffel Jojobaöl
1 Esslöffel Kakaobutter
1 gehäufter Esslöffel geriebenes Bienenwachs
1 Teelöffel Vitamin-E-Öl
1½ Teelöffel Pflanzenpulver (wählen Sie aus: Rote Bete-, Alkanna-, Kakao- oder Hibiskuspulver). Geben Sie mehr hinzu, um die Farbe zu intensivieren.

1. Mandelöl, Kokosöl, Jojobaöl, Kakaobutter und Bienenwachs in einen kleinen, hitzebeständigen Messbecher geben und in ein kochendes Wasserbad stellen, bis die Butter und das Bienenwachs vollständig geschmolzen sind. Aus dem Wasserbad nehmen.
2. Das Vitamin-E-Öl und die pulverisierten Pflanzen hinzugeben. Unter Rühren vermischen. Aushärten und auf Raumtemperatur abkühlen lassen.

Anwendung: Die gewünschte Menge auf die Lippen auftragen.

▼ Pfefferminz-Kakao-Lippenbalsam, fruchtiges Lippenpeeling und getöntes Lipgloss

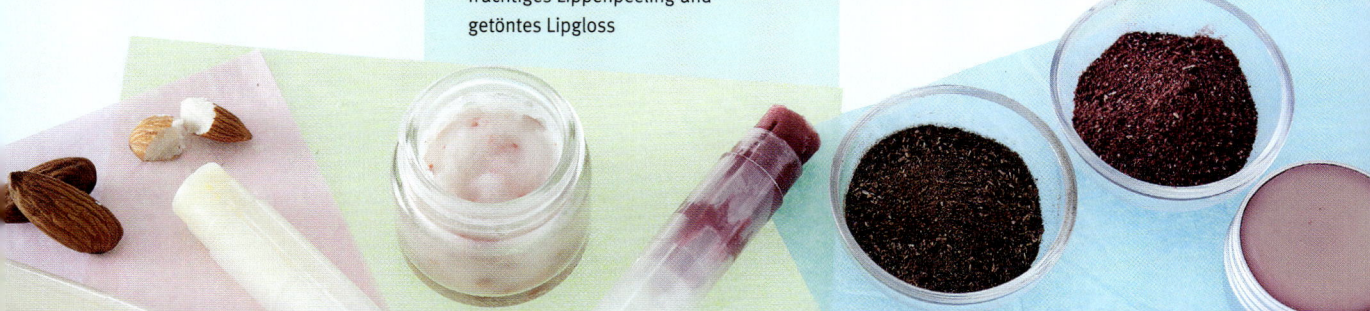

5 Ausgleichende Körperpflege

Konventionelle Produkte zur Körperpflege sind häufig voller scharfer Tenside, potentiell gefährlicher Parabene, synthetischer Duftstoffe und anderer zweifelhafter Inhaltsstoffe. In diesem Kapitel lernen Sie natürlich reinigende, peelende und feuchtigkeitsspendende Körperpflegerezepturen kennen, die Ihre Haut mit Reinigern auf Pflanzenbasis, süß duftenden ätherischen Ölen und pflegenden Pflanzen- und Nussölen schützen und verwöhnen.

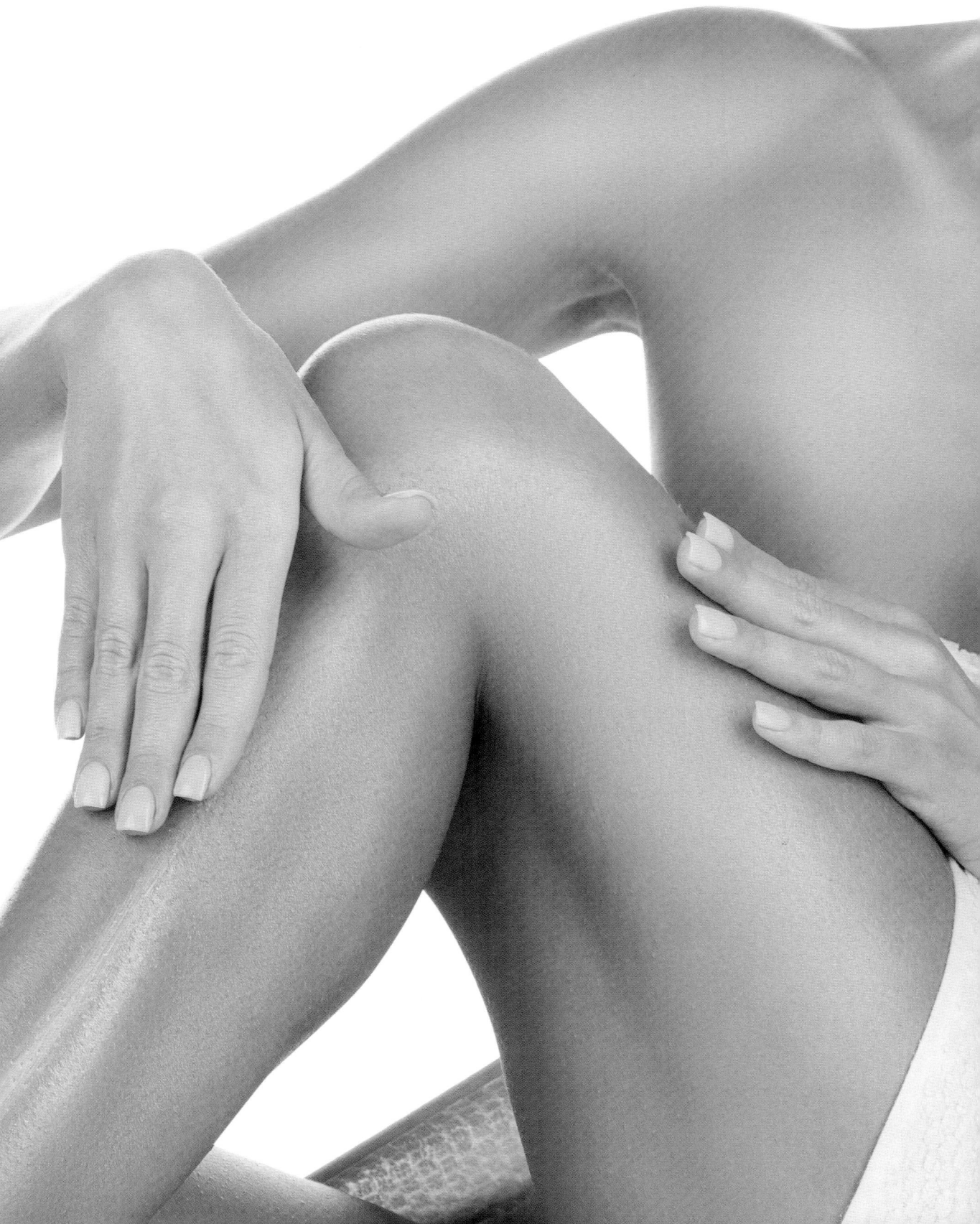

Duschgel

Versetzt mit natürlichen Pflanzenbestandteilen und ätherischen Ölen, ist flüssiges Duschgel eine wunderbare Art, Ihre Haut sanft und gründlich zu reinigen und ihr dabei einen
feinen Duft nach natürlichen ätherischen Ölen zu verleihen.

180

Ein einfaches Duschgel auf Seifenbasis

Ein einfaches Rezept für ein Duschgel auf Seifenbasis für jede Haut:

Inhaltsstoffe:
- *3 Esslöffel kochendes Wasser*
- *2 Teelöffel Tafelsalz*
- *120 ml flüssige Kastilien-Seife*
- **Ergibt** etwa 150 ml

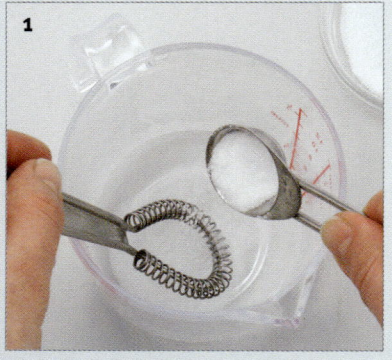

1. Das kochende Wasser in einen kleinen Messbecher geben. Das Salz hinzugeben und unter Rühren auflösen. Zur Seite stellen.

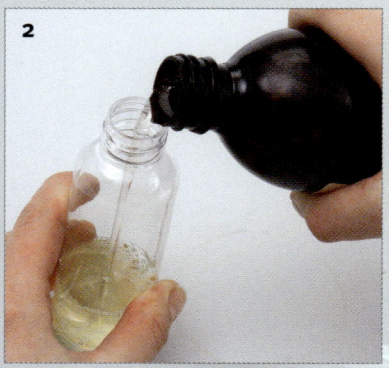

2. Die flüssige Kastilien-Seife in eine desinfizierte Flasche mit Deckel oder Pumpverschluss füllen.

3. Zwei Esslöffel der Salzlösung über einen Trichter zu der flüssigen Pflanzenseife hinzugeben. Die Überreste der Salzlösung entsorgen.
4. Den Deckel auf die Flasche geben und gut schütteln, damit das Ganze eindickt. Im Kühlschrank aufbewahren und innerhalb von zwei Wochen verbrauchen.

Anwendung: Die Flasche gut schütteln und eine kleine Menge auf die nasse Haut geben, mit einem Waschlappen einmassieren und mit warmem Wasser abwaschen.

TIPP

- Nach dem Duschen zügig eine kleine Menge Körperöl in die feuchte Haut massieren, um die Feuchtigkeit einzuschließen.

- Natürliches Duschgel als Rasiercreme für perfekte, seidige Beine verwenden.

181

Die richtige Pflege für ihren Hauttyp

Die empfindliche Haut profitiert von sanftem Duschgel.
Normale und fettige Haut verträgt auch einfache Seife.

182

Warum natürlich reinigen?

Es ist wichtig nicht zu vergessen, dass der Zweck des
Waschens darin liegt, Schmutz, Schweiß, Körpergerüche
und überschüssigen Talg und Fett sanft zu entfernen.
Dazu sind keine scharfen Reiniger nötig. Tatsächlich sind
manche der konventionellen, synthetischen Reinigungs-
produkte sehr scharf und können der Haut natürliches
Fett entziehen, wodurch diese empfindlich und trocken
werden kann.

Die Zeiten scharfer Seifen aus tierischen Fetten und
Asche sind zum Glück vorbei. Heute steht uns eine Vielzahl natürlicher Optionen zur Verfügung. Von flüssigem
Duschgel auf Pflanzenbasis zu wunderbaren Seifen-
stücken mit ätherischen Ölen, egal ob empfindliche oder
normale Haut, es gibt für jeden das richtige Produkt.

183

Das Geheimnis liegt in den Tensiden

Den magischen Anteil eines Reinigungsmittels bilden die
oberflächenaktiven Inhaltsstoffe (Tenside). Tenside reinigen die Haut, indem sie Schmutz auflösen, sodass er
vom Wasser weggewaschen werden kann. Häufig werden
Duschgels ätherische Öle und Pflanzenextrakte hinzugefügt, um ihnen einen angenehmen Duft oder einen therapeutischen Nutzen für die Haut zu verleihen. Teebaumöl
ist ein häufiger Bestandteil in Duschgel für unreine Haut.
Achten Sie beim Kauf natürlicher Duschgels auf den
Inhaltsstoff Decyl Glucoside. Dabei handelt es sich um
ein biologisch abbaubares, sanftes Tensid aus Pflanzen.

184

Schaum ist nicht alles

Viele natürliche Duschgels schäumen nicht so stark wie
die meisten synthetischen. Die Tenside in den
natürlichen Varianten reinigen trotzdem genauso gut.

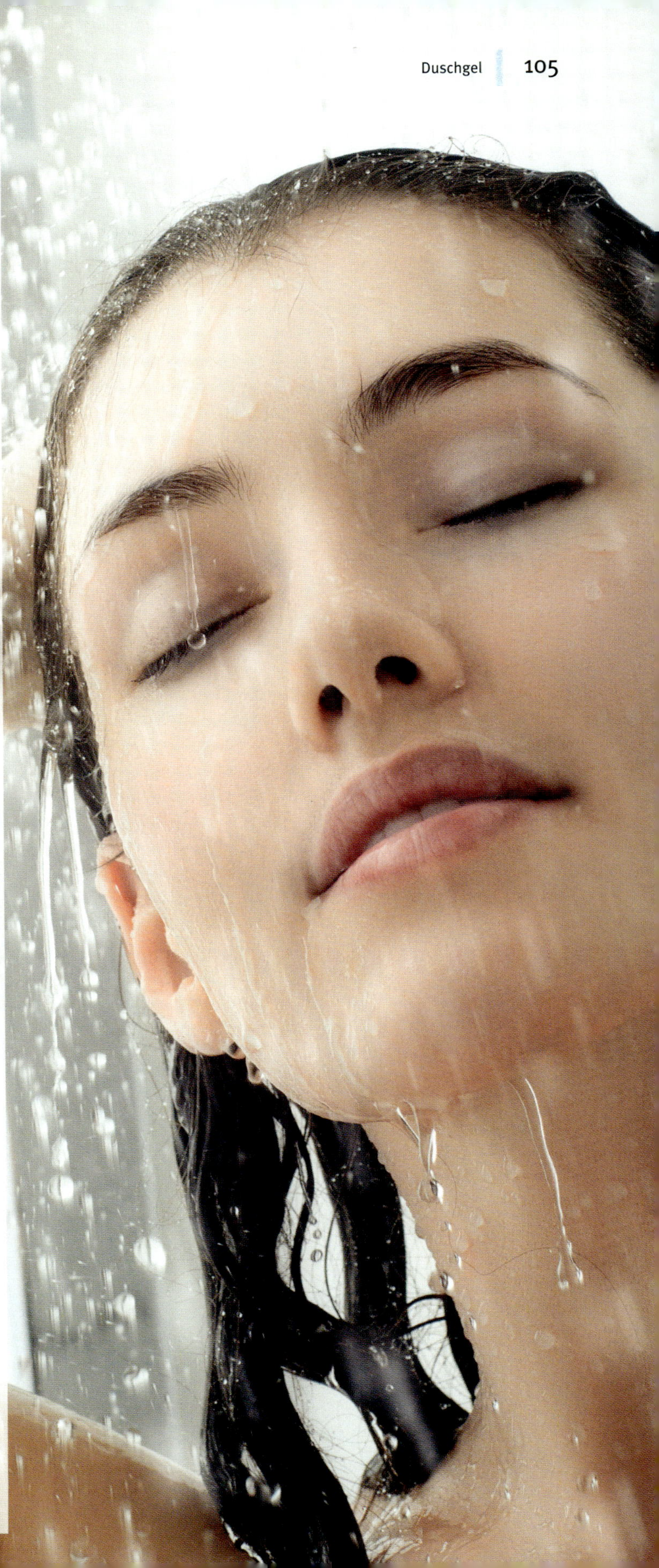

4 Rezepte:
Fünf der besten Duschgels

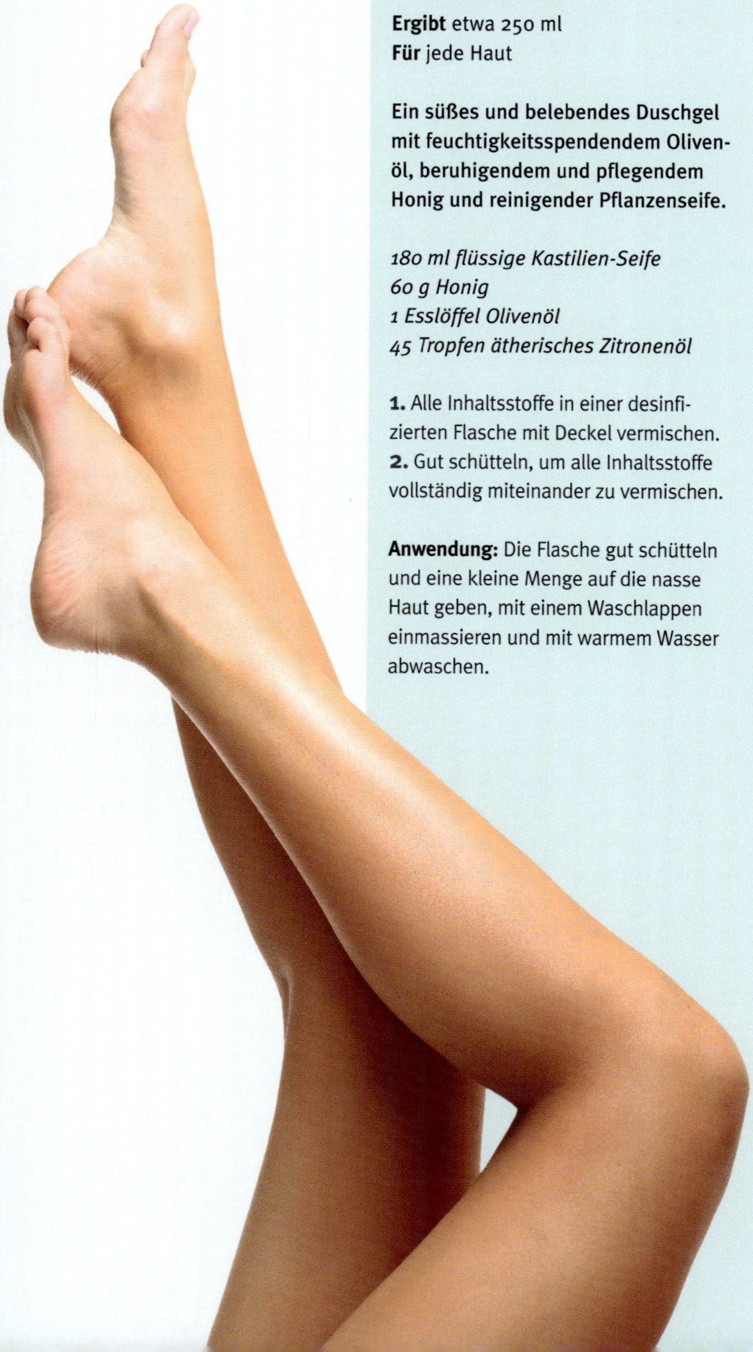

185

Belebendes Zitronen- & Honig-Duschgel

Ergibt etwa 250 ml
Für jede Haut

Ein süßes und belebendes Duschgel mit feuchtigkeitsspendendem Olivenöl, beruhigendem und pflegendem Honig und reinigender Pflanzenseife.

180 ml flüssige Kastilien-Seife
60 g Honig
1 Esslöffel Olivenöl
45 Tropfen ätherisches Zitronenöl

1. Alle Inhaltsstoffe in einer desinfizierten Flasche mit Deckel vermischen.
2. Gut schütteln, um alle Inhaltsstoffe vollständig miteinander zu vermischen.

Anwendung: Die Flasche gut schütteln und eine kleine Menge auf die nasse Haut geben, mit einem Waschlappen einmassieren und mit warmem Wasser abwaschen.

186

Patschuli- & Vetiver-Duschgel

Ergibt etwa 250 ml
Für jede Haut

Verwöhnen Sie sich mit diesem nach Wald und Erde duftenden Duschgel mit Jojobaöl!

120 ml flüssige Kastilien-Seife
60 ml pflanzliches Glycerin
60 ml Jojobaöl
10 Tropfen ätherisches Vetiveröl
10 Tropfen ätherisches Patschuliöl

1. Alle Inhaltsstoffe in einer desinfizierten Flasche mit Deckel vermischen.
2. Gut schütteln, um alle Inhaltsstoffe vollständig miteinander zu vermischen.

Anwendung: Die Flasche gut schütteln und eine kleine Menge auf die nasse Haut geben, mit einem Waschlappen einmassieren und mit warmem Wasser abwaschen.

187

Erfrischendes Pfefferminz- & Rosmarin-Duschgel

Ergibt etwa 250 ml
Für normale Haut

Dieses belebende und erfrischende Duschgel ist perfekt für heiße Sommertage!

240 ml flüssige Kastilien-Seife
15 Tropfen ätherisches Pfefferminzöl
20 Tropfen ätherisches Rosmarinöl

1. Alle Inhaltsstoffe in einer desinfizierten Flasche mit Deckel vermischen.
2. Gut schütteln, um alle Inhaltsstoffe vollständig miteinander zu vermischen.

Anwendung: Die Flasche gut schütteln und eine kleine Menge auf die nasse Haut geben, mit einem Waschlappen einmassieren und mit warmem Wasser abwaschen.

188

Duschgel für empfindliche Haut

Ergibt etwa 250 ml
Für empfindliche Haut

Dieses seifen- und parfümfreie Rezept ist wunderbar für empfindliche Haut geeignet.

160 ml pflanzliches Glycerin
60 ml Rizinusöl
2 Esslöffel Sesamöl

1. Alle Inhaltsstoffe in einer desinfizierten Flasche mit Deckel vermischen.
2. Gut schütteln, um alle Inhaltsstoffe vollständig miteinander zu vermischen.

Anwendung: Die Flasche gut schütteln und eine kleine Menge auf die nasse Haut geben, mit einem Waschlappen einmassieren und mit warmem Wasser abwaschen.

189

Duschgel gegen Unreinheiten

Ergibt etwa 200 ml
Für normale und fettige Haut

Ein wunderbar reinigendes Duschgel mit der antibakteriellen Kraft von ätherischem Thymian- und Teebaumöl für die zu Unreinheiten neigende Haut.

3 Esslöffel kochendes Wasser
2 Teelöffel Tafelsalz
120 ml flüssige Kastilien-Seife
2 Esslöffel pflanzliches Glycerin
60 Tropfen ätherisches Teebaumöl
40 Tropfen ätherisches Thymianöl

1. Das kochende Wasser in einen kleinen Messbecher aus Glas geben.
2. Das Salz hinzugeben und unter Rühren auflösen. Zur Seite stellen.
3. Die flüssige Kastilien-Seife in eine desinfizierte Flasche mit Deckel oder Pumpverschluss füllen.
4. 2 Esslöffel der Salzlösung über einen Trichter zu der flüssigen Kastilien-Seife hinzugeben. Die restliche Salzlösung wegwerfen.
5. Das pflanzliche Glycerin und die ätherischen Öle hinzugeben.
6. Den Deckel auf die Flasche geben und gut schütteln, um das Ganze einzudicken. Im Kühlschrank aufbewahren und innerhalb von zwei Wochen verbrauchen.

Anwendung: Die Flasche gut schütteln und eine kleine Menge auf die nasse Haut geben, mit einem Waschlappen einmassieren und mit warmem Wasser abwaschen.

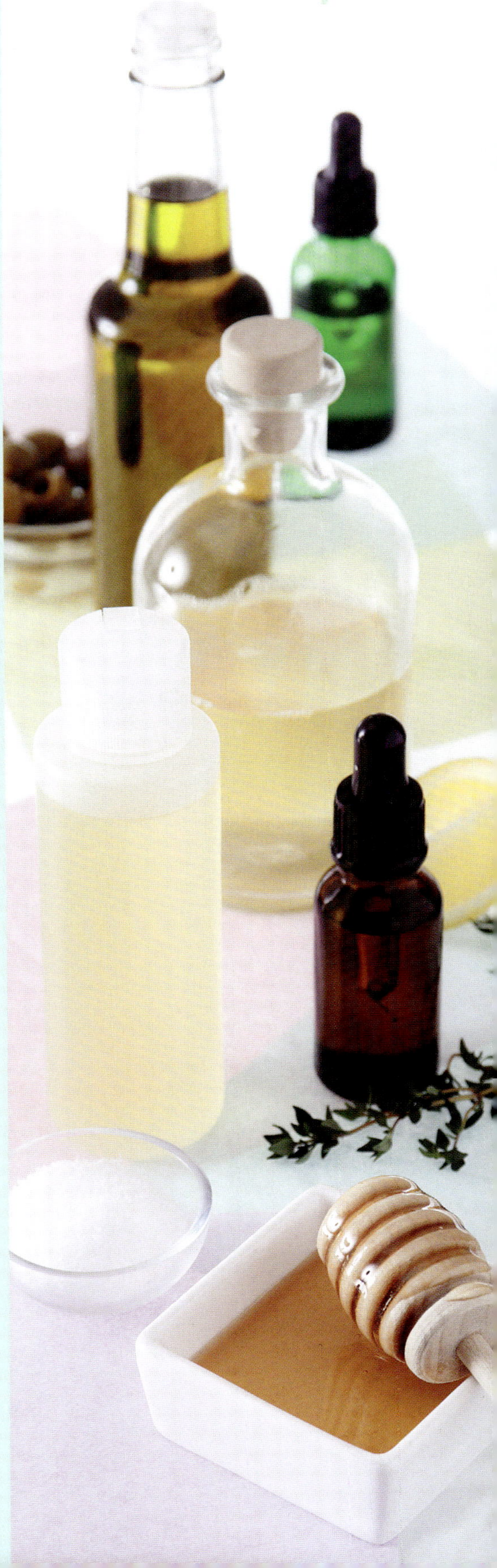

Körperpeelings

Körperpeelings sind besondere Rezepturen, die abgestorbene Hautzellen sanft entfernen, die Durchblutung anregen, die Poren verfeinern und der Haut ein gesundes Strahlen verleihen. Körperpeelings sollten nur ein- bis zweimal pro Woche angewendet werden. Sie werden mit sanften, kreisenden Bewegungen auf die feuchte Haut aufgetragen und mit warmem Wasser abgewaschen. Bitte verwenden Sie Peelings nie auf geschädigter Haut.

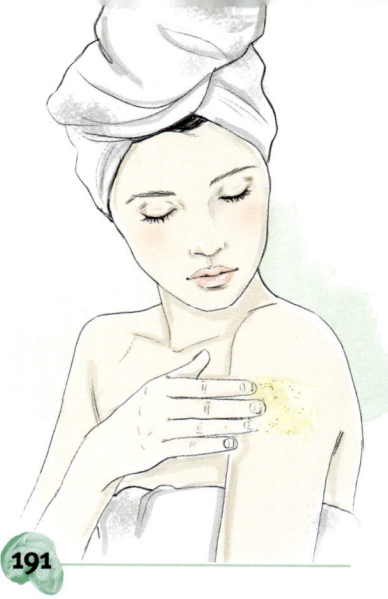

 190

Süß ist gut

Halten Sie sich bei empfindlicher Haut an Zuckerpeelings, da Salzpeelings die empfindliche Haut zusätzlich reizen können.

 192

Individuell abgestimmtes Körperpeeling

Es gibt unendlich viele Möglichkeiten für ein individuell abgestimmtes Körperpeeling. Vermischen Sie dazu je einen Inhaltsstoff aus jeder Spalte der Tabelle in einer kleinen Schüssel und bewahren Sie das Peeling in einem verschlossenen Glas auf.

PROBIEREN SIE ES AUS

Ersetzen Sie den öligen Anteil des einfachen Salz- oder Zuckerpeelings (rechts) doch einfach mal durch zerdrückte Avocado oder Banane – das pflegt die Haut und macht Spaß. Bewahren Sie diese Mischung jedoch unbedingt im Kühlschrank auf und verbrauchen Sie sie noch am selben Tag.

GUT ZU WISSEN

• Ist Ihr Peeling zu dickflüssig, geben Sie etwas mehr Öl hinzu. Ist es zu dünnflüssig, geben Sie mehr Salz oder Zucker hinzu.

191

Einfaches Salz- oder Zuckerpeeling

Inhaltsstoffe:
• *2 Teile feinkörniger Zucker oder Salz*
• *1 Teil Öl (wählen Sie aus Kokos-, Oliven-, Jojoba- oder Mandelöl, etc.)*

1. Die Inhaltsstoffe in einer kleinen Schüssel vermischen.
2. Mit sanften, kreisenden Bewegungen auf der feuchten Haut verteilen. Mit warmem Wasser abwaschen.

Achtung: Durch das Öl in diesem Rezept kann der Boden Ihrer Dusche oder Badewanne sehr rutschig werden, achten Sie darauf, nicht auszurutschen oder zu fallen.

230 g aus dieser Liste	115 g aus dieser Liste	160 ml aus dieser Liste	Bis zu 1 Esslöffel aus dieser Liste (optional)	Bis zu ½ Teelöffel aus dieser Liste
• Brauner Zucker • Hellbrauner Zucker • Streuzucker • Totes-Meer-Salz • Meersalz	• Hagelzucker • Turbinado-Zucker • Muscovado-Zucker • Epsomsalz • Haferflocken • Maismehl • Aprikosenkernmehl • Natron	• Jojobaöl • Kokosöl • Mandelöl • Traubenkernöl • Kukuinussöl • Olivenöl • Kürbiskernöl • Bananenmus (das Peeling am selben Tag verbrauchen) • Avocadomus (das Peeling am selben Tag verbrauchen) • Joghurt (das Peeling am selben Tag verbrauchen)	• Gemahlener Zimt • Kakaopulver • Zitronenschale • Orangenschale • Lavendelknospen • Honig • Reismehl aus gemahlenem Reis • Kokosflocken • gemahlene gefriergetrocknete Früchte und Beeren • Sesamsamen • Gemahlene Kräuter oder Blüten • Espressopulver	• Ätherische Öle (einfach oder als Mischung) • Vanilleextrakt • Natürliche Aromen • Natürliche Lebensmittelfarbe

Rezepte:
Drei der besten Körperpeelings

193

Limettenkuchen-Körperpeeling

Ergibt etwa 330 g
Für jede Haut

Diese zuckersüße Versuchung, die nach frischem selbst gebackenem Limettenkuchen riecht, muss man einfach lieben.

80 ml Kokosöl
2 Esslöffel Mandelöl
2 Esslöffel pflanzliches Glycerin
110 g dunkler brauner Zucker
75 g Streuzucker
30 Tropfen ätherisches Zitronenöl
30 Tropfen ätherisches Limettenöl

1. Kokosöl, Mandelöl und pflanzliches Glycerin in eine kleine Schüssel geben.
2. Den braunen und den weißen Zucker hinzugeben und gut vermischen.
3. Die ätherischen Öle einrühren.
4. In ein Glas mit Deckel umfüllen.

Anwendung: Eine kleine Menge in die feuchte Haut massieren und mit warmem Wasser abwaschen.

194

Himmlisch reinigendes Kräuterpeeling

Ergibt 1 Ganzkörper-Anwendung
Für jede Haut

Streifen Sie mithilfe dieses sanften Peelings aus Kräutern und Blüten abgestorbene Hautschichten ab und legen Sie Ihre strahlende Erscheinung frei.

30 g Lavaerde
30 g Haferflocken
4 Esslöffel getrocknete Lavendelknospen
4 Esslöffel getrocknete Rosenblüten
30 g Maismehl
30 g gemahlene Mandeln
240 ml Naturjoghurt
120 g Honig
60 Tropfen ätherisches Lavendelöl
20 Tropfen ätherisches Öl der marokkanischen Kamille

1. Lavaerde, Haferflocken, Lavendelblüten und Rosenblüten in eine Küchenmaschine geben und zu einem feinen Pulver verarbeiten.
2. In eine Rührschüssel geben, dass Maismehl und die gemahlenen Mandeln dazugeben und unter Rühren vermischen.
3. Joghurt, Honig und die ätherischen Öle einrühren und gut vermischen. (Wenn die Mischung zu dickflüssig ist, ein wenig warmes Wasser hinzugeben.)

Anwendung: Feuchten Sie Ihre Haut in der Dusche mit warmem Wasser an. Drehen Sie das Wasser ab und verteilen Sie das Peeling vom Hals abwärts mit sanften, kreisenden Bewegungen über den gesamten Körper. 5 Minuten einwirken lassen und mit warmem Wasser abwaschen.

▶ Orangen- & Bananen-Zuckerpeeling

195

Orangen- & Bananen-Zuckerpeeling

Ergibt 1 Ganzkörper-Anwendung
Für jede Haut

Das ultimative, beruhigende Zuckerpeeling für jede Haut. Frische Banane und Orangenöl verleihen ihm einen umwerfenden Duft.

1 kleine reife Banane
60 g Streuzucker
1 Esslöffel pflanzliches Glycerin
40 Tropfen ätherisches Orangenöl

1. Die Banane in einer kleinen Schüssel zerdrücken.
2. Zucker, pflanzliches Glycerin und Orangenöl hineinrühren.

Anwendung: Das Peeling in sanften, kreisenden Bewegungen auf der feuchten Haut verteilen. Mit warmem Wasser abwaschen.

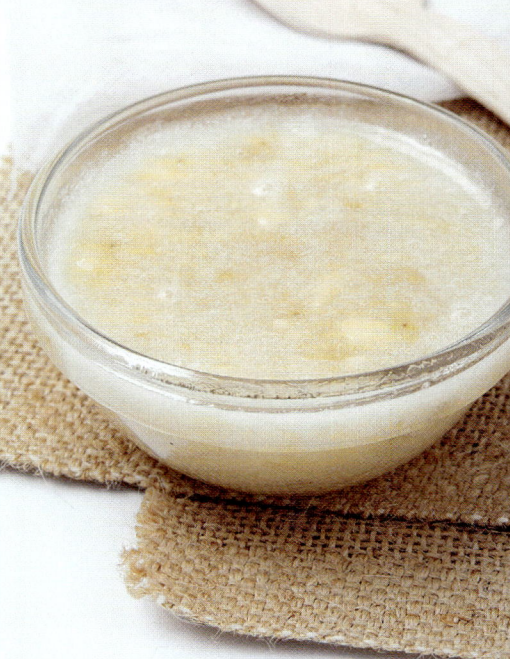

Feuchtigkeitspflege für den Körper

Feuchtigkeitspflege für den Körper sollte immer nach Reinigung und Peeling aufgetragen werden. Diese wunderbaren Feuchtigkeitsspender schützen und beruhigen die Haut. Wenn Sie Ihre Haut nach einem Bad oder dem Duschen eincremen, kann sie den ganzen Tag über ein optimales Feuchtigkeitsniveau aufrechterhalten und bleibt so dauerhaft zart und geschmeidig.

196

Die beste Feuchtigkeitspflege für Ihre Haut auswählen

Körperlotion: Dabei handelt es sich um leichte Feuchtigkeitsspender, die schnell von der Haut aufgenommen werden. Sie halten die Haut geschmeidig und verleihen ihr durch die Zugabe ätherischer Öle einen sanften Duft. Für Körperlotionen werden meist leichte Trägeröle eingesetzt. Sie sind so dünnflüssig, dass sie in einer Pumpflasche verwendet werden können.

Körpercremes: Ähnlich wie Lotionen, mit einer deutlich cremigeren und dickflüssigeren Konsistenz. Bei ihrer Herstellung wird sowohl Trägeröl als auch natürliche Butter (z. B. Sheabutter) eingesetzt. Sie ergänzen die obere Hautschicht mit einer Schutzschicht, welche insbesondere trockener und rauer Haut ihre Zartheit zurückgibt. Meistens sind Körpercremes zu dick für eine Pumpflasche und sollten daher am besten in einem Glasgefäß aufbewahrt werden.

Körperbutter: Diese konzentrierten Rezepturen sind noch dickflüssiger und reichhaltiger als Lotionen und Cremes und ziehen im Gegensatz zu diesen auch nicht so leicht ein. Sie sind am besten für sehr trockene Haut geeignet, die eine Schutzcreme benötigt. Sie bestehen meist aus großen Mengen natürlicher Butter wie Shea-, Kakao- oder Mangobutter.

Körperbalsam: Sie ähneln einer Salbe, bei der ein mit Kräutern versetztes Trägeröl mit Bienenwachs verdickt wird. Balsam wird nicht leicht von der Haut aufgenommen und soll dazu dienen, die oberste Hautschicht vor dem Verlust von Feuchtigkeit zu schützen.

Lotion Bars: Bei Lotion Bars handelt es sich um feste Riegel mit hautpflegenden Inhaltsstoffen, wie natürliche Butter und Trägeröle, die mit dem feinen Duft ätherischer Öle angereichert und mit Bienenwachs gehärtet in eine feste Form gebracht werden. Lotion Bars werden ganz einfach über die Haut gerieben und der pflegende Film dann einmassiert. Es gibt sie in unterschiedlichen Formen und Größen und sie lassen sich gut in einer Dose oder einem Gefäß transportieren. Sie können Lotion Bars für den ganzen Körper verwenden.

Körperöle: Dabei handelt es sich um eine Mischung aus Trägerölen und ätherischen Ölen, die perfekt für Massagen geeignet sind. Sie werden meist in Verbindung mit therapeutischen ätherischen Ölen hergestellt. Trägeröle, die schnell einziehen und regenerierend wirken, sind unter anderem Jojoba-, Mandel-, Traubenkern-, Sonnenblumen-, Sesam- und Kokosöl.

197

Machen Sie Ihren eigenen Lotion Bar

Lotion Bars können Sie ganz einfach selbst herstellen. Das beste Ergebnis erzielen Sie, wenn Sie eine Silikonform verwenden. Mit den Anweisungen und den verschiedenen Inhaltsstoffen aus der Tabelle, können Sie problemlos Ihre eigenen Lotion Bars kreieren.

Ergibt etwa 280 g Lotion Bar

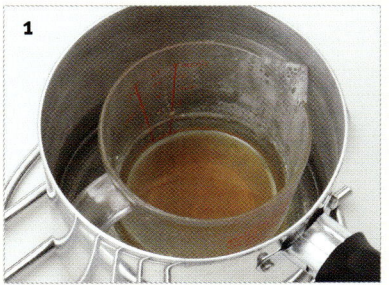

1. Die Inhaltsstoffe Ihrer Wahl aus den Spalten 1 und 2 (siehe Tabelle unten) in einen hitzebeständigen Messbecher geben und diesen in ein Wasserbad mit siedendem Wasser stellen, bis sie geschmolzen sind.

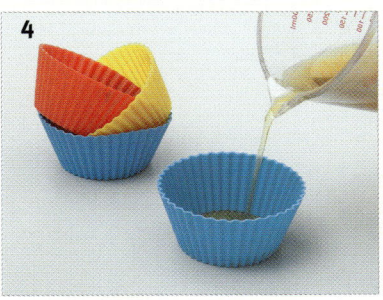

4. Die heiße Mischung vorsichtig in die Silikonform gießen. Vollständig auf Raumtemperatur abkühlen und aushärten lassen.

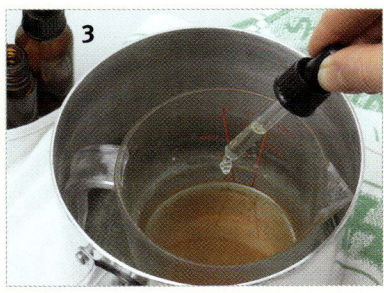

2. Die Inhaltsstoffe Ihrer Wahl aus den Spalten 3 und 4 (siehe Tabelle unten) dazu geben und ebenfalls vollständig schmelzen lassen.

3. Aus dem Wasserbad nehmen und Ihre Auswahl ätherischer Öle aus Spalte 5 (siehe Tabelle unten) hineinrühren. (Die Zugabe ätherischer Öle ist optional.)

5. Die Lotion Bars aus der Form drücken und in einer Dose oder einem Glasbehälter bei Raumtemperatur aufbewahren.

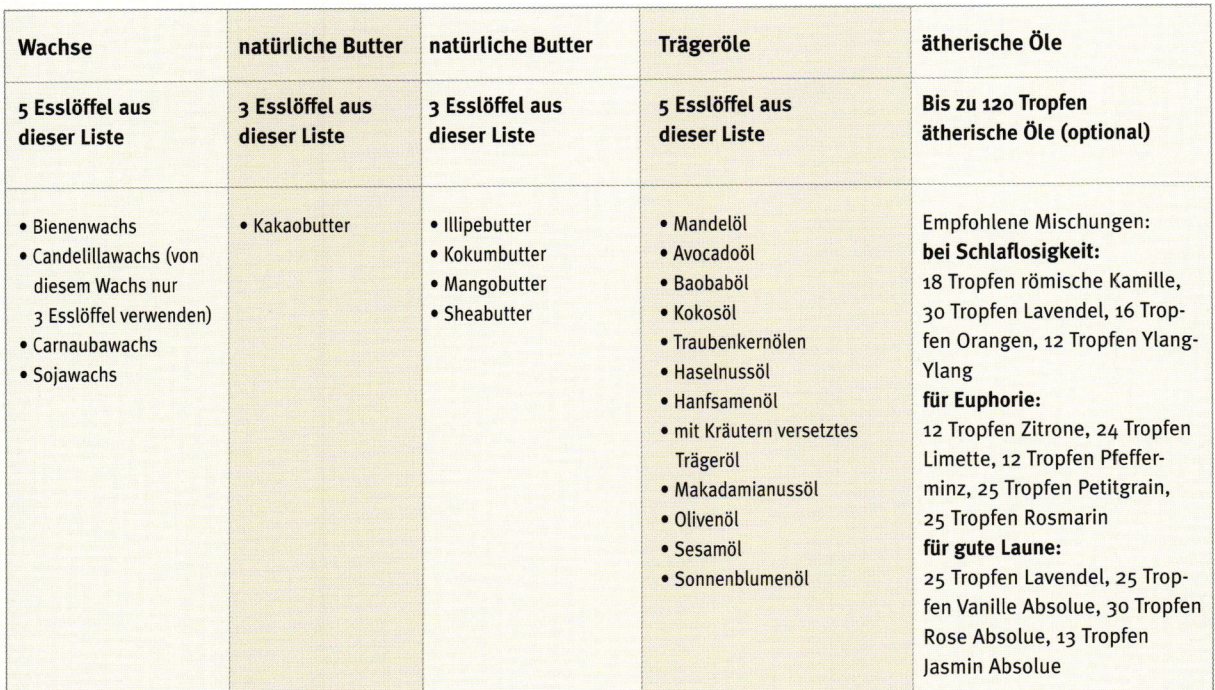

Wachse	natürliche Butter	natürliche Butter	Trägeröle	ätherische Öle
5 Esslöffel aus dieser Liste	**3 Esslöffel aus dieser Liste**	**3 Esslöffel aus dieser Liste**	**5 Esslöffel aus dieser Liste**	**Bis zu 120 Tropfen ätherische Öle (optional)**
• Bienenwachs • Candelillawachs (von diesem Wachs nur 3 Esslöffel verwenden) • Carnaubawachs • Sojawachs	• Kakaobutter	• Illipebutter • Kokumbutter • Mangobutter • Sheabutter	• Mandelöl • Avocadoöl • Baobaböl • Kokosöl • Traubenkernölen • Haselnussöl • Hanfsamenöl • mit Kräutern versetztes Trägeröl • Makadamianussöl • Olivenöl • Sesamöl • Sonnenblumenöl	Empfohlene Mischungen: **bei Schlaflosigkeit:** 18 Tropfen römische Kamille, 30 Tropfen Lavendel, 16 Tropfen Orangen, 12 Tropfen Ylang-Ylang **für Euphorie:** 12 Tropfen Zitrone, 24 Tropfen Limette, 12 Tropfen Pfefferminz, 25 Tropfen Petitgrain, 25 Tropfen Rosmarin **für gute Laune:** 25 Tropfen Lavendel, 25 Tropfen Vanille Absolue, 30 Tropfen Rose Absolue, 13 Tropfen Jasmin Absolue

Rezepte:
Fünf der besten Feuchtigkeitsspender

198

Lavendel- & Sandelholz-Körperlotion

Ergibt etwa 270 ml
Für jede Haut

Mit einer doppelten Dosis Lavendel ist diese Körperlotion ideal für die Anwendung vor dem Schlafengehen.

200 ml Lavendel Blütenwasser (Hydrosol)
2 Teelöffel pflanzliches Glycerin
2 Esslöffel Mandelöl
1 Teelöffel Stearinsäure
1 Teelöffel flüssiges Lecithin
2 Teelöffel Emulgierwachs NF
1 Teelöffel Vitamin-E-Öl
60 Tropfen ätherisches Lavendelöl
40 Tropfen ätherisches australisches Sandelholzöl

1. Das Lavendel Blütenwasser und das pflanzliche Glycerin in einen hitzebeständigen Messbecher geben und diesen in ein Wasserbad mit siedendem Wasser stellen.
2. Das Mandelöl, die Stearinsäure, das flüssige Lecithin und das Emulgierwachs in einen hitzebeständigen Messbecher geben und diesen in ein Wasserbad mit siedendem Wasser stellen.
3. Wenn beide Mischungen eine Temperatur von 71° C erreicht haben, aus dem Wasserbad nehmen.
4. Die Ölmischung vorsichtig in eine hitzebeständige Rührschüssel gießen und mit einem Handrührgerät auf mittlerer Stufe vermischen.
5. Vorsichtig Blütenwasser und Glycerin hinzugeben und weitere 5 Minuten vermischen.
6. Das Vitamin-E-Öl und die ätherischen Öle hinzugeben und gut vermischen.
7. Die fertige Lotion in eine desinfizierte Flasche mit Pumpverschluss oder Deckel umfüllen. Im Kühlschrank aufbewahren und innerhalb von 15 Tagen verbrauchen.

199

Körperbutter für samtige Haut

Ergibt etwa 220 ml
Für jede Haut

Diese Körperbutter aus Sheabutter und Mangobutter fühlt sich wie Samt auf Ihrer Haut an. Die Rezeptur spendet der Haut Feuchtigkeit und schützt.

120 ml destilliertes Wasser
1 Esslöffel Avocadoöl
1 Esslöffel Kokosöl
1 Esslöffel Sheabutter
1 Esslöffel Mangobutter
2 Teelöffel Stearinsäure
1 Esslöffel Emulgierwachs NF
1 Teelöffel Vitamin-E-Öl

1. Das destillierte Wasser in einen hitzebeständigen Messbecher geben und diesen in ein Wasserbad mit siedendem Wasser stellen.
2. Das Avocadoöl, Kokosöl, die Sheabutter, Mangobutter, die Stearinsäure und das Emulgierwachs in einen hitzebeständigen Messbecher geben und diesen in ein Wasserbad mit siedendem Wasser stellen.
3. Wenn beide Mischungen eine Temperatur von 71° C erreicht haben, aus dem Wasserbad nehmen.
4. Die Ölmischung vorsichtig in eine hitzebeständige Rührschüssel gießen und mit einem Handrührgerät auf mittlerer Stufe vermischen.
5. Vorsichtig das destillierte Wasser hinzugeben und weitere 5 Minuten vermischen.
6. Das Vitamin-E-Öl hinzugeben und gut vermischen.
7. Die fertige Creme in ein desinfiziertes Glasgefäß umfüllen. Im Kühlschrank aufbewahren und innerhalb von 15 Tagen verbrauchen.

200

Hautberuhigender Körperbalsam mit Ringelblume & Palmarosa

Ergibt etwa 120 ml
Für jede Haut

Dieser Balsam ist sanft und beruhigend und kann bei trockener, schuppiger Haut, Entzündungen, Unreinheiten und anderen Hautleiden hilfreich sein.

85 ml mit Ringelblumen versetztes Trägeröl
1 Esslöffel + 1½ Teelöffel Bienenwachs
20 Tropfen ätherisches Palmarosaöl
15 Tropfen ätherisches Geranienöl

1. Das Ringelblumenöl und das Bienenwachs in einen hitzebeständigen Messbecher geben und diesen in ein Wasserbad mit siedendem Wasser stellen.
2. Sobald Öl und Wachs vollständig geschmolzen sind, aus dem Wasserbad nehmen.
3. Die ätherischen Öle hineinrühren.
4. Den Körperbalsam in ein Glas- oder Metallgefäß umfüllen.
5. Abgedeckt vollständig abkühlen lassen. Innerhalb von sechs Monaten verbrauchen.

201

Nährendes Lavendel-Körperöl

Ergibt etwa 130 ml
Für jede Haut

Ein perfektes Massageöl, mit dem angenehmen Duft puren Lavendels.

2 Esslöffel Jojobaöl
2 Esslöffel Mandelöl
2 Esslöffel Sonnenblumenöl
2 Esslöffel Avocadoöl
1 Teelöffel Vitamin-E-Öl
50 Tropfen ätherisches Lavendelöl

1. Alle Inhaltsstoffe in eine Flasche mit Pumpverschluss oder einem Deckel geben. Eine großzügige Menge davon in die Haut massieren. Innerhalb von sechs Monaten verbrauchen.

202

Reichhaltige Karottensamen- & Strohblumen-Creme

Ergibt etwa 260 ml
Für jede Haut

Die ultimative Körpercreme. Hergestellt mit luxuriösen Zutaten, verwandelt diese Körpercreme trockene schuppige Haut in strahlende samtweiche Haut.

160 ml Rosenblütenwasser
1½ Teelöffel pflanzliches Glycerin
1 Esslöffel Olivenöl
1 Esslöffel Arganöl
1 Esslöffel Granatapfelkernöl
1 Esslöffel Sheabutter
2 Teelöffel Stearinsäure
1 Esslöffel Emulgierwachs NF
1 Teelöffel Vitamin-E-Öl
45 Tropfen ätherisches Karottensamenöl
25 Tropfen ätherisches Strohblumenöl

1. Das Rosenblütenwasser und das pflanzliche Glycerin in einen hitzebeständigen Messbecher geben und diesen in ein Wasserbad mit siedendem Wasser stellen.
2. Das Olivenöl, Arganöl, Granatapfelkernöl, Sheabutter, die Stearinsäure und das Emulgierwachs in einen hitzebeständigen Messbecher geben und diesen in ein Wasserbad mit siedendem Wasser stellen.
3. Wenn beide Mischungen eine Temperatur von 71° C erreicht haben, aus dem Wasserbad nehmen.
4. Die Ölmischung vorsichtig in eine hitzebeständige Schüssel gießen und mit einem Rührgerät auf mittlerer Stufe vermischen.
5. Vorsichtig Blütenwasser und Glycerin hinzugeben und weitere 5 Minuten vermischen.
6. Das Vitamin-E-Öl und die ätherischen Öle hinzugeben und gut vermischen.
7. Die Creme in ein desinfiziertes Glasgefäß umfüllen. Im Kühlschrank 15 Tage lang haltbar.

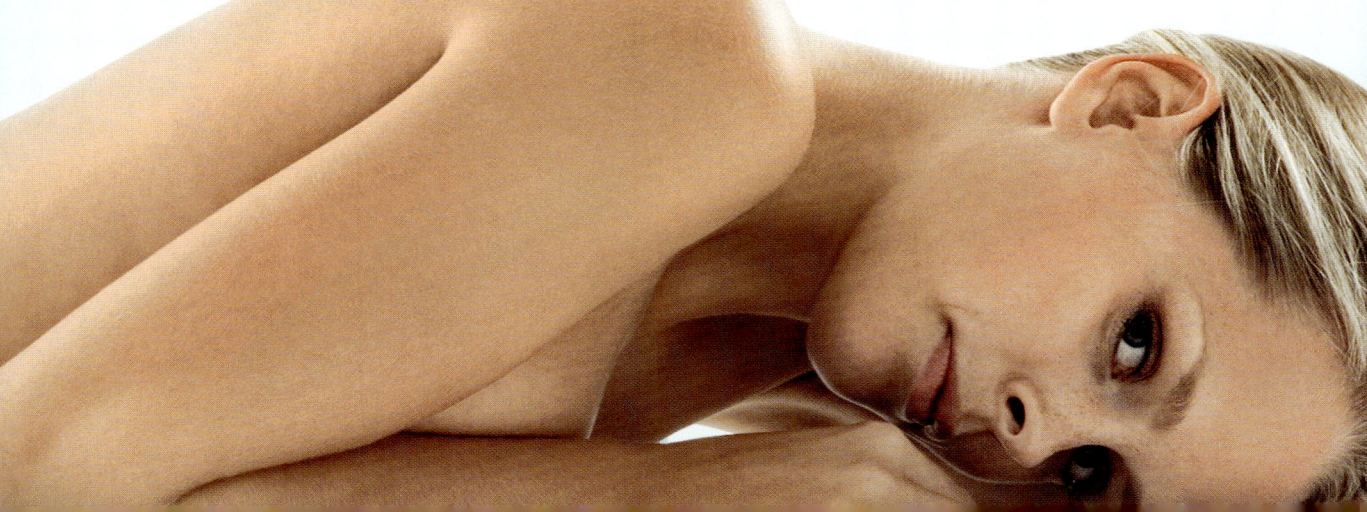

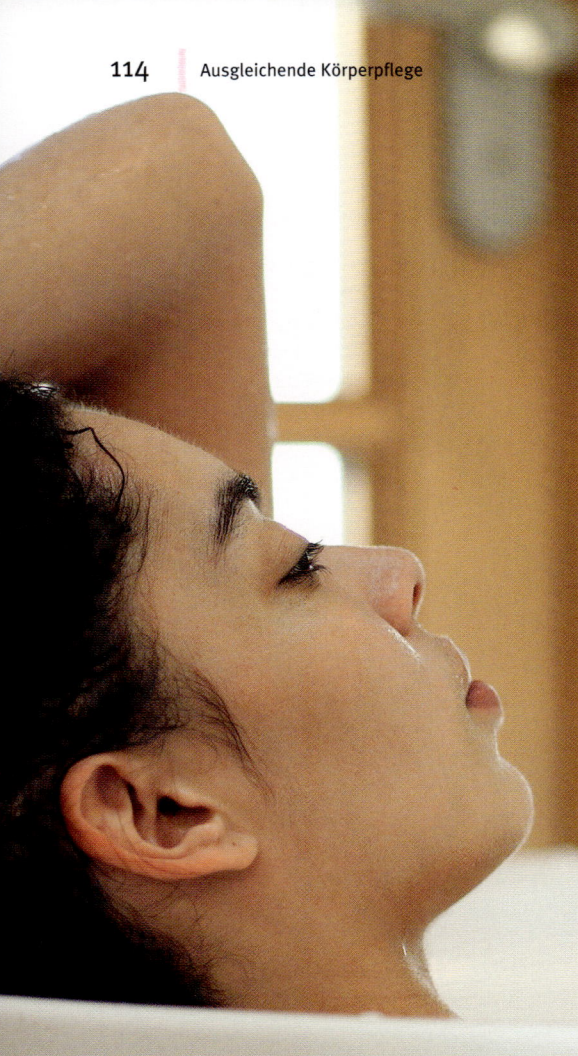

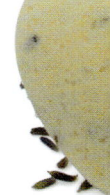

Badezusätze

Verwöhnen Sie Haut, Seele und Sinne mit nährstoffreichen Badezusätzen, die den Körper sanft reinigen, beleben und beruhigen. Sie haben die Wahl zwischen Badesalz, Badekugeln, Badetee und Bademilch.

203

Badesalze

Diese bestehen meist aus Salzen wie Epsomsalz, Totes-Meer-Salz und Badesalz aus dem Himalaja in Kombination mit anderen Inhaltsstoffen wie gemahlenen Kräutern, Tonerden und ätherischen Ölen. Ein Bad zu nehmen, dem ein besonderes Salz hinzu gegeben wird, kann das Immunsystem stärken, den Körper kräftigen und sogar Muskelkater lindern. Hübsch verpackt eignen sich Badesalze auch wunderbar als Geschenk.

204

Badeöle

Sie sind wunderbar, insbesondere für die trockene und empfindliche Haut. Pflegende Trägeröle in Kombination mit duftenden ätherischen Ölen schützen die Haut und verleihen ihr Feuchtigkeit. Badeöle sind stark konzentriert, daher reichen ein paar Teelöffel pro Bad. Geben Sie das Badeöl immer erst hinzu, wenn die Badewanne bereits mit warmem Wasser gefüllt ist, damit die ätherischen Öle nicht zu schnell verfliegen.

205

Badetees

Wie der Name bereits sagt, handelt es sich bei Badetees um Mischungen aus Kräutern und Blüten, die in kleine Beutel verpackt dem Badewasser therapeutischen Zauber verleihen, um Muskelkater zu lindern, die Nerven zu beruhigen, trockene juckende Haut zu besänftigen und Verspannungen zu lösen. Am besten geben Sie eine Tasse Badetee in einen 10 x 15 cm großen feinen Baumwollbeutel, der gut verschlossen ist. Den Beutel in die Badewanne geben, während das Wasser einläuft. Den Badetee während des Badens ziehen lassen. Die Kräuter auf den Kompost geben und den Baumwollbeutel auswaschen und trocknen, um ihn wiederverwenden zu können.

206

Bademilch

Dabei handelt es sich um verwöhnende Badezusätze, die das Wasser mit rückfettender Milch anreichern. Diese enthält Milchsäure, welche das Hautbild verschönert und abgestorbene Hautzellen entfernt. Füllen Sie die Badewanne einfach mit warmem Wasser und geben Sie die Bademilch unter Rühren dazu. Entspannen Sie sich 20 bis 30 Minuten lang in diesem Bad. Kuhmilch und Ziegenmilch sind die häufigsten Inhaltsstoffe, Sie können aber auch pflanzliche Alternativen wie Mandel-, Soja- und Hanfmilch verwenden. Wenn Sie die Bademilch noch am gleichen Tag benutzen, können Sie auch frische Milch hineingeben oder Sie verwenden Trockenmilchpulver für Mischungen und Geschenke. Ersetzen Sie jeweils 240 ml frische Milch durch 3 Esslöffel Milchpulver und 240 ml Sahne durch 70 g Kaffeeweißer.

Achtung: Bei der Verwendung von Bademilch oder Badeöl können Oberflächen sehr rutschig werden.

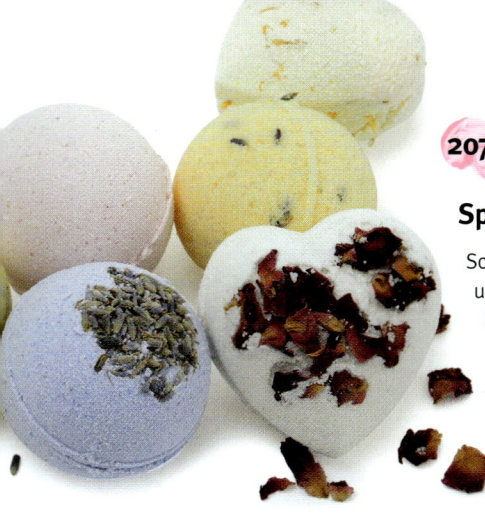

207

Sprudelnde Badekugeln herstellen

Sorgen Sie für Spaß in der Badewanne! Die geheime Zutat in Badekugeln sind Natron und Zitronensäure, die bei Kontakt mit Wasser anfangen zu zischen und zu sprudeln. Badekugeln lassen sich mit rückfettenden Trägerölen, gemahlenen Kräutern und Blüten, ätherischen Ölen und sogar natürlichen Lebensmittelfarben individuell gestalten. Für die Herstellung benötigen Sie eine Auswahl trockener und feuchter Inhaltsstoffe (wählen Sie einfach eine Kombination der Zutaten aus der Tabelle aus) und passende Gussformen, z. B. Silikonformen, Backformen, Eiswürfel-behälter, Muffin-Förmchen oder Seifenformen.

Natron	Zitonen-säure	Salze	Blüten	Trägeröle	Farbe	ätherische Öle	Flüssigkeiten
120 g:	60 g:	110 g eines der folgenden:	Bis zu 1 Ess-löffel eines der folgenden:	2 Teelöffel eines der folgenden:	(Optional) 2 Tropfen:	(Optional) 60 Tropfen:	Bis zu 1 Esslöffel eines der folgenden, um die trockenen Inhaltsstoffe anzufeuchten:
• Natron	• Zitronen-säure	• feines Epsomsalz • feines Totes-Meer-Salz • feines Himalaja-Badesalz • feines graues Meersalz	• gemahlene Rosenblüten-blätter • Lavendel-blüten • gemahlene Kräuter • gemahlene Frucht-schalen	• Mandelöl • Olivenöl • Traubenkernöl • Sesamöl • Sonnen-blumenöl • Jojobaöl	• natürliche Lebensmit-telfarbe	• ätherische Öle (Mischen Sie insge-samt 60 Tropfen Ihrer Lieblingsöle)	• Hamamelis • Blütenwasser • Vanilleextrakt • Wodka • destilliertes Wasser • Kräutertinkturen

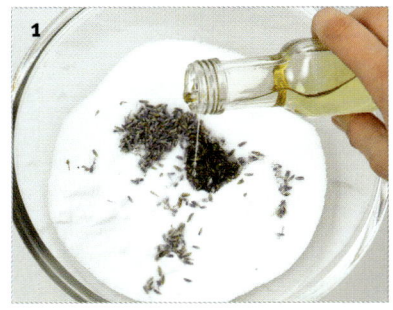

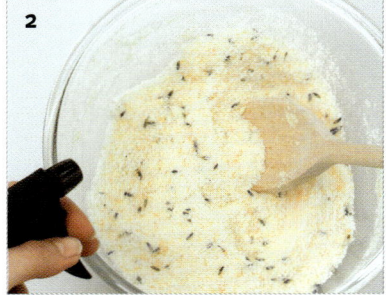

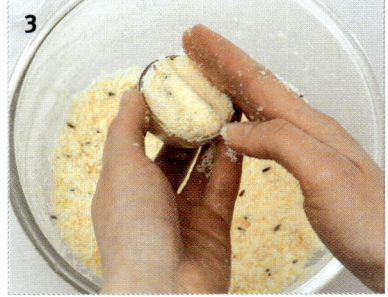

1. Geben Sie Ihre Auswahl an Trockenzu-taten in eine große Rührschüssel. Lassen Sie langsam Ihr gewähltes Öl, die äthe-rischen Öle und die Lebensmittelfarbe (wenn verwendet) hineintropfen und vermischen Sie alles gut.

2. Geben Sie die feuchten Zutaten aus Spalte 8 (siehe Tabelle oben) in eine Sprüh-flasche und sprühen Sie sie langsam über die trockenen Zutaten, dabei ständig rüh-ren, damit die Zutaten nicht anfangen zu zischen.

3. Sobald alle Inhaltsstoffe feucht genug sind, dass sie zusammenklumpen, pressen Sie die Mischung in die vorbereiteten Formen.
4. Die Kugeln 3 bis 4 Stunden trocknen lassen, bevor Sie sie aus der Form nehmen. Luftdicht verpackt 4 Monate lang haltbar.

Anwendung: Die Badewanne mit warmem Wasser füllen und sich hinein legen. Ein bis zwei Badekugeln (je nach Größe) hinzu-geben und genießen.

Rezepte:
Acht der besten Badezusätze

208

Badetee
„Auf Wolke Sieben"

Ergibt genug für 1 Bad

Genießen Sie gelassene Heiterkeit mit diesem spannungslösenden Rezept.

4 Esslöffel Jasminblüten
4 Esslöffel zerdrückte
  Rosenblütenblätter
4 Esslöffel Kamillenblüten
1 Esslöffel fein gehacktes
  Zitronengras
1 Teelöffel Zitronenschale
1 Teelöffel Orangenschale
2 Teelöffel fein geriebener frischer
  Ingwer

1. Die Kräuter vermischen und in einen großen feinen Baumwollbeutel geben.

Anwendung: Den Beutel in die Badewanne geben, während das warme Wasser einläuft. Den Badetee ziehen lassen, während Sie sich in der Badewanne entspannen.

209

Hautberuhigender Badetee

Ergibt genug für 1 Bad

Besänftigen und verwöhnen Sie Ihre empfindliche Haut mit linderndem Hafer und beruhigender Ringelblume.

3 Esslöffel Haferflocken
2 Esslöffel Ringelblumenblüten
2 Esslöffel Eibischwurzel
2 Esslöffel Vogelmiere
2 Esslöffel getrocknete Lavendel
2 esslöffelgetrocknete
  Kamillenblüten

1. Die Kräuter vermischen und in einen großen feinen Baumwollbeutel geben.

Anwendung: Den Beutel in die Badewanne geben, während das warme Wasser einläuft. Den Badetee ziehen lassen, während Sie sich in der Badewanne entspannen.

210

Zitroniges Badeöl

Ergibt etwa 65 ml

Ein erfrischendes und stärkendes Badeöl, das die Sinne belebt und die Haut pflegt.

1 Esslöffel Traubenkernöl
1 Esslöffel Sonnenblumenöl
1 Esslöffel Aprikosenkernöl
1 Teelöffel flüssiges Lecithin
1 Teelöffel Rizinusöl
1 Teelöffel Vitamin-E-Öl
30 Tropfen ätherisches
  Orangenöl
30 Tropfen ätherisches
  Zitronenöl
30 Tropfen ätherisches
  Limettenöl
15 Tropfen ätherisches
  Bergamotteöl

1. Alle Inhaltsstoffe in einer Glasflasche geben und gut schütteln.

Anwendung: Die Badewanne mit warmem Wasser füllen. 2-3 Teelöffel des Badeöls hineinrühren.

Hinweis: Für ein Entspannungsbad können Sie statt der Zitrusöle 90 Tropfen Lavendelöl verwenden.

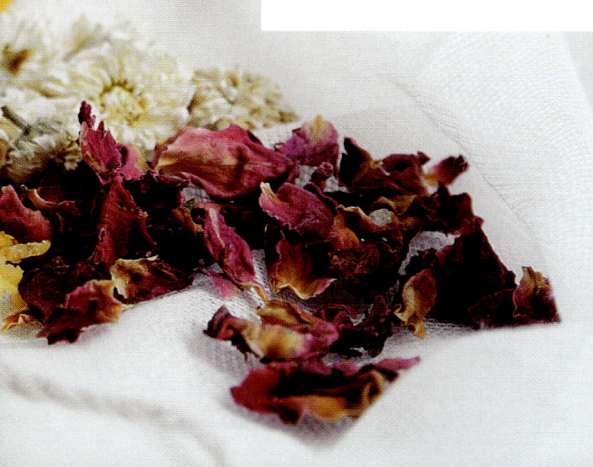

211

Schoko-Bademilch

Ergibt genug für 1 Bad
Für jede Haut

Genießen Sie das köstliche und dekadente Aroma von Schokolade ganz ohne Kalorien! Eine tolle Überraschung für Kinder.

240 ml Schlagsahne
240 ml Vollmilch
60 g Kakaopulver
1 Esslöffel Vanilleextrakt

1. Alle Inhaltsstoffe in einer kleinen Schüssel vermischen.

Anwendung: Die Badewanne mit warmem Wasser füllen, die Bademilch ins Wasser gießen und mit der Hand verrühren. 30 Minuten lang entspannt baden. Die Badewanne nach dem Baden sorgfältig ausspülen.

212

Buttermilch-Schönheitsbad

Ergibt genug für 1 Bad

Buttermilch hält Ihre Haut zart und geschmeidig. Nach diesem Bad duften Sie so süß wie eine Rose.

120 g Buttermilchpulver
240 ml Vollmilch
60 g Honig
2 Teelöffel Vitamin-E-Öl
5 Tropfen ätherisches Neroli-Öl
5 Tropfen ätherisches Öl der Damaszenerrose

1. Alle Inhaltsstoffe in einer kleinen Schüssel vermischen.

Anwendung: Die Badewanne mit warmem Wasser füllen, die Bademilch ins Wasser gießen und mit der Hand verrühren. 30 Minuten lang entspannt baden. Die Badewanne nach dem Baden sorgfältig ausspülen.

213

Bienenkönigin-Bademilch

Ergibt genug für 1 Bad
Für jede Haut

Nach diesem cremigen Milchbad ist Ihre Haut zart und gepflegt.

240 ml Vollmilch
120 ml Schlagsahne
60 g Honig
30 g fein gemahlene Haferflocken
1 Esslöffel Vanilleextrakt

1. Alle Inhaltsstoffe in einer kleinen Schüssel vermischen.

Anwendung: Die Badewanne mit warmem Wasser füllen, die Bademilch ins Wasser gießen und mit der Hand verrühren. 30 Minuten lang entspannt baden. Die Badewanne nach dem Baden sorgfältig ausspülen.

214

Lavendel-Entspannungsbad

Ergibt genug für 1 Bad

Erholsamer Schlaf ist mit diesem Lavendel-Rezept nur eine entspannende Badewanne entfernt.

225 g mittelfeines Totes-Meer-Salz
30 g Trockenmilchpulver
1 Esslöffel pflanzliches Glycerin
20 Tropfen ätherisches Lavendelöl

1. Das Salz und das Milchpulver in eine kleine Glasschüssel geben und gut verrühren.
2. Das pflanzliche Glycerin hineintropfen lassen und gut verrühren.
3. Das ätherische Lavendelöl hinzugeben und gut vermischen.

Anwendung: In das warme Badewasser geben und 30 Minuten baden.

215

Super-Detox Badesalz

Ergibt genug für 1 Bad

Ein großartiges Rezept, um Muskelkater zu lindern und Gerüche zu entfernen.

110 g feines bis mittelfeines Himalaja-Badesalz
110 g Epsomsalz
1 Esslöffel Bentonit-Tonerde
1 Esslöffel Seetangpulver
1 Teelöffel Matchapulver (fein gemahlene grüne Teeblätter)
1 Teelöffel Vitamin-E-Öl
10 Tropfen ätherisches Rosmarinöl
10 Tropfen ätherisches Lavendelöl

1. Die Salze, Bentonit, Seetang- und Matchapulver in eine kleine Glasschüssel geben und gut verrühren.
2. Das Vitamin-E-Öl hineintropfen lassen und gut verrühren.
3. Die ätherischen Öle hinzugeben und gut vermischen.

Anwendung: In das warme Badewasser geben und 30 Minuten baden.

Achtung: Bei der Verwendung dieser Rezepte können Oberflächen sehr rutschig werden. Seien Sie also vorsichtig, wenn Sie in die Badewanne steigen oder diese verlassen.

Deodorants

Natürliche Deodorants bekämpfen das Wachstum von Bakterien, beseitigen strenge Körpergerüche und bewahren das Gleichgewicht der empfindlichen Achselgegend, ohne die Poren zu verstopfen. Viele konventionelle Deodorants und Antitranspirants enthalten Aluminium sowie weitere scharfe und unnatürliche Inhaltsstoffe, die möglicherweise mehr schaden als nutzen. Wenn Sie Ihr eigenes Deodorant herstellen, können Sie einen ganz individuellen Duft auf der Grundlage ätherischer Öle erschaffen.

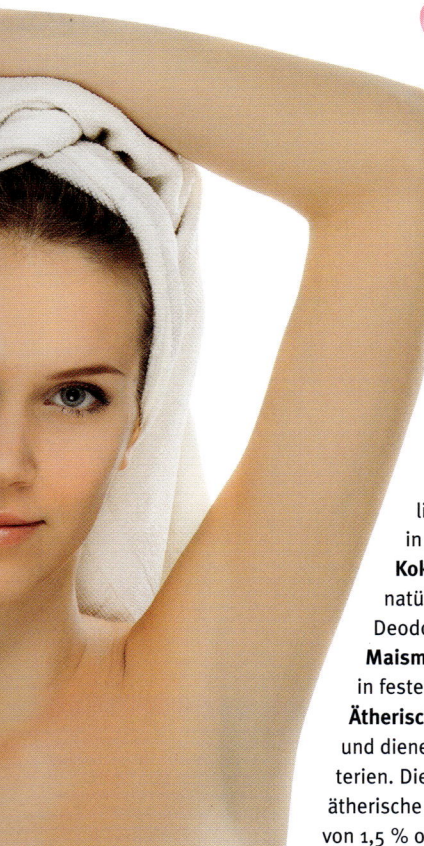

216

Häufige Inhaltsstoffe in natürlichen Deodorants

Alkohol: Eine antibakterielle Flüssigkeit und Trägermedium für ätherische Öle und Extrakte in flüssigen Deodorants.

Aloe-Vera-Gel: Eine beruhigende Grundlage für flüssige Deodorants.

Pfeilwurzpulver: Nimmt Feuchtigkeit und Nässe auf. Es wird aus der Pflanze *Maranta arundinacea* gewonnen. Verwendet in festen Deodorants und solchen in Pulverform.

Natron: Nimmt Schweiß auf und neutralisiert unangenehme Gerüche.

Kakaobutter: Als Verdickungsmittel und zur Regulierung des natürlichen Feuchtigkeitsgehalts der Haut in festen Deodorants.

Kokosöl: Als Verdickungsmittel und zur Regulierung des natürlichen Feuchtigkeitsgehalts der Haut in festen Deodorants.

Maismehl: Nimmt Feuchtigkeit und Nässe auf. Verwendet in festen Deodorants und solchen in Pulverform.

Ätherische Öle: Verleihen der Achsel einen angenehmen Duft und dienen gleichzeitig als Schutz gegen geruchsbildende Bakterien. Die Achselhöhle ist ein sehr empfindlicher Bereich und ätherische Öle sollten daher nur stark verdünnt im Verhältnis von 1,5 % oder weniger zu Deodorants hinzugegeben werden.

Kaolin: Nimmt Feuchtigkeit auf. Verwendet in festen Deodorants und solchen in Pulverform.

Sheabutter: Als Verdickungsmittel und zur Regulierung des natürlichen Feuchtigkeitsgehalts der Haut in festen Deodorants.

Pflanzliches Glycerin: Eine beruhigende flüssige Grundlage, die andere Inhaltsstoffe bindet und den Feuchtigkeitsgehalt der Haut reguliert.

Vitamin-E-Öl: Bereitet die Haut vor und wirkt antioxidativ, sodass die anderen Öle in den Deodorant-Rezepturen konserviert werden.

Hamamelisextrakt: Eine antibakterielle Flüssigkeit und Trägermedium für ätherische Öle und Extrakte in flüssigen Deodorants.

217

Salzsteine

Natürliche mineralische Salzsteine werden häufig als natürliches Deodorant verwendet. Sie bestehen aus Ablagerungen mineralischer Salze und werden so lange geglättet, bis sie eine glatte, abgerundete Oberfläche haben, die dann mit Wasser angefeuchtet und in der Achselhöhle aufgetragen werden. Ein 85-g-Stein kann ein ganzes Jahr halten.

218

Wieder auftragen

Natürliche Deodorants sind keine Antitranspirants, es kann also sein, dass Sie sie im Tagesverlauf erneut auftragen müssen, um Körpergerüche zu kontrollieren.

219

Es kann dauern

Es kann einige Tage dauern, bis Sie sich an ein natürliches Deodorant gewöhnt haben, wenn Sie von einem konventionellen Deodorant aus dem Drogeriemarkt wechseln. Denken Sie bitte daran, dass ein natürliches Deodorant sich anders anfühlt und anders funktioniert als das, woran Sie vielleicht gewöhnt sind. Geben Sie sich ein paar Tage für die Gewöhnung und Sie werden froh sein, dass Sie auf eine gesündere Alternative umgestellt haben.

Rezepte:
Vier der besten Deodorants

220

Natürliches Creme-Deo ohne Duftstoffe

Ergibt etwa 90 ml
Für jede Haut

Diese Rezeptur kann vor dem Abkühlen in eine leere Deo-stickhülse mit Drehspindel gegeben werden, um das Auftragen zu erleichtern.

1 Esslöffel Sheabutter
1 Esslöffel Kokosöl
1 Esslöffel Kakaobutter
1 Esslöffel und 1 Teelöffel Natron
1 Esslöffel Pfeilwurzpulver
½ Teelöffel Kaolin
½ Teelöffel Vitamin-E-Öl

1. Die Sheabutter, das Kokosöl und die Kakaobutter in einen hitzebeständigen Messbecher geben und in ein Wasserbad mit siedendem Wasser stellen, bis alles geschmolzen ist.
2. Aus dem Wasserbad nehmen und Natron, Pfeilwurzpulver, Kaolin und Vitamin-E-Öl hineinrühren, bis es eine geschmeidige Konsistenz hat.
3. In eine leere Deostickhülse mit Drehspindel oder in ein kleines Glas geben.

Anwendung: Eine kleine Menge in die Achselhöhlen geben. Kann nach starkem Schwitzen oder sportlicher Betätigung wieder aufgetragen werden.

221

Deopuder mit Rose & Sandelholz

Ergibt etwa 45 g
Für jede Haut

Einfach die Achselhöhle pudern und Sie duften den ganzen Tag nach Rosen. Außerdem saugt dieses Deopuder den Schweiß auf.

1 Esslöffel Maismehl
1 Esslöffel Pfeilwurzpulver
1 Teelöffel Kaolin
1 Teelöffel Natron
10 Tropfen ätherisches Sandelholzö, australisch
5 Tropfen ätherisches Rosenöl oder Rose Absolue

1. Maismehl, Pfeilwurzpulver, Kaolin und Natron durch ein Sieb in eine Schüssel geben.
2. Die ätherischen Öle hineintropfen lassen und dabei mit einem Schneebesen rühren.
3. Die Inhaltsstoffe ein weiteres Mal sieben, damit keine Klumpen zurückbleiben, die sich durch die Zugabe der ätherischen Öle gebildet haben können.
4. Bewahren Sie das Puder am besten in einem kleinen Salz- oder Zuckerstreuer auf.

Anwendung: Eine kleine Menge des Puders in jede Achselhöhle geben. Sie können vorher eine Körpercreme auftragen, um das Deodorant zu fixieren.

222

Kühlendes Pfefferminz-Deospray für den Sommer

Ergibt etwa 70 ml
Für jede Haut

Das perfekte Deodorant für einen heißen Sommer!

1 Esslöffel Hamamelisextrakt
1 Esslöffel Aloe-Vera-Gel
2 Esslöffel Pfefferminz-Blütenwasser
1 Teelöffel pflanzliches Glycerin
5 Tropfen ätherisches Pfefferminzöl

1. Alle Inhaltsstoffe in einer kleinen Sprühflasche vermischen.

Anwendung: Gut schütteln und nach Bedarf auftragen.

223

Deospray Zitrone & Salbei

Ergibt etwa 65 ml
Für jede Haut

Benetzen Sie Ihre Achselhöhle nach Bedarf.

3 Esslöffel Hamamelisextrakt
2 Teelöffel Salbeitinktur (Extrakt)
1 Teelöffel pflanzliches Glycerin
5 Tropfen ätherisches Teebaumöl
15 Tropfen ätherisches Zitronenöl

1. Alle Inhaltsstoffe in einer kleinen Sprühflasche vermischen.

Anwendung: Gut schütteln und im Tagesverlauf nach Bedarf in die Achselhöhle sprühen.

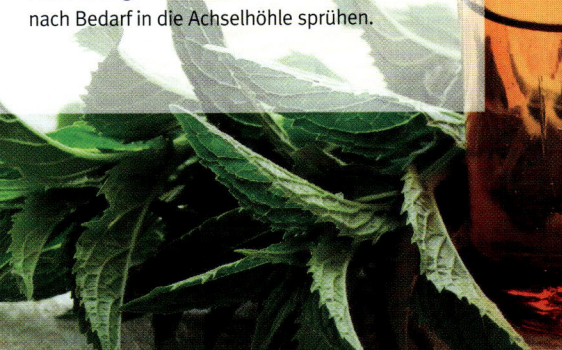

Maniküre und Pediküre

Es ist einfach, stark beanspruchte Hände zu verwöhnen – mit natürlichen Rezepturen auf Pflanzenbasis, die beruhigend, glättend und pflegend wirken. Kräftige und gesunde Nägel, zarte und gepflegte Hände, und weiche, geschmeidige Füße lassen sich mit regelmäßiger Hand- und Fußpflege auch zu Hause leicht erreichen. Egal ob trockene Nagelhaut, trockene Hände oder müde Füße, es gibt für alles eine schnelle und natürliche Lösung.

PROBIEREN SIE ES AUS

• Massieren Sie eine großzügige Menge Handcreme vor dem Schlafengehen in Hände oder Füße und tragen Sie dann im Bett leichte Baumwollhandschuhe oder -socken. Sie werden mit samtweichen Händen und Füßen aufwachen!
• Tragen Sie einen natürlichen Sonnenschutz auf die Bereiche Ihrer Füße, die dem Sonnenlicht ausgesetzt sind, um dort keinen Sonnenbrand zu bekommen.

Seien Sie nett zu Ihrer Nagelhaut

Halten Sie Ihre Nagelhaut zart und geschmeidig, indem Sie mehrmals täglich ein wenig Olivenöl hineinreiben.

Mehrzweck-Cremes

Sie können Handlotionen und -cremes für den gesamten Körper verwenden, so halten Sie Ihre Haut samtweich.

Verwöhnen Sie Ihre Zehen

Ihre Füße müssen jeden Tag aufs Neue sehr viel leisten – Sie laufen lange auf Ihnen, Sie quetschen sie in zu enge Schuhe, Sie stehen den ganzen Tag auf ihnen, oder Ihren Füßen wird zu heiß. Das kann schnell zu Ermüdung führen und deshalb verdienen Ihre Füße eine erfrischende Pause. Die Rezepte auf den nächsten Seiten sind auch ideal für Ihre Füße geeignet.

Maniküre und Pediküre einmal die Woche

Gönnen Sie sich einmal pro Woche eine Maniküre und Pediküre nach dieser einfachen Anleitung:
1. Nagellack entfernen, wenn nötig.
2. Eine große Schüssel mit warmem Wasser oder einem Fußbad (siehe Seite 125) füllen. Ihre Füße 15-20 Minuten darin baden, um die Haut zu reinigen und einzuweichen. Mit warmem Wasser abspülen, wenn Sie ein Fußbadezusatz verwenden.
3. Eine kleine Schüssel mit warmem Wasser füllen. ½ Teelöffel Seife und ½ Teelöffel pflanzliches Glycerin hinein geben und verrühren. Die Fingerspitzen 5 min lang im warmen Wasser baden, um die Nagelhaut einzuweichen und Schmutz und Flecken zu

entfernen. Gut mit warmem Wasser abspülen.
4. Ein Zucker- oder ein Salzpeeling mit leichtem Druck in Hände und Finger massieren. Gut mit warmem Wasser abspülen. Diesen Schritt an den Füßen wiederholen. Peelings eignen sich gut, um Schmutz und abgestorbene Haut zu entfernen.
5. Eine kleine Menge Nagelhaut-Creme oder Trägeröl (z. B. Olivenöl oder Mandelöl) auf die Nagelhaut und das Nagelbett geben. Die Nagelhaut sanft mit einem Hufstäbchen zurückschieben. Schneiden Sie Ihre Nagelhaut nie mit einem Nagelknipser oder einer Nagelschere.
6. Kürzen Sie Ihre Nägel bei Bedarf mit einem Nagelknipser auf die gewünschte Länge.
7. Entfernen Sie mit einem Nagelpolierer Rillen auf der Nageloberfläche.
8. Massieren Sie eine großzügige Menge reichhaltige Handcreme in Ihre Hände und Füße. Nicht abwaschen.

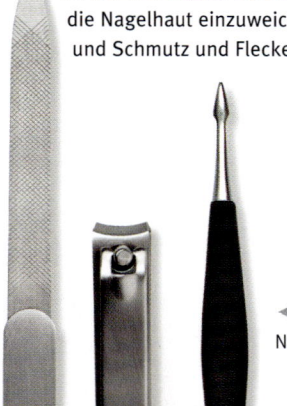

◄ Verwenden Sie für die perfekte Maniküre Nagelfeile, Nagelknipser und Hufstäbchen.

GUT ZU WISSEN

Ihre selbst gemachte Lotion oder Creme ist nach dem Anrühren evtl. noch zu dünnflüssig? Lassen Sie diese mindestens eine Stunde abkühlen und eindicken, damit sie die gewünschte Textur und Konsistenz erreicht.

228

Eine kräftigende Creme für Nägel und Nagelhaut mit Arganöl und Granatapfel

Diese pflegende Creme hat eine sehr reichhaltige und cremige Konsistenz, die Ihre Nägel und die Nagelhaut aufbaut und schützt.

Inhaltsstoffe:
- *1 Esslöffel Sheabutter*
- *1 Esslöffel Lanolinöl*
- *1 gehäufter Esslöffel Bienenwachs*
- *1 Esslöffel Granatapfelsamenöl*
- *1 Esslöffel Arganöl*
- *¼ Teelöffel Vitamin-E-Öl*
- *3 Tropfen Rose Absolue*

Ergibt etwa 45 ml

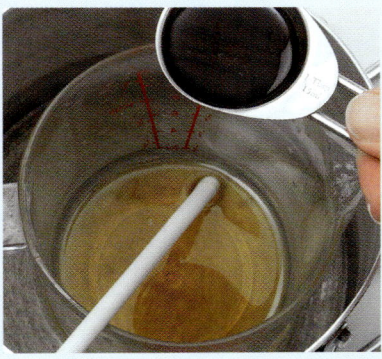

1. Sheabutter, Lanolinöl und Bienenwachs in einen hitzebeständigen Messbecher geben und diesen in ein Wasserbad mit siedendem Wasser stellen, ab und an rühren, bis alles geschmolzen ist.
2. Den Topf von der Flamme nehmen und während der Messbecher noch im heißen Wasser steht, Granatapfelsamenöl, Arganöl, Vitamin-E-Öl und Rosenöl hineinrühren.
3. Den Messbecher aus dem Wasserbad nehmen und mit einem Handtuch die Flüssigkeit von außen abwischen.
4. Die Mischung vorsichtig in ein kleines Glas- oder Blechgefäß gießen.

Anwendung: Eine kleine Menge auf die Nagelbasis geben und in Nagelhaut und Nägel massieren.

229

Produkte für tipp-topp gepflegte Hände

Es gibt eine Auswahl an selbstgemachten Schönheitsprodukten zur Pflege Ihrer Hände und Nägel, darunter:

Peelings: Meistens auf Zucker- oder Salzgrundlage, kombiniert mit pflegenden Trägerölen, lösen sie abgestorbene Hautzellen, Schmutz und Gerüche, sodass Ihre Hände seidig, samtweich und geschmeidig werden. Bei empfindlichen Händen ist ein Peeling auf Zuckerbasis die beste Wahl, da Peelings auf Salzbasis empfindliche Haut reizen und irritieren können. Peelings können an den Händen mehrmals pro Woche angewendet werden.
Desinfektion: Das beste Händedesinfektionsmittel enthält mindestens 65 % Ethanol. Viele andere im Handel erhältliche Händedesinfektionsmittel enthalten zweifelhafte Chemikalien, die potentiell gesundheitsschädlich sein können. Ein wenig pflanzliches Glycerin und ätherisches Öl ergeben mit Ethanol ein wunderbar duftendes Produkt, das die Hände nicht austrocknet.
Öle für Nägel & Nagelhaut: Diese Produkte werden verwendet, um trockene, brüchige und rissige Nägel zu revitalisieren. Sie bestehen aus luxuriösen Trägerölen und ätherischen Ölen. Diese Öle pflegen die Nagelhaut und fördern kräftige, gesunde Nägel. Einfach vor dem Schlafengehen einen Tropfen des Öls in jeden Nagel massieren. Diese Behandlung kann auch während der Maniküre dazu dienen, die Nagelhaut weicher zu machen.
Handlotionen, -cremes und -salben: Diese Rezepturen regulieren den Feuchtigkeitsgehalt der Hände und schützen sie. Salben bestehen häufig aus mit Kräutern versetzten Ölen. Das beste Ergebnis erhalten Sie, wenn Sie Handlotionen, -cremes und -salben nach jedem Händewaschen und vor dem Schlafengehen auftragen.

230

Einfach Öl hinzugeben

Sie können jedem der Rezepte auf den nächsten Seiten bis zu 50 Tropfen ätherischer Öle hinzugeben. Hier sehen Sie eine Auswahl verschiedener Mischungen:
- **Für trockene Haut:** 30 Tropfen ätherisches Lavendelöl, 10 Tropfen ätherisches Palmarosaöl, 5 Tropfen ätherisches Kamillenöl und 5 Tropfen ätherisches Karottensamenöl.
- **Geheilte Hände:** 20 Tropfen ätherisches Lavendelöl, 10 Tropfen ätherisches Teebaumöl, 10 Tropfen ätherisches Strohblumenöl und 5 Tropfen ätherisches Kamillenöl.
- **Himmlisch duftende Hände:** 10 Tropfen ätherisches Rosengeranienöl, 5 Tropfen Rose Absolue, 5 Tropfen Jasmin Absolue, 5 Tropfen ätherisches Ylang-Ylang-Öl, 5 Tropfen ätherisches Vetiveröl und 5 Tropfen ätherisches Sandelholzöl.

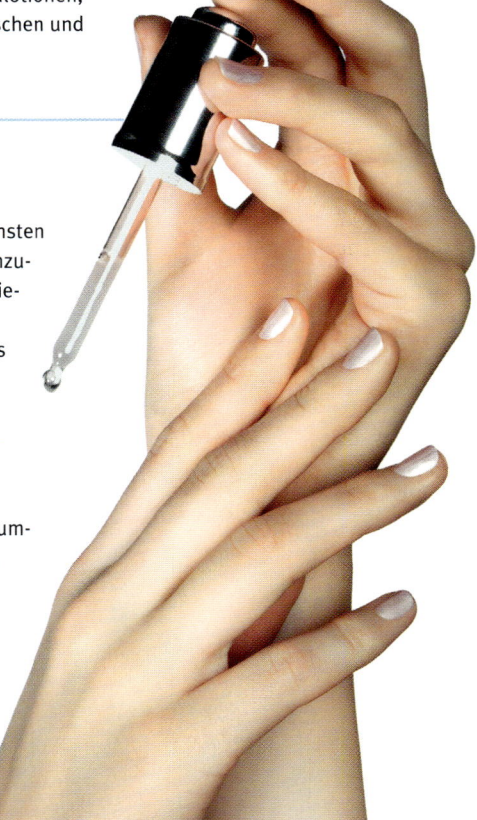

231

Eine individuelle Handsalbe herstellen

Als erstes müssen Sie ein Kräuteröl vorbereiten (siehe Seiten 26-27), da dieses eine der Hauptkomponenten der Handsalbe ist. Anschließend wählen Sie die weiteren Inhaltsstoffe aus der unten stehenden Tabelle.

Ergibt etwa 330 ml

1. Das mit Kräutern versetzte Trägeröl und das Wachs Ihrer Wahl in einen hitzebeständigen Messbecher geben, diesen in ein Wasserbad mit siedendem Wasser stellen und ab und an rühren, bis alles geschmolzen ist.

2. Von der Flamme nehmen.

3. Das Vitamin-E-Öl und die ätherischen Öle hineinrühren.

4. Die Mischung vorsichtig in ein kleines Glas- oder Blechgefäß gießen.

Anwendung: Die Salbe nach Bedarf auf die Hände geben und einmassieren.

Kräuter-Trägeröle – 120 ml Trägeröl (Sie können so viele verschiedene Öle kombinieren, wie Sie möchten):	Wachs 2 gehäufte Esslöffel eines der folgenden:	Vitamin-E-Öl ¼ Teelöffel:	Ätherische Öle Insgesamt 10 Tropfen:
• mit Beinwellblättern/wurzeln (*Symphytum officinale*) versetztes Trägeröl • mit Breitwegerich (*Plantago major*) versetztes Trägeröl • mit Brennnesselblättern (*Urtica dioica*) versetztes Trägeröl • mit Eibischwurzel (*Althaea officinalis*) versetztes Trägeröl • mit Klette (*Arctium lappa*) versetztes Trägeröl • mit Königskerzenblättern (*Verbascum*) versetztes Trägeröl • mit Ringelblume (*Calendula officinalis*) versetztes Trägeröl • mit Schafgarbenblättern/blüten (*Achillea millefolium*) versetztes Trägeröl	• Bienenwachs (gerieben) • Karnaubawachs (Flocken)	• Vitamin-E-Öl	• Australisches Sandelholz • Echte Kamille • Eukalyptus • Geranie • Lavendel • Marokkanische Kamille • Myrrhe • Patschuli • Pfefferminze • Rosmarin • Strohblume • Teebaum • Weihrauch • Zistrose • andere ätherische Öle

232

Eine individuelle Handcreme herstellen

Stellen Sie Ihre eigene reichhaltige Handcreme her, die auch noch der trockensten Haut intensiv Feuchtigkeit und Schutz verleiht. Dieses Rezept ergibt ein dickflüssiges Produkt, das in einem Glas oder Tiegel aufbewahrt und mit einem Löffel entnommen werden muss.

Ergibt etwa 120 ml

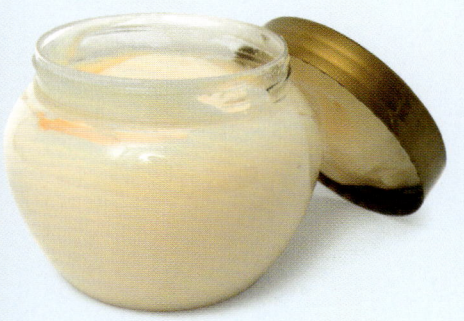

1. Die gewählten Inhaltsstoffe aus den Spalten A, B, C und D der Tabelle in einen hitzebeständigen Messbecher geben und in ein Wasserbad mit siedendem Wasser stellen, ab und an rühren, bis alles geschmolzen ist und die Temperatur etwa 71° C erreicht hat.

2. Die gewählten Inhaltsstoffe aus Spalte E in einen hitzebeständigen Messbecher geben, diesen ebenfalls in ein Wasserbad mit siedendem Wasser stellen und auf eine Temperatur von etwa 71° C erhitzen.

3. Die Messbecher beide vorsichtig aus dem Wasserbad nehmen.

4. Die Öl- und Wachsmischung vorsichtig in eine hitzebeständige Rührschüssel geben und mit einem Handrührgerät auf mittlerer Stufe rühren.

5. Die Wassermischung vorsichtig dazugeben und weitere 5 Minuten rühren.

6. Sobald die Mischung auf unter 38° C abgekühlt ist, optionale Inhaltsstoffe aus Spalte F hinzugeben.

7. Die Creme in ein desinfiziertes Gefäß geben und vollständig abkühlen und eindicken lassen. Die Creme im Kühlschrank aufbewahren und innerhalb von 2 Wochen verbrauchen.

Eine individuelle Handlotion herstellen

Stellen Sie Ihre individuelle, leichte und schnell einziehende Handlotion her, die Ihre Haut auf schnellstem Wege pflegt und ihr Feuchtigkeit spendet. Diese Formel ist so leicht, dass sie in einer Pumpflasche aufbewahrt werden kann. Wählen Sie einfach die Inhaltsstoffe aus der Tabelle.

Ergibt etwa 120 ml

1. Die gewählten Inhaltsstoffe aus den Spalten A, B, C und D in einen hitzebeständigen Messbecher geben und in ein Wasserbad mit siedendem Wasser stellen, ab und an rühren bis alles geschmolzen ist und die Temperatur etwa 71° C erreicht hat.

2. Die gewählten Inhaltsstoffe aus Spalte E in einen hitzebeständigen Messbecher geben, diesen ebenfalls in ein Wasserbad mit siedendem Wasser stellen und auf eine Temperatur von etwa 71° C erhitzen.

3. Die Messbecher beide vorsichtig aus dem Wasserbad nehmen.

4. Die Öl- und Wachsmischung vorsichtig in eine hitzebeständige Rührschüssel geben und mit einem Handrührgerät auf mittlerer Stufe rühren.

5. Die Wassermischung vorsichtig dazugeben und weitere 5 Minuten rühren.

6. Sobald die Mischung auf unter 38° C abgekühlt ist, optionale Inhaltsstoffe aus Spalte F hinzugeben.

7. Die Lotion in ein desinfiziertes Gefäß geben und abkühlen lassen. Im Kühlschrank 2 Wochen lang haltbar.

Spalte A	Spalte B	Spalte C	Spalte D	Spalte E	Spalte F
2½ Teelöffel eines der folgenden:	2½ Teelöffel eines der folgenden:	½ Teelöffel eines der folgenden:	alles aus dieser Liste:	80 ml eines der folgenden:	eines der folgenden:
• Aprikosenkernöl • Haselnussöl • Jojobaöl • Kokosöl • Kukuinussöl • Sonnenblumenöl • Traubenkernöl	• Hagebuttensamenöl • Hanfsamenöl • Kürbiskernöl • Mandelöl • Wiesenschaumkrautöl • Walnussöl	• Lanolin • flüssiges Lecithin • pflanzliches Glycerin	• ½ Teelöffel Stearinsäure • 2 gehäufte Teelöffel Emulgierwachs NF	• Aloe-Vera-Gel • destilliertes Wasser • Blütenwasser (Hydrosol)	• ½ Teelöffel Vitamin-E-Öl • bis zu 50 Tropfen ätherisches Öl • 1 Teelöffel Kräutertinktur (Extrakt)

Spalte A	Spalte B	Spalte C	Spalte D	Spalte E	Spalte F
2½ Teelöffel eines der folgenden:	2½ Teelöffel eines der folgenden:	¾ Teelöffel eines der folgenden:	alles aus dieser Liste:	70 ml eines der folgenden:	eines der folgenden:
• Avocadoöl • Kokosöl • Lanolin • Macadamianussöl • Olivenöl • Rizinusöl • Sesamöl	• Kakaobutter • Mangobutter • Sheabutter	• Lanolin • flüssiges Lecithin • pflanzliches Glycerin	• 1 Teelöffel geriebenes Bienenwachs • ¾ Teelöffel Stearinsäure • 2¼ gehäufte Teelöffel Emulgierwachs NF	• Aloe-Vera-Gel • destilliertes Wasser • Blütenwasser (Hydrosol)	• ½ Teelöffel Vitamin-E-Öl • bis zu 50 Tropfen ätherisches Öl • 1 Teelöffel Kräutertinktur (Extrakt)

Rezepte:
Sechs der besten Mani-/Pedi-Rezepte

234

Meersalz-Handpeeling mit Vanille & Honig

Ergibt etwa 270 g

Dieses luxuriöse Peeling duftet dank der Kombination gemahlener Vanille-schoten und Vanille Absolue warm und köstlich.

170 g feines Meersalz
60 ml Mandelöl
2 Esslöffel Honig
1 Teelöffel gemahlene Vanilleschoten
10 Tropfen Vanille Absolue

1. Alle Inhaltsstoffe in einer kleinen Glasschüssel kombinieren und gut vermischen.

Anwendung: Die Hände waschen und, solange sie noch feucht sind, einen Ess-löffel des Peeling hineinmassieren, dabei leichten Druck ausüben, bis das Salz sich aufgelöst hat. Mit warmem Wasser abspülen.

235

Zuckerpeeling mit braunem Zucker & Blaubeeren

Ergibt etwa 275 g

Dieses Rezept setzt auf gemahlene, gefriergetrocknete Blaubeeren und supersüßen, braunen Zucker, um Ihre Hände zu peelen, zu glätten und ihnen Geschmeidigkeit zu verleihen.

170 g dunkelbraunes Meersalz
3 Esslöffel Olivenöl
2 Esslöffel Mandelöl
2 Esslöffel gemahlene, gefriergetrocknete Blaubeeren

1. Alle Inhaltsstoffe in einer kleinen Glas-schüssel kombinieren und gut vermischen.

Anwendung: Die Hände waschen und, so-lange sie noch feucht sind, einen Esslöffel des Peeling hineinmassieren, dabei leichten Druck ausüben, bis das Salz sich aufgelöst hat. Mit warmem Wasser abspülen.

236

Kühlendes Pfefferminz-Fußspray

Ergibt etwa 45 ml

Sprühen Sie dieses desodorierende und kühlende Spray auf müde Füße und Sie werden sich sofort erfrischt fühlen.

¼ Teelöffel Maismehl
1 Esslöffel Hamamelisextrakt
1 Esslöffel Pfefferminz-Blütenwasser
30 Tropfen ätherisches Pfefferminzöl
15 Tropfen ätherisches Teebaumöl

1. Alle Inhaltsstoffe in eine kleine Sprühflasche geben und gut schüt-teln. Im Kühlschrank aufbewahren und innerhalb von zwei Wochen verbrauchen.

Anwendung: Gut schütteln und auf die Füße sprühen.

▶ Getrockneter, zerdrückter Thymian, Honig und Mandeln

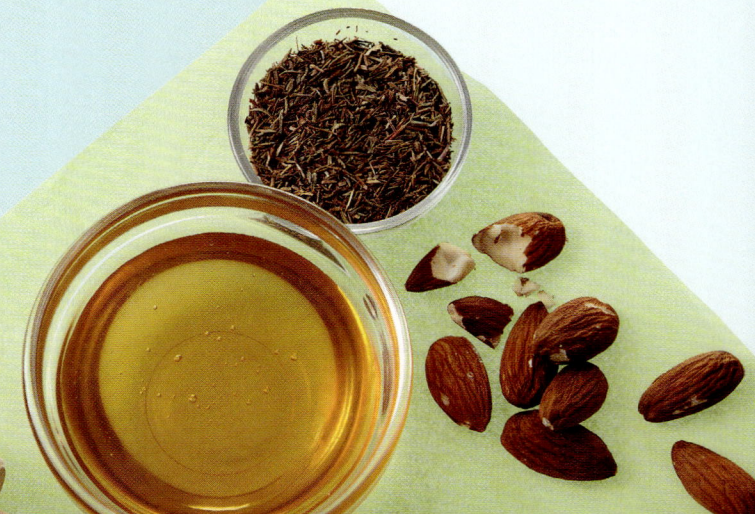

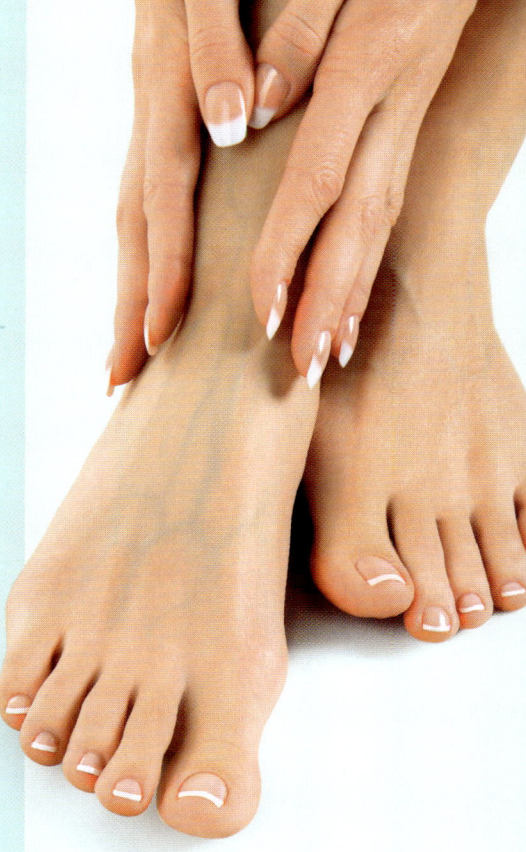

237

Belebendes Kräuter- & Salz-Fußbad

Ergibt 1 Anwendung

Revitalisieren Sie Ihre müden Füße mit dem Schwung ätherischen Pfefferminzöls.

225 g Epsomsalz
1 Teelöffel getrocknete Pfefferminze
1 Teelöffel getrockneter, zerdrückter Thymian
1 Teelöffel Olivenöl
10 Tropfen ätherisches Pfefferminzöl
10 Tropfen ätherisches Teebaumöl
10 Tropfen ätherisches Eukalyptusöl
5 Tropfen ätherisches Rosmarinöl

1. Alle Inhaltsstoffe in einer kleinen Schüssel kombinieren und gut vermischen.
2. Die Mischung in einem großen feinen Baumwollbeutel in eine große Schüssel oder Wanne geben, die genug Platz für Ihre Füße bietet.
3. Die Schüssel mit sehr warmem (aber noch angenehmem) Wasser füllen.
4. Die Füße bis zu den Knöcheln in das warme Wasser setzen und 15-20 Minuten darin baden.
5. Die Füße danach abtrocknen.

Hinweis: Wenn Sie an einer Krankheit leiden (insbesondere Diabetes, hoher Blutdruck oder eine andere Erkrankung), sprechen Sie mit Ihrem Hausarzt, bevor Sie ein Fußbad nehmen.

238

Prickelndes Peeling mit Pfefferminze & Teebaumöl

Ergibt etwa 430 g

Erfrischen Sie Ihre Füße mit diesem desodorierenden Fußpeeling.

110 g feines Totes-Meer-Salz
110 g feines rosa Himalaja-Salz
1 Esslöffel Bleicherde
180 g Kokosöl (plus mehr bei Bedarf)
60 Tropfen ätherisches Teebaumöl
40 Tropfen ätherisches Pfefferminzöl
20 Tropfen ätherisches Rosmarinöl

1. Alle Inhaltsstoffe in eine kleine Glasschüssel geben und gut vermischen. (Wenn Sie mehr Kokosöl benötigen, geben Sie es in kleinen Mengen von jeweils 1 Teelöffel hinzu, bis sich ein geschmeidiges Peeling bildet.)

Anwendung: Die Füße waschen und, solange sie noch feucht sind, einen Esslöffel des Peeling in jeden Fuß massieren (dabei leichten Druck ausüben), um Gerüche zu beseitigen und zu peelen. 10 Minuten einwirken lassen. Die Füße mit Seife und warmem Wasser waschen. Vorsichtig auftreten, da Ihre Füße durch das Öl rutschig sein können.

239

Desodorierendes Fußspray mit Vetiver & Patschuli

Ergibt etwa 30 ml

Mit diesem duftenden Fußspray sind wohlriechende Füße nur einen Sprüher entfernt.

1 Esslöffel Rosenblütenwasser
1 Esslöffel Orangenblütenwasser
10 Tropfen ätherisches Patschuli-Öl
10 Tropfen ätherisches Vetiveröl
10 Tropfen ätherisches Sandelholzöl, australisch

1. Alle Inhaltsstoffe in eine kleine Sprühflasche geben und gut schütteln. Im Kühlschrank aufbewahren und innerhalb von zwei Wochen verbrauchen.

Anwendung: Gut schütteln und auf die Füße sprühen, dies bietet einen ganzen Tag Schutz vor unangenehmen Gerüchen.

6 Düfte und Aromatherapie

Treten Sie ein in die wunderbare Welt der Aromatherapie und der Duftkomposition. Verleihen Sie Ihren handgemachten Schönheitsprodukten eine neue Qualität. Lernen Sie, eine ausgeglichene und harmonisierende Mischung aus Kopfnote, Herznote und Basisnote zu komponieren. Entwickeln Sie einen ganz besonderen Duft für einen ganz besonderen Menschen oder kreieren Sie ein Aroma als Lufterfrischer für Ihr Heim. Lernen Sie die wunderbaren Kräfte ätherischer Öle kennen und stellen Sie Duftkompositionen zusammen, die Sie beruhigen oder anregen, die Ihnen zu Konzentration oder einem sanften Schlaf verhelfen. Wenn Sie die Grundlagen verstanden haben, sind Sie auf dem besten Weg Schönheitsprodukte herzustellen, die so gut riechen wie sie sich anfühlen.

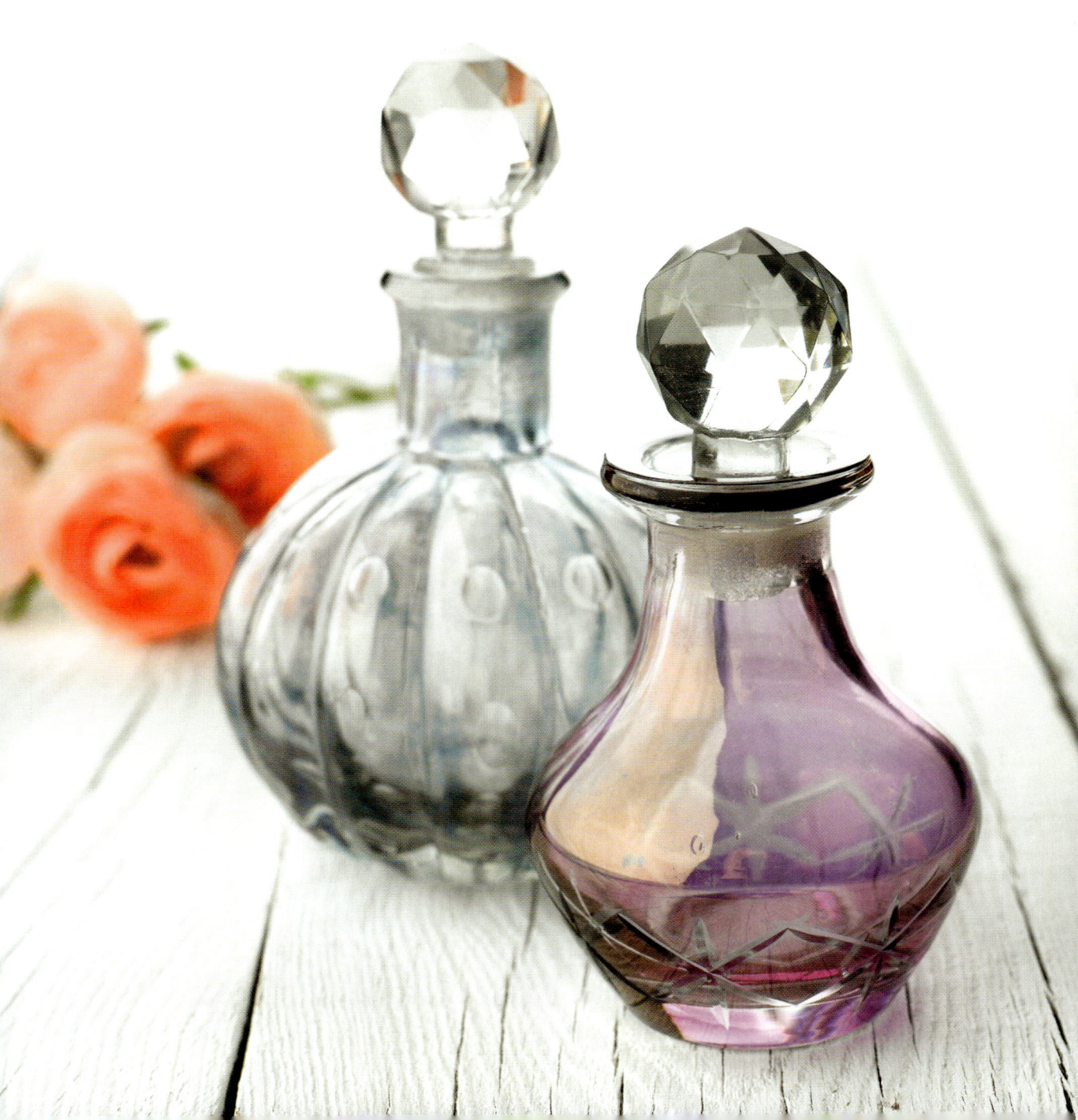

Düfte und Aromatherapie

Die Kunst, natürliche Parfums zu entwickeln, lässt sich mit dem Arrangieren von Blumen in einem erlesen duftenden Bouquet vergleichen. Es gibt keine Wissenschaft, keinen falschen oder richtigen Weg der Herangehensweise. Experimentierfreude und Übung machen den Meister. Ein paar ‚Geschäftsgeheimnisse‘ gibt es aber doch, die Ihnen den Weg zur Herstellung herrlich duftender, natürlicher Parfums vereinfachen können. Das Duftrad auf Seite 138 kann dabei sehr hilfreich sein.

> **GUT ZU WISSEN**
>
> Viele Absolues sind dickflüssig und zähflüssig, was es schwer macht, mit ihnen in ihrer reinen Form zu arbeiten. Viele Firmen bieten bereits verdünnte Absolues an, die sich leichter zu einem Parfum auf Ölbasis vermischen lassen und außerdem kostengünstiger sind als pure Absolues.

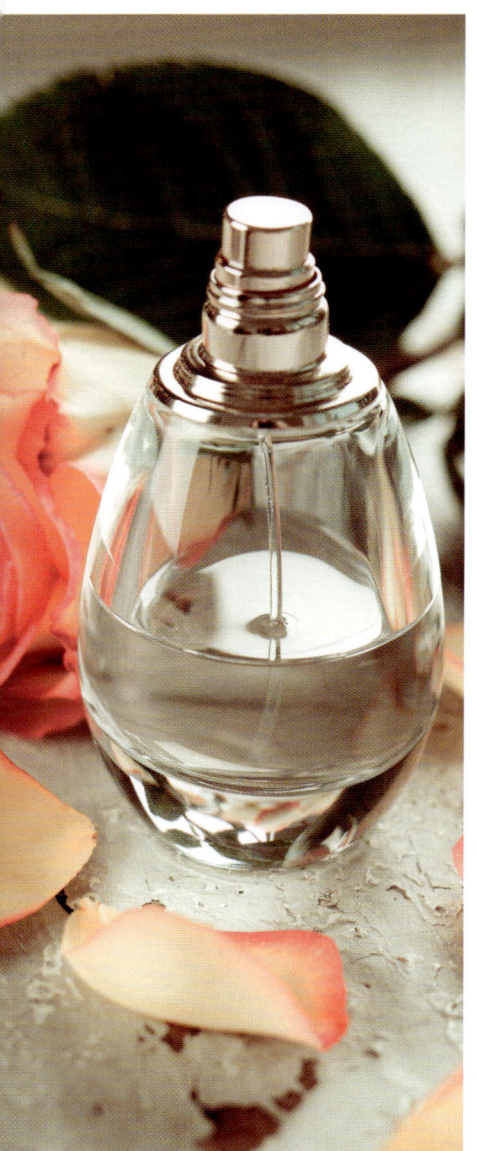

240

Kopf-, Herz- und Basisnote verstehen

Ätherische Öle, Absolues und CO_2-Extrakte werden in Kopf-, Herz- und Basisnote eingeteilt, abhängig davon, wie schnell das Öl verfliegt.

Kopfnoten: Machen etwa 5% bis 20% des Parfums aus. Die Öle in dieser Kategorie verdunsten am schnellsten und sind die ersten, die Sie wahrnehmen, wenn Sie an einem Parfum riechen. Die Aromen dieser Duftnoten sind ‚frisch‘, ‚eindringlich‘ und ‚scharf‘.

Herznoten: Machen etwa 50 % bis 80 % eines Parfums aus. Die Öle in dieser Kategorie dienen dazu, Parfums abzustimmen und verdunsten nicht so schnell wie die Öle der Kopfnote. Sie bilden das Herz eines Parfums.

Basisnoten: Machen etwa 5 % bis 20 % eines Parfums aus. Die Öle in dieser Kategorie dienen der Verfestigung des Parfums und verlängern die Zeit, die der Duft auf der Haut verweilt. Diese speziellen Öle verdunsten nur langsam und sind meist dick- und zähflüssig. Ihre Handhabung kann schwierig sein. Ihre Nase kann diese Aromen normalerweise noch etwa 20 Minuten nach dem Auftragen des Parfums wahrnehmen.

241

Zum Schutz von Sandelholz

Sandelholz (*Santalum album*) aus der Region Mysore in Indien ist durch rücksichtsloses übermäßiges Abholzen beinahe vollständig vernichtet und sollte daher nicht verwendet werden. Nachhaltigere Quellen für ätherisches Sandelholzöl sind Sandelholz aus Australien, New Caledonia oder Hawaii.

> **Hinweis:** Einige der ätherischen Öle, Absolues und CO_2-Extrakte in der Liste auf der rechten Seite können photosensibilisierend wirken oder sind nicht für Kleinkinder, Schwangere, stillende Frauen und Menschen, die an einer Erkrankung leiden und/oder Medikamente einnehmen geeignet. Die Öle sind hochkonzentriert und müssen mit Vorsicht und Sorgfalt behandelt werden. Verwenden Sie sie niemals unverdünnt auf der Haut. Es wird empfohlen, sich vor der Anwendung genau über Öle und die jeweiligen Sicherheitsbestimmungen zu informieren.

242

Häufig verwendete Inhaltsstoffe in Duftkompositionen

In dieser Tabelle sind einige der ätherischen Öle, Absolues und CO_2-Extrakte aufgeführt, die in Duftkompositionen am häufigsten verwendet werden. Die Öle, Absolues und Extrakte sind nach Duftnoten aufgelistet (Kopf, Herz oder Basisnote; siehe links) und mit Schlagworten versehen, um Ihnen dabei zu helfen, den richtigen Duft für Ihre Mischung zu finden.

Einteilung nach Duftnote	Aromen	Ätherisches Öl/Absolue/Extrakt
Kopfnote und Herznote	holzig, würzig	**Koriandersamen** (*Coriandrum sativum*)
Kopfnote und Herznote	holzig, süß	**Zypresse, blau** (*Callitris columellaris*)
Kopfnote	krautig, zitronig	**Zitronenmyrte** (*Leptospermum petersonii*)
Kopfnote und Herznote	krautig, süß	**Zitronenmelisse** (*Melissa officinalis*)
Kopfnote und Herznote	süß, würzig	**Basilikum** (*Ocimum basilicum*)
Kopfnote und Herznote	süß, würzig	**Fenchel** (*Foeniculum vulgare*)
Kopfnote und Herznote	süß, blumig, orangenartig	**Mandarine, rot** (*Citrus reticulate*)
Kopfnote	süß, Citrus Orange	**Orange** (*Citrus sinensis*)
Kopfnote	süß, minzig	**Grüne Minze** (*Mentha spicata*)
Kopfnote	blumig, süß	**Rosengeranie** (*Pelargonium roseum*)
Kopfnote und Herznote	blumig, frisch, süß, krautig	**Lavendel** (*Lavandula angustifolia*)
Kopfnote	blumig, weich	**Palmarosa** (*Cymbopogon martinii*)
Kopfnote	blumig, schwer, süß	**Ylang-Ylang Absolue** (*Cananga odorata*)
Kopfnote	blumig, schwer, süß	**Ylang-Ylang Extrakt** (*Cananga odorata*)
Kopfnote	blumig, schwer, süß	**Ylang-Ylang I** (*Cananga odorata*)
Kopfnote	blumig, schwer, süß	**Ylang-Ylang II** (*Cananga odorata*)
Kopfnote	blumig, schwer, süß	**Ylang-Ylang III** (*Cananga odorata*)
Kopfnote	frisch, grün	**Galbanharz** (*Ferula galbaniflua*)
Kopfnote und Herznote	frisch, zitronig, süß	**Zitronengras** (*Cymbopogon flexuosus*)
Kopfnote	frisch, minzig, süß	**Pfefferminze** (*Mentha piperita*)
Kopfnote	frisch, grün, herb	**Zitronenverbene** (*Lippia citriodora*)
Kopfnote	Citrus, süß, grün	**Bergamotte** (*Citrus aurantium var. bergamia*)
Kopfnote	Citrus, grün	**Zitronella** (*Cymbopogon nardus*)
Kopfnote	Citrus, frisch	**Zitroneneukalyptus** (*Eucalyptus citriodora*)
Kopfnote	Citrus, süß	**Grapefruit, pink** (*Citrus paradisi*)
Kopfnote	Citrus, süß	**Grapefruit, rubinrot** (*Citrus paradisi*)
Kopfnote	Citrus, süß	**Grapefruit, weiß** (*Citrus paradisi*)
Kopfnote	Citrus, frisch	**Zitrone** (*Citrus limon*)
Kopfnote	Citrus, süß, frisch	**Limette (destilliert)** (*Citrus aurantifolia*)
Kopfnote	Citrus, fruchtig, herb	**Limette (gepresst)** (*Citrus aurantifolia*)
Kopfnote	Citrus, süß, grün	**Bitterorange** (*Citrus aurantium var. amara*)
Kopfnote	Citrus, süß	**Blutorange** (*Citrus sinensis*)
Kopfnote und Herznote	Citrus, süß, warm	**Tagetes** (*Tagetes bipinata*)
Kopfnote	Citrus, spritzig, zitronig	**Yuzu** (*Citrus junos*)

KOPFNOTEN

	Einteilung nach Duftnote	Aromen	Ätherisches Öl/Absolue/Extrakt
HERZNOTEN	Herznote und Basisnote	holzig, grün	**Angelikawurzel CO$_2$** (*Angelica archangelica*)
	Herznote und Basisnote	holzig, süß	**Zedernholz, Virginia** (*Juniperus virginiana*)
	Herznote und Kopfnote	holzig, süß	**Zypresse, blau** (*Callitris columellaris*)
	Herznote	holzig, warm	**Schmetterlingsingwer** (*Hedychium spicatum*)
	Herznote	holzig, frisch	**Wacholderbeere CO$_2$** (*Juniperus communis*)
	Herznote	holzig, süß	**Balsambaum** (*Bursera graveolens*)
	Herznote	holzig, grün, Citrus	**Petitgrain Absolue** (*Citrus aurantium*)
	Herznote	erdig, krautig	**Strohblume** (*Helichrysum italicum*)
	Herznote	erdig, blumig, grün	**Lotus, pink Absolue** (*Nelumbo nucifera*)
	Herznote	erdig, blumig, grün	**Lotus, weiß Absolue** (*Nelumbo nucifera*)
	Herznote	krautig, grün	**Ringelblume CO$_2$** (*Calendula officinalis*)
	Herznote	krautig, süß	**Muskatellersalbei** (*Salvia sclarea*)
	Herznote	krautig, frisch	**Zypressenblatt** (*Cupressus sempervirens*)
	Herznote	krautig, warm	**Beifuß** (*Artemisia pallens*)
	Herznote	krautig, grün	**Geranie Absolue** (*Pelargonium x asperum*)
	Herznote	krautig, warm, würzig	**Majoran** (*Origanum majorana*)
	Herznote	krautig, frisch	**Myrte, grün** (*Myrtus communis*)
	Herznote	krautig, würzig	**Rosmarin** (*Rosmarinus officinalis*)
	Herznote	krautig, warm	**Salbei** (*Salvia officinalis*)
	Herznote und Basisnote	krautig, warm	**Seetang Absolue** (*Fucus vesiculosus*)
	Herznote und Kopfnote	süß, würzig	**Basilikum** (*Ocimum basilicum*)
	Herznote	süß, Bienenwachs und Honig	**Bienenwachs Absolue**
	Herznote	süß, fruchtig, leicht erdig	**Schwarze Johannisbeerblüten Absolue** (*Ribes nigrum*)
	Herznote	süß, krautig, warm	**Echte Kamille** (*Matricaria chamomilla*)
	Herznote	süß, fruchtig	**Römische Kamille** (*Anthemis nobilis*)
	Herznote	süß, würzig	**Nelkenblüten** (*Eugenia caryophyllata*)
	Herznote und Kopfnote	süß, würzig	**Fenchel** (*Foeniculum vulgare*)
	Herznote	süß, balsamisch	**Balsam-Tanne** (*Abies balsamea*)
	Herznote und Kopfnote	süß, zitronig, frisch	**Zitronengras** (*Cymbopogon flexuosus*)
	Herznote	süß, blumig, orangenartig	**Mandarine, rot** (*Citrus reticulate*)

	Einteilung nach Duftnote	Aromen	Ätherisches Öl/Absolue/Extrakt
BASISNOTEN	Basisnote	holzig, rauchig	**Bernsteinöl** (*Oleum succini /Anbar*)
	Basisnote	holzig	**Amyris** (*Amyris balsamifera*)
	Basisnote	holzig, grün	**Angelikawurzel CO$_2$** (*Angelica archangelica*)
	Basisnote	holzig, warm	**Zedernholz, Atlas** (*Cedrus atlantica*)
	Basisnote und Herznote	holzig, süß	**Zedernholz, Virginia** (*Juniperus virginiana*)
	Basisnote	holzig, süß	**Weihrauch** (*Boswellia carterii*)
	Basisnote	holzig, warm	**Sandelholz** (*Santalum album*) See page 128
	Basisnote	holzig, warm, süß	**Sandelholz, Hawaii** (*Santalum paniculatum*)
	Basisnote	holzig, warm, süß	**Sandelholz, Australien** (*Santalum spicatum*)
	Basisnote und Herznote	süß, vanilleartig	**Perubalsam** (*Myroxylon pereirae*)
	Basisnote	süß, soft, vanilleartig	**Benzoe-Harzöl** (*Styrax tonkinensis*)
	Basisnote	süß, grün	**süße Akazie Absolue** (*Acacia farnesiana*)
	Basisnote und Herznote	süß, weinartiges Aroma	**Weinrebe** (*Vitis vinifera*)
	Basisnote	süß, warm, satt	**Lack-Zistrose Absolue** (*Cistus ladaniferus*)
	Basisnote	süß, rauchig, warm	**Tabak Absolue** (*Nicotiana tabacum*)
	Basisnote	süß, schwer, warm	**Vanille Absolue** (*Vanilla planifolia*)
	Basisnote	süß, schwer, warm	**Vanille CO$_2$** (*Vanilla planifolia*)
	Basisnote	erdig, holzig	**Agarholz CO$_2$** (*Aquilaria agallocha*)

Einteilung nach Duftnote	Aromen	Ätherisches Öl/Absolue/Extrakt
Herznote und Kopfnote	süß, krautig	**Zitronenmelisse** (*Melissa officinalis*)
Herznote	süß, erdig	**Petitgrain, Mandarine** (*Citrus reticulate*)
Herznote	süß, blumig, rosig	**Damaszenerrose** (*Rosa damascena*)
Herznote und Kopfnote	süß, warm, Citrus	**Tagetes** (*Tagetes bipinata*)
Herznote	süß, vanilleartig	**Tonkabohne Absolue** (*Dipteryx odorata*)
Herznote	blumig, würzig	**Champaka CO$_2$** (*Michelia champaca*)
Herznote und Basisnote	blumig, süß	**Jasmin Absolue** (*Jasminum grandiflorum*)
Herznote und Basisnote	blumig, süß	**Jasmin CO$_2$** (*Jasminum grandiflorum*)
Herznote	blumig, süß	**Jasmin konkret** (*Jasminum grandiflorum*)
Herznote	blumig, süß	**Arabischer Jasmin Absolue** (*Jasminum sambac*)
Herznote und Kopfnote	blumig, frisch, süß, krautig	**Lavendel** (*Lavandula angustifolia*)
Herznote	blumig, grün, frisch	**Lavendel Absolue** (*Lavandula angustifolia*)
Herznote	blumig, satt	**Orangenblüten Absolue** (*Citrus aurantium*)
Herznote	blumig, intensiv, rosig	**Damaszenerrose Absolue** (*Rosa damascena*)
Herznote	blumig, soft, rosig	**Provence-Rose Absolue** (*Rosa centifolia*)
Herznote und Basisnote	blumig, fruchtig, süß	**Tuberosa Absolue** (*Polianthes tuberosa*)
Herznote	würzig, holzig	**Kümmel CO$_2$** (*Carum carvi*)
Herznote	würzig, frisch, süß	**Kardamom** (*Elettaria cardamomum*)
Herznote	würzig, blumig, grün	**Nelke Absolue** (*Dianthus caryophyllus*)
Herznote	würzig, warm	**Zimtrinde** (*Cinnamomum zeylanicum*)
Herznote und Kopfnote	würzig, holzig	**Koriandersamen** (*Coriandrum sativum*)
Herznote	würzig, frisch, Citrus	**Elemi** (*Canarium luzonicum*)
Herznote	würzig, warm	**Ingwer** (*Zingiber officinale*)
Herznote	würzig, frisch	**Pfeffer, schwarz** (*Piper nigrum*)
Herznote	würzig, süß	**Pfefferkorn, pink** (*Schinus molle*)
Herznote	mächtig, Butteraroma	**Butter CO$_2$**
Herznote	mächtig, Schokoladenaroma	**Kakao Absolue** (*Theobroma cacao*)
Herznote	mächtig, Kaffeearoma	**Kaffeebohnenöl** (*Coffea arabica L.*)

Einteilung nach Duftnote	Aromen	Ätherisches Öl/Absolue/Extrakt
Basisnote	erdig, harzig	**Myrrhe** (*Commiphora myrrha*)
Basisnote	erdig, moosig, satt	**Eichenmoos Absolue** (*Evernia prunastri*)
Basisnote	erdig, schwer, satt, süß, intensiv	**Patschuli** (*Pogostemon cablin*)
Basisnote	erdig, schwer, satt, süß, intensiv	**Patschuli CO$_2$** (*Pogostemon cablin*)
Basisnote	erdig, süß, holzig	**Indische Narde** (*Nardostachys jatamansi*)
Basisnote	erdig, rauchig, dunkel	**Vetiver** (*Vetiveria zizanioides*)
Basisnote und Herznote	blumig, süß	**Jasmin Absolue** (*Jasminum grandiflorum*)
Basisnote und Herznote	blumig, süß	**Jasmin CO$_2$** (*Jasminum grandiflorum*)
Basisnote	blumig, süß, fruchtig	**süße Duftblüte Absolue** (*Osmanthus fragrans*)
Basisnote und Herznote	blumig, süß, fruchtig	**Tuberosa Absolue** (*Polianthes tuberosa*)
Basisnote	blumig, weich, grün	**Duftveilchenblatt Absolue** (*Viola odorata*)
Basisnote	krautig, warm	**Zistus** (*Cistus ladaniferus*)
Basisnote	krautig, süß	**Heu Absolue** (*Foin coupe*)
Basisnote und Herznote	krautig, salzig, moosig	**Seetang Absolue** (*Fucus vesiculosus*)
Basisnote	moschusartig	**Bisameibischsamen CO$_2$** (*Hibiscus abelmoschus*)

243

Das richtige Handwerkszeug

Im Folgenden sind einige Gerätschaften aufgeführt, die bei der Komposition von Parfums sehr hilfreich sind:

Kleine Glasflaschen: Es gibt sie in den Größen von 2-4 ml mit Tropfaufsätzen oder Deckeln. Diese kleinen Flaschen sind wunderbar dafür geeignet, darin unverdünnte Mischungen aufzubewahren, während sie reifen. Verwenden Sie möglichst bernsteinfarbene oder kobaltblaue Flaschen. Tipp: Bewahren Sie Zitrusöle nicht in Flaschen mit Tropfaufsätzen aus Gummi auf, da die Zitrusöle das Material angreifen können.

Einweg-Pipetten: Es gibt sie in den Größen 1 ml und 3 ml. Sie dienen dazu, Flüssigkeiten tropfenweise und nach Volumen abzumessen.

Duftstreifen: Diese dünnen Papierstreifen werden bei der Komposition eines Parfums eingesetzt. Sie können einzelne Tropfen Öl auf das Ende einzelner Teststreifen geben, um die Aromen der Öle einzeln zu bewerten oder im Vergleich mit anderen Teststreifen, um so ein Gefühl dafür zu bekommen, wie verschiedene Öle miteinander wirken. Sie sind meistens in Packungen à 100 Stück erhältlich.

Dekorative Parfumflaschen: Sie können Parfums in Flakons, Roll-on-Flaschen, dekorativen Parfumflaschen, Parfumzerstäubern und Tiegeln aus Glas oder Blech für feste Parfums aufbewahren. Diese gibt es in verschiedenen Größen, von 5 ml bis zu 60 ml.

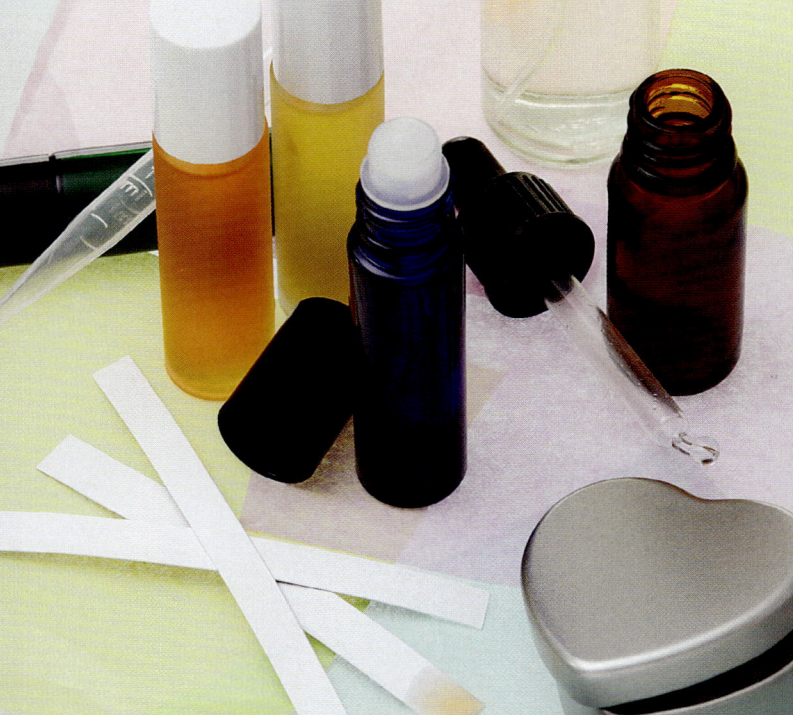

244

Parfums herstellen und aufbewahren

Sobald Sie eine Duftmischung zusammengestellt haben, lassen Sie diese mindestens zehn Tage reifen, bevor Sie sie mit einem Trägermedium verdünnen. Sie sind möglicherweise angenehm überrascht davon, wie die Mischung sich verändert. Dann sollten Sie die Duftmischung anhand der folgenden Richtlinien aufbewahren oder verdünnen:

Duftmischungen aufbewahren: Am besten bewahren Sie Ihre Mischung in einer bernsteinfarbenen oder dunklen Glasflasche mit einem dicht schließenden Verschluss auf. Die Mischung lichtgeschützt und kühl aufbewahren.

Duftmischungen verdünnen: Vielleicht verdünnen Sie Ihr Parfum in einem geruchslosen Trägeröl, z. B. Jojobaöl, fraktioniertes Kokosöl, Sonnenblumenöl oder Pflanzenöl. Sie können auch Alkohol für die Parfumherstellung verwenden, dabei handelt es sich um vergälltes hochprozentiges Ethanol. Wenn Sie Ihre Duftmischungen nur für sich selbst verwenden, können Sie auch 95%-igen Wodka verwenden, den es in manchen Spirituosengeschäften zu kaufen gibt. Sie können auch festes Parfum herstellen, indem Sie Ihre Duftmischung mit einem Trägeröl verdünnen und mit Bienenwachs verdicken. Um Hautreaktionen auf ätherischen Öle, Absolues und/oder CO_2-Extrakte zu vermeiden, sollten Sie nicht mehr als 10 % der Mischung im gewählten Trägermedium verwenden. Für eine 15-ml-Flasche Parfum sollten Sie also z. B. nur bis zu 40 Tropfen Ihrer Duftmischung in das Trägeröl oder in die Alkoholbasis geben.

245

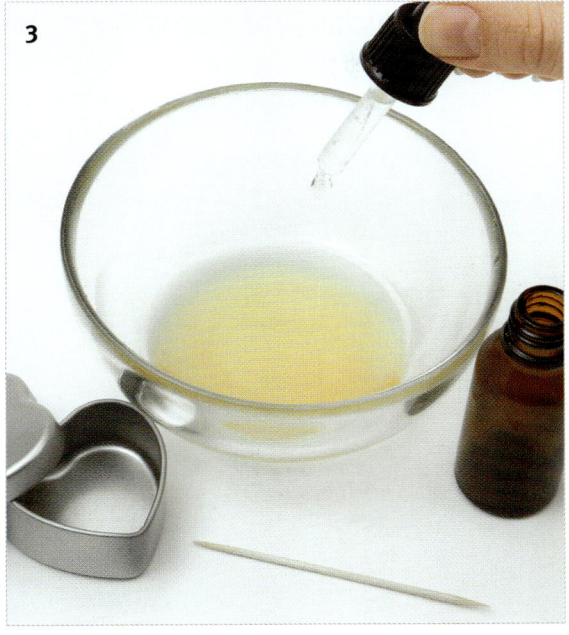

3

Ein einfaches, festes Parfum herstellen

Inhaltsstoffe:
• *1 Esslöffel Jojobaöl, fraktioniertes Kokosöl oder*
  Sonnenblumenkernöl (dies ist das Trägeröl)
• *2 Teelöffel Bienenwachs, gerieben*
• *50-55 Tropfen Duftmischung*
Ergibt etwa 45 ml

1. Trägeröl und Bienenwachs in ein kleines hitzebeständiges Gefäß geben.
2. Das Gefäß in ein Wasserbad mit siedendem Wasser stellen, bis Öl und Wachs geschmolzen sind.
3. Aus dem Wasserbad nehmen, die Duftmischung hinzugeben und mit einem Holzstäbchen gut verrühren.
4. Die Mischung sofort vorsichtig in ein kleines Glas- oder Metallgefäß (mit Deckel) geben.
5. Mit dem Deckel verschließen und abkühlen lassen, bis es fest geworden ist.

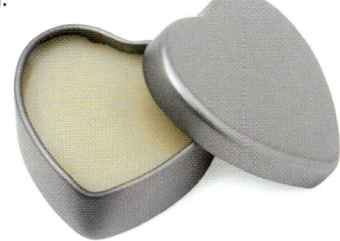

246

Ein einfaches Parfum auf Alkoholbasis herstellen

Inhaltsstoffe:
• *2 Esslöffel Alkohol für die Parfumherstellung oder 95%-iger Wodka (Ethanol)*
• *40-45 Tropfen Duftmischung*
Ergibt etwa 30 ml

1. Den Alkohol in eine 30ml-Sprühflasche aus Glas geben.
2. Das Parfum hinzugeben.

Anwendung: Gut schütteln und auf die Haut sprühen, dabei den Augenbereich und empfindliche Haut aussparen.

Warnhinweis: Diese Mischung ist hochentzündlich und darf nicht in der Nähe heißer Oberflächen oder offener Flammen verwendet werden. Bevor Sie ein Parfum auf Alkoholbasis verschicken, informieren Sie sich beim Transportunternehmen über die genauen Versandregeln bezüglich brennbarer Flüssigkeiten.

247

Ein einfaches Parfum auf Ölbasis herstellen

Inhaltsstoffe:
• *2 Esslöffel Jojobaöl, fraktioniertes Kokosöl oder Sonnenblumenöl (dies ist das Trägeröl)*
• *40-45 Tropfen Duftmischung*
Ergibt etwa 30 ml

1. Das Trägeröl in eine 30-ml-Roll-on-Flasche geben.
2. Die Duftmischung hinzugeben.
3. Den Deckel aufsetzen und gut schütteln.

Anwendung: Nach Bedarf auf die Haut geben, dabei den Augenbereich und empfindliche Haut aussparen.

PROBIEREN SIE ES AUS

Gießen Sie Ihr festes Parfum in Lippenstifthülsen und schon können Sie es überall hin mitnehmen und ganz bequem auftragen.

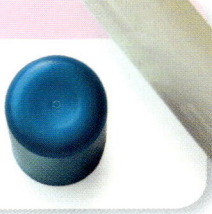

248

Lassen Sie sich Zeit

Bei der Herstellung von Duftmischungen ist es wichtig, immer erst mit wenigen Tropfen Öl zu beginnen. Warten Sie dann einige Stunden und geben Sie den Ölen Zeit, ein Gleichgewicht zu finden. Riechen Sie erst dann an der Mischung, um zu sehen, wo Sie stehen. Geben Sie tropfenweise mehr Öl hinzu, bis Sie das Gefühl haben, dass die Mischung genau richtig ist. Denken Sie daran, sich für die Zukunft das genaue Rezept der Duftmischung aufzuschreiben.

249

Herrlich duftende Mischungen für Parfums auf Ölbasis

Vermischen Sie für jedes der untenstehenden Parfums die ätherischen Öle in einer kleinen Flasche und lassen Sie mindestens zehn Tage reifen. Verdünnen Sie diese dann mit 1 Esslöffel Jojoba- oder Sonnenblumenöl in einer dekorativen Parfumflasche. Nach Wunsch auf die Pulsstellen auftragen.

Kräuterparfum

16 Tropfen ätherisches Lavendelöl
4 Tropfen ätherisches Galbanharzöl
12 Tropfen ätherisches Rosmarinöl
7 Tropfen ätherisches Muskatellersalbeiöl
1 Esslöffel Jojobaöl oder Sonnenblumenöl

Erdiges Parfum

3 Tropfen ätherisches Patschuliöl
3 Tropfen ätherisches Vetiveröl
4 Tropfen ätherisches Karottensamenöl
1 Tropfen Eichenmoos Absolue
1 Esslöffel Jojoba- oder Sonnenblumenöl

Blumiges Parfum

3 Tropfen ätherisches Ylang-Ylang-Öl
3 Tropfen Jasmine Absolue
8 Tropfen Rose Absolue
8 Tropfen ätherisches Sandelholzöl
4 Tropfen Schmetterlingsingwer CO_2
4 Tropfen ätherisches Lavendelöl
1 Esslöffel Jojoba- oder Sonnenblumenöl

Fruchtiges Parfum

5 Tropfen Schwarze Johannisbeerblüte Absolue
2 Tropfen ätherisches Öl der römischen Kamille
6 Tropfen ätherisches Litsea-cubeba-Öl
4 Tropfen ätherisches Mandarinenöl
2 Tropfen ätherisches Bergamotteöl
5 Tropfen ätherisches Zitronengrasöl
4 Tropfen Vanilla Absolue
4 Tropfen Benzoeharzöl
1 Esslöffel Jojoba- oder Sonnenblumenöl

250

Das richtige Aromatherapie-Öl auswählen

Wenn Sie verschiedene Stimmungen oder Gefühle auslösen möchten, wählen Sie eines der folgenden Aromatherapie-Öle. Denken Sie bitte daran, dass diese Öle angemessen verdünnt werden müssen (siehe Seite 37). Diese Informationen dienen einzig der Veranschaulichung und sind nicht dazu gedacht, Krankheiten zu diagnostizieren, zu behandeln oder zu heilen. Wenn Sie an einer Krankheit leiden, schwanger sind oder stillen, müssen Sie einen Arzt befragen, bevor Sie ätherische Öle verwenden.

Für die Balance: ätherisches Öl von Muskatellersalbei, Rose und/oder Geranie
Zur Entspannung: ätherisches Öl von Lavendel, Majoran, römischer Kamille, Mandarine, Petitgrain und/oder Geranie
Für Leidenschaft: Jasmin Absolue, ätherisches Öl von Patschuli und/oder Ylang-Ylang
Für Energie: Ätherisches Öl von Pfefferminze, Zypresse, Kiefer, Eukalyptus, Orange und/oder Zitrone
Zur Meditation: Ätherisches Öl von Weihrauch, Myrrhe, Sandelholz, Vetiver und/oder Indische Narde
Für ruhigen Schlaf: Ätherisches Öl von Lavendel, römische Kamille, Schafgarbe und/oder Hopfen CO_2

251

Ein erfrischendes Körperspray

Inhaltsstoffe:
• 120 ml Rosenblütenwasser
• 7 Tropfen Rose Absolue
• 4 Tropfen ätherisches Lavendelöl
• 2 Tropfen Benzoeharzöl
Ergibt etwa 120 ml

1. Alle Inhaltsstoffe in eine Sprühflasche geben. Gut vermischen und zur Erfrischung auf den Körper sprühen. Im Kühlschrank zwei Wochen lang haltbar.

> **PROBIEREN SIE ES AUS**
>
> Stellen Sie ein Massageöl her, indem Sie 15 Tropfen einer Mischung ätherischer Öle auf 2 Esslöffel eines Trägeröls wie Aprikosenöl, Mandelöl oder Jojobaöl geben.

Duftmischungen als Lufterfrischer

Die heilenden Eigenschaften und wunderbaren Aromen ätherischer Öle lassen sich leichter in der Luft verteilen, wenn Sie dazu Duftlampen oder Ultraschall-Lufterfrischer verwenden. Meistens geben Sie dazu reines Wasser mit einer kleinen Menge ätherischer Öle auf die Duftlampe und entzünden eine Kerze oder in den Lufterfrischer und schalten ihn an. Halten Sie sich immer an die Anweisungen für das jeweilige Gerät. Für ein Raumspray geben Sie 45 Tropfen der Duftmischung in eine Sprühflasche mit 60 ml destillierten Wassers. Die Flasche gut schütteln und in die Raumluft sprühen.

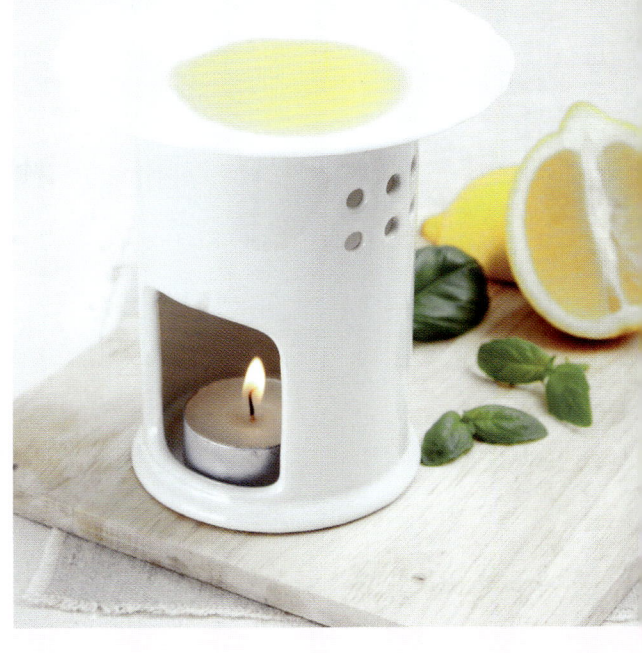

1. Die ätherischen Öle Ihrer Wahl in eine kleine Flasche geben. Wählen Sie dazu aus den unterschiedlichen Mischungen auf der rechten Seite.

2. Den Anweisungen des jeweiligen Gerätes folgen, wie die Öle in der Luft verteilt werden und wie viele Tropfen der Mischung verwendet werden sollen.

Mischung für die Meditation
25 Tropfen ätherisches Weihrauchöl
25 Tropfen ätherisches Myrrheöl
50 Tropfen ätherisches Bergamotteöl

Mischung zur Entspannung
25 Tropfen ätherisches Orangenöl
10 Tropfen ätherisches Basilikumöl
10 Tropfen ätherisches Öl der römischen Kamille
25 Tropfen ätherisches Lavendelöl

Mischung zur Reinigung der Luft
30 Tropfen ätherisches Lavendelöl
15 Tropfen ätherisches Thymianöl
15 Tropfen ätherisches Rosmarinöl
20 Tropfen ätherisches Teebaumöl
20 Tropfen ätherisches Zitronenöl

Mischung für eine sonnige Stimmung
25 Tropfen ätherisches Zitronenöl
10 Tropfen ätherisches Neroliöl
50 Tropfen ätherisches Lavendelöl

Weihnachts-Mischung
20 Tropfen ätherisches Nelkenöl
15 Tropfen ätherisches Zimtrindenöl
15 Tropfen ätherisches Ingweröl
10 Tropfen ätherisches Mandarinenöl

Die Chakren in Balance halten

Nach der Philosophie des Yoga gibt es sieben Zentren der spirituellen Energie im menschlichen Körper. Ein Chakra repräsentiert einen Fokus oder eine Konzentration der Energie im Körper. ‚Chakra' ist Sanskrit und bedeutet ‚Rad'. Ätherische Öle werden häufig beim Chakra-Yoga und/ oder bei Chakra-Meditation eingesetzt, um ein Gleichgewicht zwischen Geist, Körper und Seele herzustellen.

 Kronenchakra: Vetiver, Sandelholz, Rosenholz, Rose, Neroli, Lavendel, Strohblume, Galbanharz, Weihrauch.

 Stirnchakra: Vetiver, Sandelholz, Patschuli, Majoran, Weihrauch, Elemi, Muskatellersalbei.

 Halschakra: Grüne Minze, Pfefferminze, römische Kamille, Bergamotte.

 Herzchakra: Rose, Bergamotte, Geranie, Zypresse, Zitrone, Neroli, Ylang-Ylang, Sandelholz.

 Solarplexuschakra: Rosmarin, Zitrone, Weihrauch, Myrrhe, Nelke, Wacholder, Zitronengras, Petitgrain, grüne Minze, Zypresse, Zimt, schwarzer Pfeffer.

 Sakralchakra: Jasmin, Ylang-Ylang, Sandelholz, Kardamom, Geranie, Muskatellersalbei, Patschuli, Neroli.

 Wurzelchakra: Vetiver, Weihrauch, Myrrhe, Patschuli, Ingwer, Angelikawurzel

Rezepte:
Acht der besten Aromatherapie-Mischungen

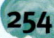 **254**

„Kopfschmerzen ade"-Mischung

Ergibt etwa 15 ml

Diese beruhigende Mischung verspricht Erlösung von Spannungskopfschmerzen.

1 Esslöffel Mandelöl
4 Tropfen ätherisches Strohblumenöl
2 Tropfen ätherisches Lavendelöl
2 Tropfen ätherisches Pfefferminzöl
1 Tropfen ätherisches Öl der römischen Kamille
1 Tropfen ätherisches Öl grüne Minze

1. Alle Inhaltsstoffe in eine kleine Flasche geben.

Anwendung: Eine kleine Menge auf Gesicht, Schläfen, Nacken und Brust geben. Tief atmen und einmassieren. Den Augenbereich aussparen.

 255

Mischung für ein Süße-Träume-Bad bei Schlaflosigkeit

Ergibt etwa 15 ml

Die beruhigende Wirkung von Majoran, Neroli und Vetiver wird Ihnen als Badezusatz dabei helfen, den so dringend benötigten Schlaf zu bekommen.

1 Esslöffel Schlagsahne oder Vollmilch
3 Tropfen ätherisches Petitgrainöl
2 Tropfen ätherisches Majoranöl
2 Tropfen ätherisches Neroliöl
2 Tropfen ätherisches Ylang-Ylang-Öl
1 Tropfen ätherisches Vetiveröl

1. Alle Inhaltsstoffe gut vermischen.

Anwendung: Die Badewanne mit warmem Wasser füllen, dann die gesamte Mischung hineingeben und verrühren. Das warme Wasser genießen, dabei tief atmen, um zu entspannen. Steigen Sie vorsichtig aus der Wanne, da die Oberfläche durch die Sahne/Milch rutschig sein kann.

 256

„Kein Stress"-Massageölmischung für unruhige Gemüter

Ergibt etwa 15 ml

Mit dieser stressvertreibenden Massagemischung können Sie sich in Nullkommanichts wieder konzentrieren. Sie enthält ausgleichende Rose und anregendes Sandelholz.

1 Esslöffel Mandelöl
1 Tropfen Jasmin Absolue
1 Tropfen ätherisches Bergamotte-Öl
1 Tropfen ätherisches Orangenöl
2 Tropfen ätherisches Rosenöl
2 Tropfen ätherisches Ylang-Ylang-Öl
2 Tropfen ätherisches Sandelholzöl, australisch

1. Alle Inhaltsstoffe in einer kleinen Flasche vermischen.

Anwendung: Eine kleine Menge auf Gesicht, Schläfen, Nacken und Brust geben. Tief atmen und einmassieren. Den Augenbereich aussparen.

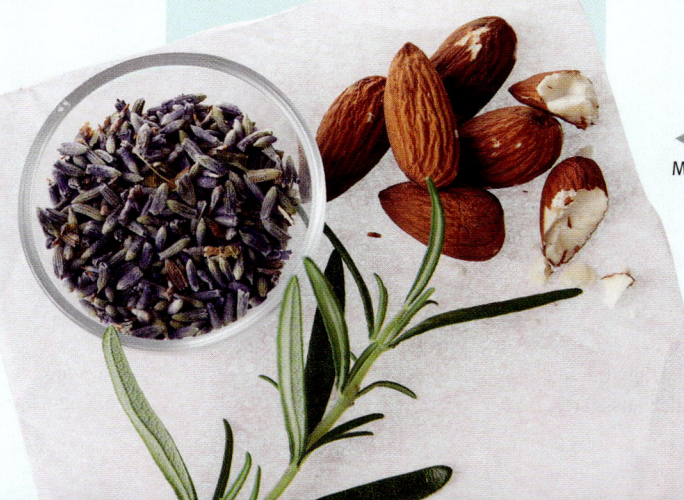

◀ Getrocknete Lavendelknospen, Mandeln und Rosmarin

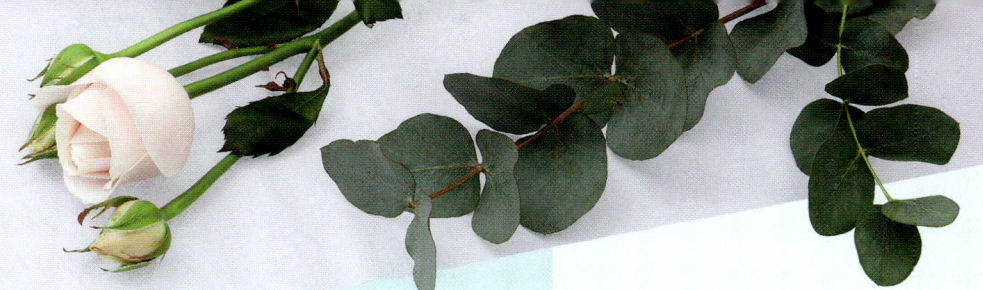

▶ Rose und Eukalyptus

257

Aufbauende Mischung gegen Traurigkeit

Ergibt etwa 15 ml

Gönnen Sie sich ein wenig Glück aus dem Duftfläschchen!

1 Esslöffel Mandelöl
2 Tropfen Vanille Absolue
1 Tropfen Jasmin Absolue
2 Tropfen ätherisches Rosenöl
2 Tropfen ätherisches Ylang-Ylang-Öl

1. Alle Inhaltsstoffe in einer kleinen Flasche vermischen.

Anwendung: Eine kleine Menge auf Gesicht, Schläfen, Nacken und Brust geben. Tief atmen und einmassieren.

258

Erinnerungsstütze! Für Konzentration und ein gutes Gedächtnis

Ergibt etwa 15 ml

Massieren Sie diese Mischung stimulierender ätherischer Öle vor dem Lernen oder vor einer Prüfung in die Schläfen und Ihr Geist wird messerscharf.

1 Esslöffel Mandelöl
3 Tropfen ätherisches Rosmarinöl
3 Tropfen ätherische Zitronenöl
1 Tropfen ätherisches Wacholderöl
1 Tropfen ätherisches Ingweröl
2 Tropfen ätherisches Nelkenöl

1. Alle Inhaltsstoffe in einer kleinen Flasche vermischen.

Anwendung: Eine kleine Menge auf Gesicht, Schläfen, Nacken und Brust geben. Tief atmen und einmassieren. Den Augenbereich aussparen.

259

Mischung zur Reinigung der Luft

Ergibt etwa 30 ml

Reinigen Sie Ihre persönliche Umgebung mit ein paar Sprühstößen dieser keimtötenden Mischung.

2 Esslöffel Reinigungsalkohol
   (Franzbranntwein)
6 Tropfen ätherisches Thymianöl
6 Tropfen ätherisches
   Eukalyptusöl
5 Tropfen ätherische Zitronenöl
5 Tropfen ätherisches Teebaumöl
5 Tropfen ätherisches Rosmarinöl

1. Den Reinigungsalkohol in eine Sprühflasche geben und die ätherischen Öle hinzufügen.

Anwendung: Sprühen Sie diese luftreinigende Mischung bei Bedarf in Ihre Umgebung. Sie ist jedoch brennbar, sprühen Sie also nicht in der Nähe heißer Oberflächen.

260

Eukalyptus-Brustsalbe

Ergibt etwa 30 ml

Mit dieser Mischung auf Eukalyptusbasis lässt es sich leichter atmen! Nicht für Kleinkinder geeignet.

2 Esslöffel Sheabutter (bei
   Raumtemperatur)
10 Tropfen ätherisches Eukalyptusöl
4 Tropfen ätherische Kiefernnadelöl
2 Tropfen ätherisches Myrteöl
6 Tropfen ätherisches Lavendelöl

1. Alle Inhaltsstoffe in einem kleinen verschließbaren Gefäß vermischen.

Anwendung: Großzügig auf Brust und Hals massieren und tief einatmen.

261

Yoga-Massageöl

Ergibt etwa 60 ml

Die Öle in dieser Mischung wirken erdend und ausgleichend und helfen Ihnen dabei, sich während des Yoga besser zu konzentrieren.

4 Esslöffel Mandelöl oder Jojobaöl
8 Tropfen ätherisches Weihrauchöl
7 Tropfen ätherisches Atlas-
   Zedernholzöl
2 Tropfen ätherisches Myrrheöl
5 Tropfen ätherisches Sandelholzöl,
   australisch

1. Alle Inhaltsstoffe in einer Flasche mit Deckel vermischen.

Anwendung: Vor dem Yoga großzügig auf dem ganzen Körper verteilen.

Informationen und Bezugsquellen

Bücher

Wabner, Dietrich und Beier, Christiane: *Aromatherapie: Grundlagen, Wirkprinzipien, Praxis*

Samel, Gerti und Krähmer, Barbara: *Heilende Energie der ätherischen Öle: Die 100 wirksamsten Aromaöle für Körper und Seele*

Werne, Monika und von Braunschweig, Ruth: *Praxis Aromatherapie: Grundlagen – Steckbriefe – Indikationen*

Zimmermann, Eliane: *Aromatherapie: Die Heilkraft ätherischer Pflanzenöle*

Shops

Hier finden Sie naturkosmetische Rohstoffe und Verpackungsmaterialien:

Manske – Products for Cosmetics
www.manske-shop.com

Kräuterfeld Bioland-Kräuter
www.kraeuterfeld.de

Duftlädchen Natur- und Kosmetikprodukte
www.duftlaedchen.de

alexmo cosmetics – Kosmetische Rohstoffe
www.alexmo-cosmetics.de

CMD Naturkosmetik
www.cmd-natur.de

Mooserde Online-Shop
www.mooserde-versand.de

Behawe Naturprodukte
www.behawe.com

Aliacura Naturkosmetische Rohstoffe
www.aliacura.de

Naturseife
www.naturseife.com

Babassu For You
www.babassu.de

Shea WaLe Sheabutter
www.sheabutter-ghana.de

Art of Beauty (Österreich)
www.art-of-beauty.at

Hier finden Sie feinste ätherische Öle und Blütenwässer:

Primavera
www.primaveralife.com

Sonnenelixier (Dohrener Ölmühle)
www.sonnenelixier.de

Ronald Reike Spezialversand
www.naturrohstoffe.de

Hier finden Sie Verpackungsmaterialien aller Art:

Packari Nachhaltige Verpackungen
www.packari.com

Flaschenland
www.flaschenland.de

Das Duftrad wurde 1983 von Michael Edwards entwickelt und ist ein praktisches Hilfsmittel bei der Komposition von Düften. Es zeigt, wo die verschiedenen ätherischen Öle und Absolues innerhalb der Standard-Duftfamilien stehen: blumig, orientalisch, holzig und frisch. Wenn Sie das Duftrad verwenden, werden Sie z. B. verstehen, dass ätherisches Patschuliöl in die Kategorie ‚Holzig Orientalisch' fällt und ätherisches Bergamotteöl eine Zitrusnote ist.

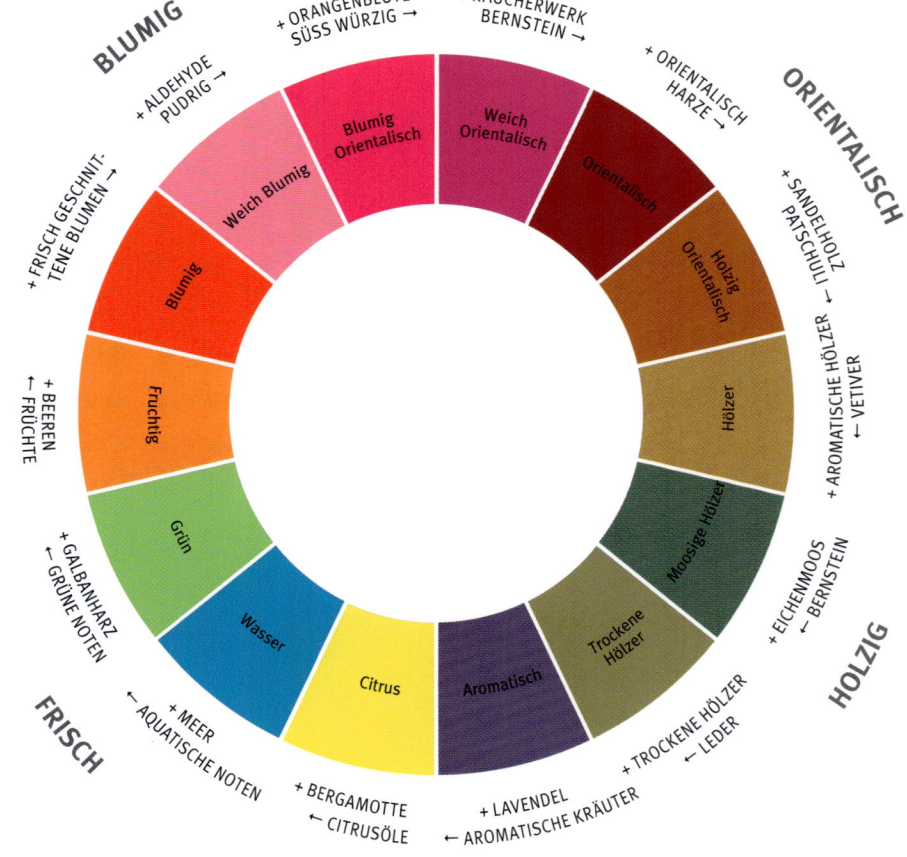

Index

Danksagungen

Weitere Informationen zu Shannon Buck finden Sie in Ihrem Blog unter FreshPickedBeauty.com

Unser Dank gilt Mountain Rose Herbs und G. Baldwin & Co. für ihre großzügige Unterstützung mit Inhaltsstoffen und bei der Entwicklung der Rezepte für dieses Buch.

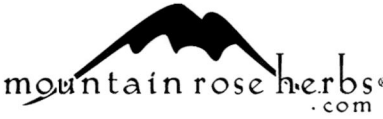

PO Box 50220
Eugene, OR 97405
USA
USA Toll-Free (800) 879-3337
Outside USA (541) 741-7307
www.MountainRoseHerbs.com
customerservice@mountainroseherbs.com

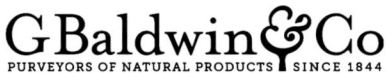

171/173 Walworth Road
London SE17 1RW
UK
020 7703 5550
www.baldwins.co.uk
sales@baldwins.co.uk

Der Dank der Autorin geht an:

Robert Tisserand, dem Autor von *Essential Oil Safety Second Edition* (gemeinsam mit Rodney Young) (etwa: Ätherische Öle sicher anwenden) für seine professionelle Unterstützung bei der Terminologie ätherischer Öle.

Mountain Rose Herbs für die Informationen über ätherische Öle.

Ich danke meinem Ehemann und unseren Kindern für ihre wunderbare Unterstützung.

Quarto bedankt sich bei den folgenden Personen für die Bereitstellung von Bildern für dieses Buch:
Alex Studio, Shutterstock.com, S.13br
AlexSmith, Shutterstock.com, S.36b
Alfio, Scisetti, Shutterstock.com, S.27tr
ANCH, Shutterstock.com, S.90c
Aniszewski, Paul, Shutterstock.com, S.129
Anna, Subbotina, S.62l, 63r
Antmagn, Shutterstock.com, S.93b
Asharkyu, Shutterstock.com, S.131
AXL, Shutterstock.com, S.125t
Barbone, Marilyn, Shutterstock.com, S.29b, 34, 40-41t
Barna, Gyorgy, Shutterstock.com, S.127
Botamochy, Shutterstock.com, S.37
Carol.anne, Shutterstock.com, S.118l
Catherine311, Shutterstock.com, S.56bl
Corbis, S.74, 92, 114l
Cosijn, Ysbrand, Shutterstock.com, S.69r
Daffodilred, Shutterstock.com, 119br
Dutina, Igor, Shutterstock.com, S.32, 36t
Fa Chong, Shutterstock.com, S.21tr
FomaA, Shutterstock.com, S.27br
Fragrances of the World, www.fragrancesoftheworld.com, S.138
Freya-Photographer, Shutterstock.com, S.31r
Furman, Artem, Shutterstock.com, S.103, 120t
Getty Images, S.66b, 73
Haraldmuc, Shutterstock.com, S.26t
Hitdelight, Shutterstock.com, S.94l
Ivanova, Inga, Shutterstock.com, S.121b
Jocic, Shutterstock.com, S.61b
Jung, Christian, Shutterstock.com, S.27cl
Khorzhevska, Vita, Shutterstock.com, S.53
KK-Foto, Shutterstock.com, S.68t
Konstantin, Yuganov, Shutterstock.com, S.105
Korrr, Shutterstock.com, S.91br
Kucherova, Anna, Shutterstock.com, S.23
LianeM, Shutterstock.com, S.90bl
Macniak, Kamil, Shutterstock.com, S.96t
Malyshchyts, Viktar, Shutterstock.com, S.25
Mama Mia, Shutterstock.com, S.60
Marcinski, Piotr, Shutterstock.com, S.84l, 85r
Miltsova, Olga, Shutterstock.com, S.76l
MJTH, Shutterstock.com, 112-113b
Natalia, Zadorozhna, Shutterstock.com, S.24
Nazzu, Shutterstock.com, S.133b
O lympus, Shutterstock.com, S.134
Oksix, Shutterstock.com, S.64l
Panda3800, Shutterstock.com, S.57
Pezzotta, Mauro, Shutterstock.com, S.21br
Reika, Shutterstock.com, S.33
Sarsmis, Shutterstock.com, S.128b
Shutoff, Linda, Shutterstock.com, S.62t, 68b
Takayuki, Shutterstock.com, S.56tr
van der Steen, Sandra, Shutterstock.com, S.38t
Vipman, Shutterstock.com, S.123t
VladGavriloff, Shutterstock.com, S.106
Vladimira, Shutterstock.com, S.77t
Volkov, Valentyn, Shutterstock.com, S.22, 78b
Volosina, Shutterstock.com, S.99tr, 130
Waters, Peter, Shutterstock.com, S.93c

Das Copyright für alle Schritt-für-Schritt-Bilder und weiteren Bilder liegt bei Quarto Publishing plc.

Obwohl jede Anstrengung unternommen wurde, die Urheber zu nennen, bittet Quarto um Entschuldigung, falls jemand vergessen oder etwas falsch zugeordnet wurde – wir übernehmen nötige Korrekturen gerne für weitere Ausgaben.